암 환자의 심신을 힐링시켜주는
한국형 통합종양마사지

**한국 최초!! 암 환자의 치유 마사지 혁명!**

암 환자의 심신을 힐링시켜주는
# 한국형 통합종양마사지

| 정인숙 지음 |

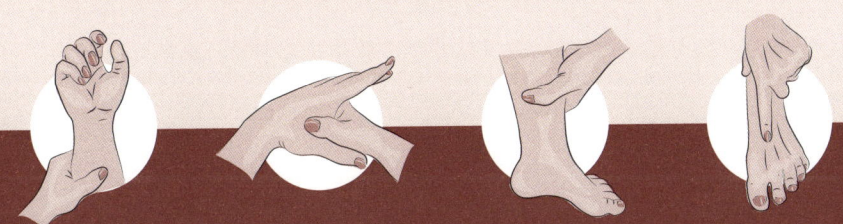

두드림미디어

## 프롤로그

 마음에서 과한 욕심을 내려놓지 못하면 자신도 모르는 사이에 가슴에 손을 얹고 한숨을 짓는 습관이 생긴다. 이러한 삼독심(三毒心)으로 부를 이루며, 갖고 싶어 하고, 지나친 욕망을 끝없이 추구한다. 이러한 욕심은 탐심, 진심, 치심인데, 모든 욕심은 스트레스의 원인이다. 암을 치료하는 동안만큼이라도 정신, 육신을 너무 과하게 소모하지 말아야 한다. 생애 동안 못다 한 일에 대한 지나친 욕심을 서서히 분간해서 내려놓고, 앞에서 언급한 삼독심을 유념해서 자신의 처지나 입장을 고려하며, 최대한 즐겁고 행복한 일상이 되도록 노력해야 한다.

 최근에 암은 물론, 신종 난치질환의 출현은 의학 및 국민건강이 위협받으며 국민 보건 향상을 저해하는 요인이 되고 있다. 따라서 양질의 삶을 추구하기 위해서 건강증진과 난치질환의 치료적 관점은 물론, 예방환경과 건강에 대한 관심이 더욱 고조됐다. 다양한 차원의 질병 예방을 위해 인체에 해가 없는 치료 방법을 갈망하게 됐으며, 환자들은 스스로 건강해지려는 욕구에 따라서 대체 요법에 관한 방법들을 실천하고자 한다.

인간이 질병에 노출되는 원인은 사고, 재해, 유전, 식습관 등이 있지만, 기본적으로 생활 습관이 제일 중요시되어야 한다. 태어나서 생을 마감하는 순간까지 직립 보행하는 전 인류의 건강 지침은 발가락 10개의 균형 있는 힘의 활성화인 것이다.

1981년 보건대학을 졸업한 후 많은 환자를 수기요법으로 치유했고 교육기관에서 강의했던 경험들로 지금까지 환자들의 고통을 다소나마 덜어줬다. 같은 질환의 환자라고 하더라도 개인마다 치료 기간이 달라져야 한다는 사실과 환자가 호소하는 고통에 대해 진단되지 않는 부분이 나의 인생 전반에 걸친 과제였다. 3번의 수술을 진행했지만, 완치될 수 없는 암으로 인해 끝내 가족을 잃어야 했고, 인체에 해가 없이 통증을 줄이는 방법에 고심하며 근거 중심의 다학제적 대체 요법들을 실제 임상에서 적용하기에 이르렀다. 필자는 운이 좋게도 2008년에 미국통합종양학회인 SIO에서 '경락 경혈 마사지가 암 환자의 피로감에 미치는 영향'에 대해서 구두 발표를 하게 됐고, 인체에 손상을 전혀 주지 않는 건강 예방 비법을 치료 마사지로 적용하게 됐다. 특히 암 진단받기 전부터 불편했던 증상들에 대한 호전은 물론, 예방 차원의 요법으로서 그 역할이 충분하다고 본다.

이 책은 총 3개의 PART로 구성되어 있다.

PART 01에서는 종양마사지의 유래에 대해 설명했다. 아쉽게도 국내에는 암 환자를 위한 전문적인 마사지 관련 저술서가 없는 관계로 외국의 사례와 발전된 변천사를 고찰했다. 또한 통합의학과 대체 보완의학이 대두되고, 국내에서 암 환자의 수가 급속도로 증가함에 따라 통합종양마사지가 활성화돼야 하는 필연적인 이유와 제도적인 방침 및 거시적인 안목의 필요성에 대해 언급했다.

PART 02에서는 무엇이 암 환자를 진정으로 위하는 것인지와 전이와 재발을 극복하는 과정 중 삶의 끝자락에서 환자들에게 위안을 주는 손길이 부족한 현실에 대해 피력했다. 또한 암 환자가 암세포와 더불어 조금 더 평안하게 공생, 공존하는 환경에 대해 이야기했다. 그리고 이 책의 핵심이라고 할 수 있는 4가지 한국형 통합종양마사지인 경락 경혈 마사지, 발반사건강법, 색채 치유(컬러테라피), 귀반사건강법(귀반사 요법, 이압 요법)에 대해 자세히 설명했다.

PART 03에서는 한국형 통합종양마사지의 미래를 조명해보는 순서로서 암 환자의 재활 마사지를 위한 새로운 지침을 제시했다. 또한 자연의학과 마사지의 개념을 제시하고, 현재의 암 환자들이 마사지 치료를 받아야 하는 이유와 지금까지 현대의학적으로 거론되지 않았던 무조건 걸어야 하는 건강법의 비밀 속에 어떠한 난제가 있는지에 대해 기술했다.

이 책은 대체 요법 분야와 통합종양마사지 분야로 구성되어 의료 분야의 전공서로서 건강관리, 호스피스, 통합의학과 대체 보완의학을 공부할 때 필독서로 삼도록 했다. 또한 사회적으로 봉사활동을 하시려는 분들이나 암 환자와 보호자들을 위해서 보조적인 치료 완화와 건강 예방 차원에서의 건강서도 출간 예정이다.

 이 책을 저술하는 데 아낌없이 조언해주신 유화승 교수님과 ㈜두드림미디어의 한성주 대표님, 신슬기 팀장님과 임직원분들께 감사드린다. 아직은 시작에 불과한 통합종양마사지를 한국에서 최초로 오랜 시간 진행해왔고 저서까지 남기게 됐다. 이어서 더 넓은 세계로 나갈 수 있도록 용기를 주시고 응원해주시는 양가 어머님과 부족한 나에게 항상 힘이 되어준 남편, 이제 곧 미국의 마취과 의사가 될 딸과 사위, 든든한 나의 두 아들에게 고마움을 표하는 바다.
 무엇보다도 몸과 마음이 아픈 환자들과 함께 간절하게 보내온 일상들이 희망으로 다가가서 이 책과 더불어 조금이나마 절망을 딛고 일어설 수 있는 기회가 되기를 바란다.

암 전문 요양병원 통합종양마사지 치유실에서<br>**정인숙**

## 추천사

　과학 문명 발달에 따른 자연 환경 파괴와 오염으로 인해 암을 포함한 신종 난치질환들이 출현하며 인간의 고통이 날로 심해지고 있다. 사람들은 다양한 차원의 질병 예방을 위해 인체에 해가 없는 치료 방법을 갈망하게 됐으며, 환자들은 스스로 건강해지려는 욕구에 따라 대체 보완요법에 관한 방법들을 실천하고자 한다. 양질의 삶을 추구하기 위해 건강증진과 난치질환의 치료적 관점은 물론, 예방환경과 건강에 대한 관심이 더욱 고조됐는데, 이는 암 치료 분야에서도 예외는 아니다. 암 치료는 수술, 항암, 방사선, 호르몬 치료, 면역 치료, 고주파 온열 치료 등이 있지만, 암 치료 과정 중 나타나는 후유증을 완화해주는 전문 통합종양마사지 프로그램은 아직 국내에 충분히 소개되지 못했다.

　이 책을 집필한 저자는 환자를 수기요법으로만 시술하는 경락 경혈 마사지를 30년 이상 해왔으며, 관련된 강의 경험을 갖고 있다. 특히 암 환자의 피로감에 대해서 임상시험으로 진행했던 경락 경혈 마사지 논문을 국제학술대회에서 구두로 발표했으며, 그 경험을 계기로 진일보한 통합종양마사지를 과학적, 체계적으로 발전시켜 책으로까지 선보이게 된 것은 매우 고무적인 일이다.

암 환자들은 치료로 인한 후유증과 삶의 질 저하로 암 생애주기에 있어서 연속적으로 고통받는다. 저자는 이러한 환자들에게 고통을 완화할 수 있는 통합종양마사지를 시행함으로써 삶의 질을 높여주고, 건강을 지키기 위한 또 하나의 해결책을 제시하고 있다. 아직 국내에서 통합종양마사지가 체계적으로 제도화되지는 못했지만, 향후 외국처럼 통합의학이 발전하게 된다면 통합종양마사지의 활용 범위는 훨씬 더 넓어질 것으로 기대한다.

이 책은 환자뿐만 아니라 건강관리, 호스피스, 통합의학과 대체 보완요법을 공부하는 전공자들의 필독서라고 할 수 있다. 다년간 수많은 암 환자를 위해 마사지를 진행해왔고, 전공서를 완성해낸 저자의 마음과 열정에 대해 응원의 박수를 보낸다. 이 책을 포함해 이어서 출간될 저자의 책들이 많은 암 환자와 그 가족들, 관련자들에게 희망의 불씨가 되기를 바란다.

대한암한의학회 회장<br>
(사)대한통합암학회 공동회장<br>
대전대학교 서울한방병원 초대병원장<br>
대전대학교 서울한방병원 동서암센터·통합면역센터 센터장<br>
**유화승**

**차례**

프롤로그 … 4
추천사 … 8

## 종양마사지의 유래

01. 종양마사지의 역사 … 16
02. 종양마사지의 필요성 … 20
03. 암 환자의 증가 추이 … 24
04. 통합의학과 대체 보완의학의 대두 … 28
05. 외국에서의 종양마사지 … 39

## 한국형 통합종양마사지 소개

01. 전이·재발을 극복하는 과정 … 44
    1. 존재만으로도 감사한 시간 … 44
    2. 삶의 끝에서 위안을 주는 손길 … 45
    3. 항암 치료 중의 편안함을 위한 마사지 테라피 … 47
    4. 암세포와의 공생 공존 … 49

## 02. 암 환자의 근막 이완 및 통증 완화 마사지 ··· **54**

1. 수술 및 의료기기 삽입 수술 ··· 56
2. 암성 통증 ··· 64
3. 암성 피로 ··· 70
4. 림프부종 마사지 ··· 76
5. 손발 저림과 말초 신경병증 ··· 85
6. 방사선 섬유화 증후군 ··· 89
7. 근막 이완 및 통증 완화 마사지의 기본 원리 ··· 91

## 03. 항암 후의 오심·구토를 진정시키는 통합종양마사지 ··· **97**

1. 오심·구토의 병리학적인 기전 ··· 97
2. 발반사 요법 ··· 98
3. 손반사 요법 ··· 99
4. 색채 치유 ··· 100
5. 경락 경혈 마사지 ··· 102
6. 귀반사 요법 ··· 104

## 04. 항암 후의 불편감을 개선하는 통합종양마사지 ··· **109**

1. 불면증 ··· 109
2. 두통 ··· 117
3. 부종 ··· 126
4. 전신 근육통 ··· 132

### 05. 삶의 질을 향상시켜주는 통합종양마사지 ··· 161

1. 암 환자들의 삶의 질을 향상시키는 경락 경혈 마사지
   ··· 162
2. 부작용이 없으면서 효과가 탁월한 귀반사 요법 ··· 167
3. 인체에 강력한 영향을 미치는 색채 치유 ··· 176
4. 원기 회복을 도와 자연치유력을 증가시키는 발반사 요법
   ··· 207
5. 자연과 인간의 조화로서 치유하는 아유르베다 ··· 214

# 여정의 동반자 호스피스 마사지

01. 한국형 통합종양마사지의 미래 ··· 220
02. 홀리스틱 마사지로 최고의 안정감 찾기 ··· 251

**주석 및 참고문헌** ··· 273
**| 부록 |** 컬러 그림 자료 ··· 283

# PART 01

# 종양마사지의 유래

# 01

# 종양마사지의 역사

전 세계적인 암 환자 증가추세에 따라 여러 가지 치료 방법이 연구·발전됐고 마사지 요법 역시 다양한 형태로 수천 년 동안 시행되어 오고 있다. 최근 들어 미국의 마사지 치료사들은 마사지의 좋은 점과 결과들을 체계화하기 시작했는데, 처음에는 '대안' 또는 '보완적인' 실습으로서 합법성을 얻기 위해 노력했다. 특히 암 환자들에게 마사지를 시행하는 상황은 여러 가지 어려움이 많았는데, 다양한 마사지의 종류와 기법을 논하기도 전에 부정적인 견해가 지배적이었기 때문이다.

일부 치료사들은 마사지가 오히려 암을 퍼뜨리므로 암 치료를 받는 사람들은 어떤 종류의 마사지도 받지 말아야 한다는 말을 듣기도 했다. 다행히도 마사지가 신체에 미치는 좋은 영향과 암에 좋은 마사지의 효과들이 입증되기 시작하면서 부정적인 시각은 사라지고 있다.

세상을 바꾸는 힘은 대부분이 그렇듯이 처음에는 비판적 사고로부터 시작된다. 식물이 건강하게 자랄 수 있는 질 좋은 토양이 만들어질 때 시간이 걸리는 것과 같이, 새롭게 시작되는 분야인 종양마사지도 부족한 요소마다 교육인프라와 많은 임상 경험을 쌓은 토대 위에서 오랜 신뢰와 함께 만들어졌다.

미국의 종양학 마사지 분야의 선구자인 게일 맥 도날드(Gayle mac Donald)는 《약손(Medicine Hands)》의 저자다. 그는 1980년대 캘리포니아 베이 지역에서 종양 마사지를 시작했는데, 이는 1980년대에 에이즈(AIDS) 환자들과 함께했던 작업과 매우 밀접하게 관련되어 있다. 1990년대에는 다운 넬슨(Dawn Nelson)이 매우 영향력 있는 병원에서 노인들과 마사지를 진행했다.

1993년에 게일은 오리건 과학 보건 대학교(Oregon health and Science University, OHSU)의 인턴십 프로그램에서 자원봉사 사무실을 통해 마사지 요법을 배우는 학생들에게 암 환자를 위한 마사지를 제공했다. 암을 앓고 있는 사람들에게 의료 전문가가 아닌 마사지 치료사가 마사지 요법을 진행하고, 항상 표준화된 간호의 일부로서 미국 암 협회(American Cancer Society)의 정보와 간호사 멘토의 추천, 암 및 전이 과정에 대한 자신의 임상적 추론을 사용해 지침을 개발했다. 학생 인턴십 프로그램은 결국 마사지 치료사를 위한 일부 지역 수업으로 성장했으며, 결국 게일은 2001년 9월 11일 주말에 마사지 집중 과정을 제공했다.

2007년에 게일과 티나(Tina)는 미국에서 최초의 종양마사지 힐링 정상회담(Oncology Massage Healing Summit)을 조직했고, 정상회담은 톨레도에서 개최됐다. 오하이오에서는 약 160명의 전문가가 모여 종양마사지의 이점과 실습에 대해 배우고 발표했다.

2019년 11월, 레베카 스터전(Rebecca L Sturgeon)은 트레이시(Tracy)와

종양마사지의 미래에 대해 의논했다. 그들은 병원 기반의 마사지 치료가 직업 성장에 영향을 미치고, 마사지 요법 전반에 대한 수요가 증가할 것이며, 마사지 요법의 수요를 확산시키는 다양한 마사지 협회가 생김으로써 마사지 요법이 주류가 되면 종양마사지 연구도 발전할 수 있을 것으로 봤다.

이것은 미국 종양학회 마사지(Society for Oncology Massage)의 탄생이었으며, 정상적인 회담에서 종양마사지에 대한 치유의 의미를 알게 하고, 실제로 손으로 하는 수기요법이 도움이 되거나 치유될 수 있다는 것이었다.

종양마사지의 전례가 전혀 없었을 때는 절대적으로 금기 사항이었지만, 암 환자에게 서비스를 제공하는 기관에서까지 환영받는 행위로 인식이 변하게 됐다. 세계의 종양마사지에 대해 일부는 해당 분야의 개척자였고, 다른 일부는 해당 국가에서 종양마사지를 개발하는 초기 단계에 있지만, 모두 마사지가 암 치료와 여생에 대해서 놀라운 효과가 있다는 것을 세상에 알리기 위해 헌신하고 있다.

종양마사지는 암 환자의 마음뿐 아니라 몸과 정신의 일체를 편안하게 열어줄 수 있는 유일한 접점 행위 기술이다. 말기 암 환자의 일부를 제외하고는 적당한 압력과 부위, 자세에 있어 조건을 갖춘 상태로 시행하는 종양마사지는 환자나 보호자 모두에게 효과적이다. 수많은 연구로 입증된 마사지와 스트레스 해소 프로그램은 치료의 부작용을 경감시키고, 치료 후 피로감을 감소시켜 삶의 질 개선에 도움이 된다. 최근 들어 암 환자에 대한 마사지는 통증, 피로, 오심, 구토를 감소시키는 방법으로 활발하게 시행되고 있지만, 한국에서는 거의 없는 실정이다. 2000년의 오랜 역사 속에서 유지되고 있는 중국 정통의학인 황제내경의 마사지는 인체에 해가 없는 치료법으로 명맥을 이어오기 때문에 물리적 재활 프로그램에도 사용될 뿐만 아니라, 여러 치료 분야에서 그 효과가 입증된 치료법이다.

# 종양마사지의 필요성

17세기까지 암은 불치병으로서 치료는 본질적으로 병의 완화가 목적이었다. 고대 이집트 파피루스에는 의사가 보리, 돼지 귀 및 기타 토착 물질의 화합물로 위암과 자궁암을 치료했다고 기록되어 있다. 16세기 한 외과 의사는 화학적으로 종양을 태우기 위해 황산 페이스트를 사용했고, 유방 종양은 때때로 석탄에 가열된 납땜인두로 소작(燒灼)됐다.

20세기 초가 되어서야 작고 국소적인 암을 수술로 치료할 수 있었는데, 그 이전에 독일 물리학자 빌헬름 뢴트겐(Wilhelm Rontgen)이 X-선을 발견했으며, 여러 프랑스 의사에 의해 개선됐다. 몇 주에 걸쳐 매일 투여하는 방사선은 치료 가능성을 높이는 것으로 밝혀졌다.[1]

수술 및 방사선과 함께 사용되는 화학 요법의 출현으로 암 생존율이 극적으로 증가했으며, 암 치료에 사용된 최초의 약물 중 하나는 제2차 세계 대전 중 한 그룹의 사람들이 의도하지 않게 겨자 가스에 노출됐을 때 우연히 발견한 것이었다.

수십 년이 지난 오늘날에도 과학자와 의사는 여러 치료가 실제로 어떻게 작용하는지, 부작용은 무엇인지 등을 연구하며, 암을 감지하고 치료하기 위한 기술들을 만들고 있다. 암세포만을 표적으로 하는 '스마트' 약물이 개발되고, 방사선 기계가 점점 더 정교해져 주변 조직에 대한 손상이 적어지고 있다. 또한 수술을 통해 해당 부위를 대규모로 제거하기보다는 종양을 정확히 찾아내서 치료하는 첨단 의료기술이 통합의학으로 발전하고 있다.

암 연속체에는 스펙트럼의 한쪽 끝에서 심각한 위험을 수반하는 질병과 다른 쪽 끝에서 위험이 낮고 치료를 받지 않더라도 결코 위협이 되지 않는 상태가 포함된다. 그러나 현재의 암 문화는 저위험 암과 고위험 암이 거의 동일하게 취급되며, 일부 사람들은 과잉 치료로 인해 수술, 화학 요법 및 방사선 치료의 부작용과 합병증에 노출되면서 많은 고통과 두려움으로 삶의 질이 떨어지는 현실이다.

누구라도 의심할 여지없이 현대적인 치료의 발전은 침습성의 수준을 감소시켰지만, 암 환자를 가장 힘들게 하는 부작용은 여전히 매우 심하며, 일부 부작용은 단기적이나 아주 독하고 또 다른 부작용은 평생 지속된다. 여러 가지 부작용에 대해 제때 치료받지 못하면 후유증과 함께 부종이나 항암 후의 오심, 구토 때문에 영양 섭취 문제를 일으켜서 면역력 회복에 중대한 문제를 일으킨다. 기력 저하 역시 삶의 질을 감소시키고, 호르몬계의 균형과 대사를 방해해서 암 환자의 치료와 회복에 걸림돌이 된다. 부종은 약간의 미열을 동반하고, 림프 순환에 문제가 있다는 것을 예측할 수 있으며, 폐순환도 염려되는 측면이 있다. 대부분의 경우 에너지를 감소시키거나 신체를 손상시키는 것은 질병이 아니라 치료로 인한 부상이며, 암 치료를 받거나 마친 사람에게 마사지 요법은 더 포괄적인 매개 변수가 필요하다. 여기에는 근·골격계를 다루는 데 사용되는 수동 요법뿐만 아니라 편안함을 측정하는 수단으로 사용되는 고도의 터치 기술이 포함되어야 한다. 어떠한 도구를 사용하거나 물리적인 힘에 의한 요법이 아니고, 순수하게 손으로만 시행되는 치료가 되어야 한다. 암 환자를 위한 마사지는 연조직을 터치해주는 것에서부터 심부층을 깊게 터치하는 것까지 수술 후 근막의 비활성화 부위나 강직된 부위를 마사지해주는 것이므로 일반적인 마사지와는 차별화되어야 한다.

미국에서는 통합 종양학 협회(Society for Integrative Oncology)가 2003년부터 의료 전문가를 모으기 위해 노력해왔다. 웹사이트에 따르면 'SIO의 비전은 연구에서 종양 치료에 상호 보완적 요법의 진정한 통합을 알리는 것이다. 기반 보완 치료는 접근 가능하며 암 연속체 전체의 모든 환자를 위한 표준 암 치료의 일부다'라고 하며, 마사지 요법 및 기타 보완적 양식은 의미 있는 부분으로 작용할 수 있다고 했다.

필자는 2008년에 지도교수이신 유화승 교수님과 함께 미국 통합 암학회인 〈SIO 상해 심포지엄〉에 참가 자격을 얻어서 '경락 경혈 마사지가 암 환자들의 피로감에 미치는 효과'에 대해 구두 발표를 했다.

교육 기관에서 오랫동안 강의하며 석사, 박사 공부를 하는 동안 국내의 암 환자들은 기하급수적으로 증가했다. 필자 또한 사랑하는 가족 중 한 분을 직장암 말기로 떠나보내며 감당할 수 없는 슬픔으로 힘들었던 때가 있었다.

필자는 맨손으로 하는 경락 경혈 마사지 비법과 대체 보완의학이라고 할 수 있는 발반사 요법, 색채 치유, 이압 요법(귀반사건강법, 귀반사 요법) 등에 대한 요구가 절실해짐에 따라 논문 근거 중심의 임상 활동을 했다. 그리고 교육 기관에서 16년 동안 대체 보완의학의 범주에 속하는 임상 경락 경혈 마사지와 반사 요법, 색채 치유, 귀반사건강법 등의 강의를 진행했다. 2003년 9월부터 현재까지 대전대학교 둔산 한방병원 동서암센터와 서울한방병원, 충남대학교 암병동 및 재활센터, 원광대학교 장흥 통합의료 한방병원 난치질환 연구소와 지금의 암 전문 요양병원에서 많은 재활 환자와 암 환자들에게 마사지를 시술하고 있다. 근거 중심의 마사지 임상을 쌓아왔기에 한국의 종양마사지 테라피스트로서 암 전문 요양병원에서 매일 많은 암 환자들의 통증 완화와 불편감 해소에 정성을 쏟고 있다. 오심, 구토, 두통, 불면, 부종, 수술 후의 근막 유착 등 전반적인 합병증 완화를 목표로 시술하며, 명맥을 유지하고자 암 환자를 위한 통합종양마사지 방법을 이 책을 통해 서술하게 됐다. 암 환자들의 특성상 입·퇴원을 반복하는 일상에서 환자들의 정서 및 반복되는 호전과 악순환을 사려 깊게 파악해야 한다. 모든 환자에게 차별성을 두지 않고 오직 사랑하는 마음으로 마사지를 진행할 때 환자들은 마사지 이상의 편안함을 누리게 된다.

한국의 종양마사지는 아직 걸음마 수준에 불과한 현실이다. 미국처럼 제도권 안에서 종양마사지 교육 기관과 기존 의학 시스템이 통합의학으로 발전되어야 하며, 종양마사지를 받는 암 환자들의 고통을 최소화하고 협력하는 통합 보완 의료체제 안에서 인프라 구축이 필요하다.

# 암 환자의 증가 추이

암의 발병 원인이 무엇인지 아직도 확실하게 규명하지는 못하며, 그 사망률은 해마다 증가하는 추세다. 이러한 증가는 진단 방법 및 자료 수집 방법의 발전과 인구의 노령화, 그리고 환경의 변화에서 기인한다. 인류가 극복하지 못하는 질환 중에서도 특히 암은 약 1,500여 종의 발암 화학물질과 방사선, 바이러스, 지속적인 손상이나 스트레스로 인한 것으로 언급되고 있다. 역사적으로는 토끼의 귀에 콜타르라는 발암물질을 계속 발라서 암을 발생시켰다는 일본의 병리학자 야마기와(山極勝三郎)의 최초의 보고(1915년)가 있다. 1775년 영국에서는 퍼시발 포트(Percival Pott)가 아동 굴뚝 청소부의 음낭에 암이 생긴 것을 발견하고 화학적·기계적인 자극이 암의 원인이 될 수 있다고 보고했다. 이후 '굴뚝 청소부법'으로 이어졌고, 굴뚝의 검은 성분의 하나인 벤조피렌이 DNA를 손상시켜서 자연과학적, 의학적으로 1930년대에 이르러서야 명백히 규명됐다.[2] 암 발생의 80~90% 정도가 직접 또는 간접적인 환경요인과 관련되어 있으며, 외인성 발암 인자의 90% 이상이 자연환경에 존재하는 각종 화합물이라고 인정되고 있다.

암의 유전적 요소로는 나폴레옹(Napoléon) 일가가 모두 암으로 사망했다는 놀라운 사실과 일란성 쌍둥이는 같은 암에 걸릴 확률이 있다는 것, 모녀관계인 어머니와 딸의 유방암 관계도 2~4배 높은 위험도가 있다고 알려져 있다. 하지만 유전으로 인한 암은 극히 드물다. 우리나라는 세계보건기구의 후원으로 1980년 7월부터 암 등록 사업을 전국 수련병원 중심으로 실시해왔으며, 암 발생율과 생존자 역시 증가하는 추세다. 5년 생존율은 여성이 남성보다 높고, 암 종류에 따라 차이가 난다.

2020년 신규 암 환자는 247,952명으로 남성이 130,618명, 여성이 117,334명이었으며, 남성은 폐암, 위암, 전립선암, 대장암, 간암 순으로 많고, 여성은 유방암, 갑상선암, 대장암, 폐암, 위암 순으로 많다.[3]

우리나라 남자 5명 중 2명, 여자 3명 중 1명은 암에 걸린다. 보건복지부와 중앙암등록본부가 발표한 2020년 국가 암 통계와 2014~2018년 지역별 암 발생 통계를 보면, 2020년 한 해에만 24만 7,952명의 신규 암 환자가 발생했다. 코로나19가 본격적으로 시작된 2020년 한국의 암 발생률은 갑상선암이 최다이다. 갑상선암 다음으로 폐암, 대장암, 위암, 유방암, 전립선암, 간암이 그 뒤를 잇는다. 갑상선암은 2019년보다 1,827명(5.9%), 폐암은 1,292명(4.3%)이 감소해 각각 발생 순위 1위와 2위를 기록했다. 대장암은 1,549명(5.3%), 위암은 3,058명(10.3%)이 감소하면서 3, 4위에 머물렀다. 2019년에는 대장암과 위암의 순서가 바뀌었다. 성별에 따른 차이도 있어서 남성은 폐암이 19,657명으로 가장 많고, 그다음이 위암(17,869명), 전립선암(16,815명), 대장암(16,485명),

간암(11,150명), 갑상선암(7,458명) 순이다. 전립선암은 2019년보다 순위가 상승(4위→3위)했으며, 1999년 이후 꾸준하게 증가하고 있다.

여성은 유방암이 24,806명으로 가장 많고, 갑상선암(21,722명), 대장암(11,392명), 폐암(9,292명), 위암(8,793명), 췌장암(4,090명) 순으로 많다. 유방암은 20년째 발생률이 증가하고 있다. 2019년과 비교해보면 2019년 여성 암 발생 순위는 위암-폐암-간암 순이었는데, 2020년에는 폐암-위암-췌장암 순으로 바뀌었다.

코로나19 팬데믹 이후 첫해인 2020년 신규 발생한 암 환자 수는 247,952명으로 2019년보다 9,218명(3.6%)이 감소했다. 매년 증가하던 신규 암 환자 수가 처음으로 줄어든 것이다. 전체 인구 10만 명당 연령 표준화 발생률(%)도 4,829명으로 전년 대비 32.2명(6.2%) 감소했다. 이번 통계는 실제 암 환자의 감소를 의미하지는 않는다. 보건복지부는 "암 발생자 수의 감소는 코로나 유행 이후 의료 이용 감소로 인한 진단 감소의 영향으로 추정한다"라고 했다. 실제로 2017~2019년과 비교했을 때 2020년 모든 암 발병자 수는 코로나 1차 유행과 그로 인한 고강도 사회적 거리두기가 시행된 3, 4월에 각각 18.7%, 14.4% 감소했다. 이후 확진자 수가 안정화되며 생활 속 거리두기로 전환됐던 6월에 암 환자는 10.7% 증가했으며, 그 외 기간은 최대 9.5% 증가, 최소 4.5% 감소해 전년과 유사한 수준이 유지됐다.

한편, 우리나라 암 환자의 5년 생존율은 71.5%로, 10명 중 7명 이상은 5년 이상 생존하는 것으로 추정됐다. 암종별로는 남녀 전체에서 갑상선암(100.0%), 전립선암(95.2%), 유방암(93.8%)이 높은 생존율을 보였고, 간암(38.7%), 폐암(36.8%), 담낭 및 기타 담도암(29.0%), 췌장암(15.2%)은 상대적으로 낮은 생존율을 보였다. 과거보다 생존율이 크게 향상된

암도 있다. 약 10년 전(2006~2010년)보다 생존율이 10%P가량 상승한 암종은 폐암(+16.6%P), 간암(+10.4%P), 위암(+9.5%P)이었다.[4]

# 통합의학과
# 대체 보완의학의 대두

　20세기의 세계적인 인류의 의학을 담당해온 현대의학은 서양과 동양에서 각각 눈부시게 발전해왔고, 우열을 가리기 어려울 정도지만 아직도 난치질환인 암에 대한 정복은 어려운 실정이다. 그동안 의학의 개념은 현대의학, 정통의학, 서양의학, 동양의학이라는 말을 사용했는데, 최근에는 치료 중심 의학이기보다는 예방 중심 의학이나 완화의학으로의 변화가 전 세계적인 추세다.

　통합의학 및 보건(Integrative medicine and health, IMH)과 대체 보완의학(Complementary and alternative medicine, CAM)은 역사적으로 서양 정통 의학(Conventional Western medicine)에 포함되지 않았던 다양한 치유 접근법 및 요법을 포함한다. 대체 보완의학은 많은 측면에서 중국, 인도, 티베트, 아프리카, 아메리카 등의 고대, 토착 치유 체계에 뿌리를 두고 있다.

　하나의 요법만으로도 수백수천 가지가 넘는 전통 의술과 민간요법이 넘쳐나면서 최근 보완의학이나 대체의학이라는 말도 흔하게 사용되고 있으며, 국내에도 학사, 석사, 박사과정의 대체의학 학과가 몇몇 교육기관에 개설되어 있다. 대체의학이란 정통의학을 제외한 비주류 의학, 즉 모든 전통의학이나 민속의학 등을 지칭하는 말이다. 보완의학은 대체의학의 다른 이름이며, 이 단어를 합해서 보완 대체의학이라고 부르기도 한다.[5] 보완, 대체, 통합의학은 통용되는 경우가 흔하지만, 그 의미는 서로 다르다.

통합의학은 기존 정통의학의 틀을 넘어서는 이론과 시술을 포함하나 대체 요법을 무조건 부정하지도, 무조건으로 수용하지도 않으면서 서양의학과 동양의학, 그리고 대체의학을 한데 아우르는 전인적인 접근법을 취하며, 객관적이고 근거 중심적인 연구를 강조한다.

또한 통합의학은 건강, 치료 관계 및 전인적 인간의 초점을 맞춘 체계 안에서 타당한 정통 및 비정통 치료 접근법을 모두 이용하는 통합보건 관리다. 정통의학과 통합의학 및 보건 또는 대체 보완의학 간의 구별이 항상 쉬운 것은 아니지만, 기본적인 철학적 차이가 있으며, 정통의학은 이용 가능한 최상의 과학적 증거를 근거로 의료 행위를 수행하는 경향이 있다. 대조적으로 대체 보완의학은 증거를 기반으로 한 의료 행위를 근거로 한다. 또한 정통의학은 일반적으로 건강을 질병 또는 기능 이상의 부재로 정의한다. 질병 및 기능 이상의 주된 원인은 일반적으로 세균 또는 바이러스, 생화학적 불균형, 노화 등의 확인 가능한 요소인 것으로 간주되며, 치료는 종종 약물 또는 수술을 포함한다.

통합의학 및 보건과 보완 대체의학 의료 행위는 종종 건강을 총체적으로, 즉 전인적 인간과 관련이 있는 체계(신체적, 정신적 및 영적 체계)의 균형으로 정의한다. 이러한 체계의 부조화가 질병에 기여하는 것이며, 치료는 예방은 물론이고, 신체 자체 방어력의 강화 및 불균형의 복구를 포함한다.

통합의학이라는 개념은 미국의 의사인 앤드류 웨일(Andrew Weil)에 의해 처음 주창되어 대중적으로 사용되기 시작했는데, 사실 '통합의학'은 정식 의학 분과로서 '전문의' 과정도 아니다. 통합의학은 전문적이지 않으며, 순수한 과학 중심 의학에 비해 우월하지도 않다. 통합의학은 과학적으로 검증되지 않는 것, 신빙성이 없는 것, 의문시되는 형이상학적인 개념을 과학적인 개념과 혼합하는 것이다. 통합의학 지지자들은 특히 '천연(natural)'과 '유기농(organic)'에 대단히 호의적이다. 최대한 좋게 이야기한다고 하더라도 통합의학이란 과학적으로 정당화되지 않은 치료법들을 과학 중심 의학적인 치료법들과 병행한다는 것을 의미하며 정신, 마음, 신체의 연결이라는 표현이 사용된다. 즉, 서양의학과 동양의학, 그리고 대체의학을 하나로 아우르는 전인적인 접근법을 취하되, 보다 객관적이고 근거 중심적인 연구를 강조한다. 치료적 관계를 강조하며, 전통적인 부분과 보완적인 부분 모두에서 적절한 요법을 이용하면서도 통상의학을 부정하지도 않고, 그렇다고 대체 요법을 무분별하게 수용하지도 않는다.

미국 애리조나 대학교에서 통합의학 전문의 과정의 통합의학연구소가 설립됐는데, 앤드류 웨일이 브랜딩과 마케팅 운영에 위임됐다.

그는 하버드 의학전문대학원을 졸업하고 1968년에서 1969년까지 샌프란시스코에 있는 마운트 시온(Mount Zion) 병원에서 1년간 수련의 과정을 거친 후 국립 정신건강 연구소(National Institute of Mental Health)에서 2년 임기로 업무를 시작했다.

그는 수련의와 전공의 과정을 거치는 전통적인 임상 교육 과정을 택하지 않고, 대신 남미의 숲과 마을을 돌면서 약초를 연구하기로 결심했고 페루, 에콰도르, 콜롬비아 등 현장에서 3년 이상을 보냈다. 그는 1970년대 중반에 미국으로 돌아왔을 때 대체의학에 대해 가르치고 쓰면서 이 개념을 사람들에게 널리 알리며 살아가기로 했다. 북미에서 통합의학이 탄력을 받고 있을 때 미국과 캐나다의 41개의 유명 의과 대학들은 통합의학 분야를 교육, 연구, 임상 시술의 세 분야로 발전시키려는 목적으로 통합의학 학술 보건센터 연합에 가입했다.

1994년에는 애리조나 대학교에 통합의학 프로그램(현재는 통합의학 센터(ACIM))을 창설했고 의과대학생과 수련의, 시술자, 임상 간호사, 약사 그리고 타 의료 전문가들을 훈련할 수 있는 새로운 교육 모델을 개발했으며, 센터에서는 인터넷을 통해 광범위한 체제를 동원해 의사와 정골 의사에게 집중적인 교육을 지원했다.

오늘날 앤드류 웨일은 힌두교의 아유르베다(Ayurveda) 의학 체계나 그 밖에 다른 의학 체계의 치료법들을 과학적 의학 체계에 접목시키고 이를 통합의학(integrative medicine), 융합의학, 협진이라고 부른다. '가능한 자연에서 구할 수 있고, 비교적 값이 싼 재료를 이용하며, 또 그다지 고도의 기술을 요구하지 않고, 되도록 몸에 칼을 대지 않는 방법으로 치료하는 것이 좋다'라는 것이 그의 신조였지만, 천연적인 것이 인공적인 것보다도 항상 더 우위에 있다는 주장을 뒷받침하는 과학적 근거는 없다.

어떤 식물이 치료제로서 효과가 있다고 알려지면, 과학자들은 그 식물에서 효과를 유발하는 정확한 성분을 추출해내고, 또 실험 과정을 통해 그것을 과학적인 의약품으로 개발해낸다. 만약 이와 같은 경로를 거치는 것이 아니라면, 그 약초나 식물을 사용한 후에 따르는 효험도 사실은 대개 플라시보 효과, 회귀 효과(natural regression), 신체의 자연치유 과정, 혹은 그 약초와는 직접 관련이 없는 다른 요인으로서 더 잘 설명될 수 있을 것이다.[6]

우리나라에서는 차의과대학이 통합의학 대학원을 운영하고 있으며, 국내에서 대체 보완의학에 가장 호의적인 학교로 알려져 있다. 필자가 졸업한 대전대학교 보건의료대학원에는 대체의학과 석사, 박사과정이 있으며, 전주대학교는 대학교 학사과정과 대학원 과정에 대체의학과가 개설되어 있다. 그 밖에 경기대학교 대체의학 대학원, 남부대학교 대학원(석·박사 과정), 조선대학교 보건대학원 대체의학과, 광주여자대학교(대체의학과 석사), 선문대학교 대학원(통합의학과), 한서대학교 건강증진대학원이 있다.

필자는 한국의 통합의학 박람회가 개최되는 전남 장흥의 원광대학교 통합의료 한방병원 난치질환 연구소에서 양, 한방 통합의료 정착을 통한 글로벌 통합의료 강국으로의 도약을 위해 통합의료 R&D 투자 방향을 연구하는 연구원으로도 일했다. 장흥 통합의료 한방병원의 차별화된 통합진료 서비스는 사람 중심의 통합의료, 환자를 먼저 생각하는 개인 맞춤형 진료시스템으로서 의사와 한의사가 예진하고 필요한 검사를 한 다음 검진 결과를 토대로 최적의 치료법을 결정하는 독특한 양, 한방 통합의료라고 할 수 있다.

한편, 대구한의대와 대구 가톨릭의대는 대구에서 재단법인인 통합의료진흥원 전인병원을 2015년에 설립해 의학, 한의학, 재생, 보완 대체 의료의 전임상/임상 연구, 법 행정 등 인프라 연구를 지속적으로 수행했다.

수십 년 전의 목표는 암을 치료하는 것이었고, 암 환자를 한 명이라도 살리기 위해 독성 치료로 인한 신체적, 정서적, 사회적 문제에는 거의 주의를 기울이지 않았지만, 이제는 암 치료의 비전과 핵심이 바뀌었다. 특히 많은 종류의 암이 당뇨병이나 심장병과 유사한 만성 질환으로 관리되고 있기에 질병의 근절뿐만 아니라 삶의 질을 향상시켜주는 것으로 초점이 확대됐다. 암 생존자들은 암이 완치되기를 원할 뿐만 아니라 잘 살기를 갈망한다.

암 환자들은 삶의 질 향상을 위해 대체 보완의학으로 눈을 돌렸고, 그 사용에 앞장서고 있다. 의료 제공자들은 환자들에게 치료법의 안전성과 효능에 대해 조언할 수 있도록 이러한 소비자 중심적 경향을 따라잡는 과정에 있다. 많은 간호 및 의과 대학 커리큘럼에는 통합의학 분야의 기본 교육이 포함되어 있다. 간호사, 개업 간호사 및 의사를 대상으로 하는 저널에는 정기적으로 환자의 대체 보완의학 관행에 대한 기사가 실려 있다. 인터넷은 기존의 의사들이 보완요법을 이해하는 데 도움이 되는 정보로 가득하다.

이러한 치료법에는 운동, 기도, 요가, 아로마테라피, 침술, 영상 유도, 마사지, 식이요법, 영양 보충과 같은 중재가 포함된다. 대체 요법으로 사용되는 경우 이러한 양식은 대증 요법 대신 사용되거나 치료를 촉진하기 위해 함께 사용된다. 보완적인 방식으로 사용되는 경우 이러한 치료법은 주류 의학과 함께 사용되며, 일반적으로 치료 효과의 부작용을 개선하고 삶의 질을 향상시킨다. 통합의학(IM)이라는 용어는 주류가 아닌 다른 것을 포괄하는 포괄적인 용어로 자주 사용되며, 진정한 의미에서 통합의학은 기존 치료법과 보완 치료법을 모두 사용하는 암 치료에 대한 총체적인 통합 접근 방식이다.

선진국의 모든 국가에서 실시한 연구에서는 암 환자가 대체 보완의학을 수용하고 있다는 공통된 견해를 보여주고 있다. 인터넷 검색을 통해 대체 보완의학에 대한 영국, 유럽, 호주, 뉴질랜드, 캐나다, 스웨덴 및 터키의 연구 결과를 얻을 수 있다. 2007년 미국 국민 건강 면접조사(National Health Interview Survey)에 따르면, 암 진단을 받은 사람들은 그렇지 않은 사람들보다 보완적 접근법을 사용하는 비율이 53~65% 더 높다.

환자들은 삶의 질을 높이고, 통제력을 높이며, 면역체계를 강화하고, 스트레스를 줄이며, 치료의 부작용을 관리하기 위해서 보완적인 방법을 사용한다고 말한다. 암 환자들은 많은 사람이 믿는 것처럼 단순히 '관심 없는 대증 요법의 세계'에서 피난처를 얻기 위해 사용하는 것과는 대조적으로 특정 목표를 염두에 두고 보완요법을 사용한다. 중병에 걸린 사람들은 어디든 찾을 수 있는 희망을 찾아서 힘을 얻게 된다. 이것이 암에 걸린 많은 사람들이 대체 보완의학 제공자에게 찾아오는 이유 중 하나다.

암 환자는 보완 의료 종사자와 기존의 대증 요법 의료 제공자 사이의 다리가 됐다. 1%의 가능성을 믿으며, 살아남은 사람들의 더 나은 삶을 위해 협력하고, 학제 간 치료 방법을 찾기 위해 노력해야 한다.

### 참고 웹사이트

① 미국 암 학회 '보완 및 대체 의학-마사지'[7]
② 뉴사우스 웨일즈 암위원회(호주)[8]
③ Macmillan Cancer Support(영국), '마사지 요법과 암'[9]
④ 국립암연구소(미국)[10]

미국의 국립보건원 보완통합의학센터(NCCIH : National Center for Complementary and Integrative Health)는 보완 및 통합건강 접근법의 과학 연구를 위한 연방 정부의 주도 기관이며, 사명은 엄격한 과학적 조사를 통해 보완 및 통합건강 접근법의 기초 과학, 유용성 및 안전성과 건강 및 건강 관리 개선의 역할을 결정하는 것이다. 또한 비전은 과학적 증거를 통해 전인적 건강 프레임 워크에서 보완적인 건강 접근 방식의 통합 사용에 관한 대중, 의료 전문가 및 건강 정책 입안자의 의사 결정에 정보를 제공하는 것이다.

2012년 전국 조사에 따르면 많은 미국인(성인의 30% 이상, 어린이의 약 12%)은 일반적으로 전통적인 의료의 일부가 아니거나 일반적인 서구 관행 이외의 기원을 가질 수 있는 건강 관리 접근법을 사용한다. 이러한 접근 방식을 설명할 때 사람들은 종종 '대안'과 '보완'을 같은 의미로 사용하지만, 두 용어는 서로 다른 개념을 나타낸다. 비주류 접근 방식이 기존 의학과 함께 사용되는 경우 '보완적'으로 간주되며, 기존 의학 대신 비주류 접근 방식을 사용하는 경우에는 '대안'으로 간주된다. 비주류 접근 방식을 사용할 시 대부분은 기존의 건강 관리도 사용한다.

보완 및 대안이라는 용어 외에도 '기능의학'이라는 용어는 때때로 통합건강(아래 설명)과 유사한 개념을 의미하지만 자연 요법(19세기 유럽에서 인기 있는 전통적인 관행과 건강 관리 접근법의 조합에서 진화한 의료 시스템)과 더 유사한 접근 방식을 나타낼 수도 있다.

통합건강은 기존 접근 방식과 보완·접근 방식을 조정된 방식으로 결합한다. 또한 기존의 건강 관리 접근법(예 : 약물, 신체 재활, 심리 치료) 및 보완건강 접근법(예 : 침술, 요가 및 프로바이오틱스)과 같은 2가지 이상의 다중 중재를 강조한다. 통합건강은 사람을 돌보기 위해 기존의 접근 방식과 보완적인 접근 방식을 함께 가져옴으로써 다양한 제공자와 기관 간의 잘 조정된 치료를 목표로 한다.

건강과 웰빙에 대한 통합적 접근 방식의 사용은 미국 전역의 치료 환경에서 성장했고, 연구원들은 현재 군인 및 재향 군인의 통증 관리, 암 환자 및 생존자의 증상 완화, 건강한 행동 촉진 프로그램을 포함해 다양한 상황에서 통합건강의 잠재적 이점을 탐구하고 있다.

전인 건강은 개인, 가족, 지역 사회 및 인구가 단순히 질병을 치료하는 것이 아니라 생물학적, 행동적, 사회적, 환경적, 상호 간에 여러 가지 연결된 영역에서 건강을 개선하고 회복하도록 돕는 것을 말한다. 전인 건강의 연구는 장기와 신체 시스템 간의 연결을 포함하며, 건강의 다양한 측면 간의 연결에 대한 이해를 넓히는 것이 포함된다.

군인 및 재향 군인의 통증 관리를 위한 통합적 접근과 암 환자 및 생존자의 증상 관리를 위한 통합적 접근은 보완적 접근법으로서 다음과 같은 주요 치료 입력(치료법이 도입되거나 전달되는 방법)에 따라 분류할 수 있다.

- 영양(예 : 특별 식단, 건강보조식품, 허브, 프로바이오틱스)
- 심리적(예 : 마음 챙김)
- 신체적(예 : 마사지, 척추 조작)
- 심리적 및 신체적(예 : 요가, 태극권, 침술, 댄스 또는 미술 요법) 또는 심리적 및 영양적(예 : 마음 챙김, 식사)과 같은 조합

영양 접근법에는 NCCIH가 이전에 천연 제품으로 분류한 것이 포함되는 반면, 심리적 및 신체적 접근법에는 마음과 몸의 관행이라고 불리

는 것이 포함된다.

  범주에 속하는 보완건강 접근법은 심리적, 신체적, 영양적 접근으로서 허브(식물이라고도 함), 비타민 및 미네랄, 프로바이오틱스와 같은 다양한 제품이 포함된다. 그들은 널리 판매되고, 소비자가 쉽게 구할 수 있으며, 종종 보충제로 판매된다.

  미국인의 보완건강 접근법 사용에 대한 포괄적인 설문 조사를 포함하는 2012년 미국 〈국민건강 면접조사(NHIS : National Health Interview Survey)〉에 따르면, 미국 성인의 17.7%가 전년에 비타민과 미네랄 이외의 식이 보충제를 사용했다.

  연구원들은 몇 가지 식이 보조제에 대해 대규모의 엄격한 연구를 수행했지만, 결과는 종종 제품이 연구된 조건에서 효과가 없다는 것을 보여주었다. 다른 사람들의 연구가 진행 중이고 일부는 도움이 될 수 있다는 징후가 있지만, 이러한 제품이 인체에 끼치는 영향과 안전성, 의약품 및 기타 천연 제품과의 잠재적 상호 작용에 대해서는 더 많은 연구가 필요하다.

  보완적인 신체적·심리적 접근에는 태극권, 요가, 침술, 마사지 요법, 척추 조작, 미술 요법, 음악 요법, 댄스, 마음 챙김 기반, 스트레스 감소 등이 있으며, 이러한 접근법은 종종 훈련된 실무자 또는 교사가 관리하거나 교육한다. 2012년 미국 국가보건정보원(NHIS : National Health Intelligence Service)은 요가, 카이로프랙틱 및 정골 요법 조작, 명상이 성인이 사용하는 가장 인기 있는 보완건강 접근법 중 하나임을 보여주었다.

  연구 결과에 따르면 여러 심리적, 신체적 접근이 단독으로 또는 조합되어 다양한 조건에 도움이 되는데, 몇 가지 예를 들면 다음과 같다.

 침술은 요통, 목의 통증, 골관절염, 무릎 통증과 같이 종종 만성적인 유형의 통증을 완화하는 데 도움이 될 수 있다. 또한 긴장성 두통의 빈도를 줄이고 편두통을 예방하는 데에도 도움이 될 수 있다.

 명상은 궤양성 대장염 환자의 혈압, 불안 및 우울증 증상, 과민성 대장 증후군 및 발적 증상을 줄이는 데 도움이 될 수 있으며, 불면증이 있는 사람들에게도 도움이 될 수 있다.

 태극권은 균형과 안정성을 개선하고, 무릎 골관절염으로 인한 통증과 허리 통증을 줄이며, 심장병, 암 및 기타 만성 질환이 있는 사람의 삶의 질을 향상시키는 데 도움이 되는 것으로 보인다.

 요가는 스트레스 해소, 좋은 건강 습관 지원, 정신적·정서적 건강, 수면 및 균형 개선을 통해 사람들의 전반적인 건강에 도움이 될 수 있다. 또한 요통과 목 통증, 어려운 생활 상황과 관련된 불안 또는 우울 증상, 금연 및 만성 질환이 있는 사람들의 삶의 질을 높이는 데도 도움이 될 수 있다.

 심리적, 신체적 접근의 연구는 관행에 따라 크게 다른데, 연구자들은 침술, 요가, 척추 조작 및 명상의 연구를 수행했지만, 다른 접근 방식의 연구는 거의 없었다.[11]

## 05

# 외국에서의 종양마사지*

캐나다 퀘벡에서 종양학 마사지를 개척한 라이즈 루시어(Lyse Lussier)는 영감을 받은 아이디어와 수십 년간의 노력과 강력한 헌신을 결합해 암을 앓고 있는 어린이와 성인에게 마사지를 제공하는 지역 전체 시스템을 만들었다.

홍콩의 장가만(Kaman Cheung)은 홍콩의 유일한 종양마사지 치료사다. 종양마사지 교육사 및 저널리스트로 일한 후 2013년 홍콩에서 아로마 테라피와 마사지를 공부했다. 2015년에 그녀는 아로마 테라피와 암 치료 연구를 위해 영국을 여행하고 홍콩으로 돌아와 병원에서 자원봉사를 하며, 임종 환자들에게 에센셜 오일 마사지를 제공했다. 이 작업이 매우 보람 있었기에 지식 기반을 확장하고자 미국으로 가서 게일 맥 도

---

* 외국의 종양마사지는 국내의 저서가 전무한 실정이므로 재닛 페니, 레베카 스터전(Jannet Penny, Rebecca L Sturgeon) 두 저자의 종양학 마사지(Oncology massage, 2021)에서 일부 인용했음을 밝힌다.

날드(Gayle MacDonald)의 종양학 마사지 요법 교육도 받았다.

네덜란드에서는 2011년에 암 환자에게 마사지를 제공하는 것이 위험하다고 간주됐고, 마사지가 암의 확산에 기여할 수 있다는 믿음은 여전히 깊숙이 뿌리박혀 있었다. 에스텔 스미츠(Estelle Smits)와 클라라 반 주이담(Klara van Zuijdam)은 네덜란드 종양학 마사지의 창립 이사였다. 그들은 벨기에에서 침술을 시행한 의사가 제공하는 종양학 마사지 과정에서 만났고, 2014년에 보완적 통합의학(CIM : Complementary Integrative medicine)의 일부는 병원의 92%와 52개의 정신건강 관리 센터에서 이용 가능했으며, 주로 불안, 안절부절, 통증, 스트레스 및 피로를 해결하는 데 사용됐다.[12]

남아프리카에는 종양학 훈련을 받은 마사지 치료사와 종양학 마사지 훈련 기회가 존재한다. 더반 케이프 타운 요하네스버그에 있는 호텔의 스파 기반 및 개인 실습 치료사가 〈암을 위한 건강〉 및 〈Greet The Day〉 종양학 교육 프로그램을 완료했다. 인터뷰에서 조넷(Johnette)은 남아프리카 종양학 마사지의 미래는 현재 남아프리카에서 유일한 종양 마사지학회(Society for Oncology Massage) 등록 서비스 제공업체인 크리스틴 람브레히트(christine Lambrechts)[13]가 주도하고 있다고 말했다.

맥시코의 호라시오(Horacio)는 2003년부터 멕시코시티에서 마사지 치료사로 일하고 있다. 2008년에 그의 어머니가 암 진단을 받았고, 마사지는 안전하지 않다는 말을 들었다. 그녀는 그녀의 종양학 팀의 손에 어머니의 건강 관리를 맡기도록 권장 받았다. 콜로라도에 기반을 둔 이 자선단체의 이니셔티브에는 암에 걸린 사람들에 대한 웰니스 업계의 인식 제고, 개인화된 웰니스로의 이동을 촉진하는 글로벌 교육 개발이 포함된다.[14]

호주의 교정 마사지 치료사 엘리너 오이스턴(Eleanor Oyston)은 진단 세포학자로 일하면서 '신체의 모든 세포가 어떻게 생겼는지와 화학적 저항이 질병과 건강을 반영하는 방법'을 알고 있었다.[15]

엘리너의 연구는 피로, 통증, 메스꺼움, 불안, 우울증 및 기억력 문제와 같은 기타 증상에서 인상적인 개선을 보여주는 미국 뉴욕의 메모리얼 슬론 케더링 암센터(Memorial Sloan Kettering Cancer Center)[16]의 마사지 요법 연구 결과를 요약하고 있다.

핀란드의 마티 라잘라(Martti Rajala)는 진정한 종양학 마사지의 개척자다. 그는 온라인 검색을 통해 게일 맥도널드의 약손(Medicine Hands)을 알게 됐는데, 게일은 그가 셰릴 스미스(Cheryl Smith)와 아네트 러벳(Annette Lovett)이 제공한 종양학 마사지 교육을 받을 수 있도록 도왔으며, 9명의 마사지사와 물리치료사가 교육에 참석했다. 마티의 유능한 손과 그의 장기적인 비전으로 핀란드 사람들은 통합 암 치료의 중요한 부분으로서 종양학 마사지를 받을 수 있기를 기대할 수 있다.[17]

이렇듯 이미 많은 나라에서 종양마사지사의 교육과 연계해서 종양마사지가 암 환자들의 통증과 불안뿐만 아니라 피로와 메스꺼움 또한 완화시켰다는 근거가 있다. 마사지의 치료 효과가 완벽하지는 않더라도 연구들은 단순한 접촉이나 도와주는 사람 이상의 효과가 있다고 말하고 있다. 종양마사지의 지속적인 연구에서는 새로운 신경 촬영법 기술을 검토하고, 면역 및 호르몬 시스템과 같은 생물학적 결과를 평가하기 시작했으며, 이는 연구자들이 마사지 요법의 생물학적 기전을 이해하고 활용했다는 점에서 종양마사지의 기원으로 대두되고 있다.

# 한국형 통합종양마사지 소개

# 전이·재발을 극복하는 과정

## 1. 존재만으로도 감사한 시간

　암 또는 생명을 위협하는 질병을 진단받는 순간부터 환자들은 두려움의 연속이었을 것이다. 치료 과정을 거치면서도 환자 주변의 환경과 인간관계, 사회적 지지기반이 무너지는 것은 굉장한 스트레스로 작용한다. 하지만 암 요양병원이라는 특수한 공동체 생활환경 속에서는 환자들끼리 정보를 공유하고, 감정적으로 지지해주며, 몸에 좋다는 음식을 나누어 먹는다. 특히 같은 암종의 환자들끼리 공감대를 형성하는 것은 서로에게 격려자가 되어 외롭지 않도록 해준다. 이러한 모습은 긍정적인 에너지로 발현되므로 모두에게 큰 기쁨과 행복이며, 삶의 질도 월등히 개선될 수 있다.

환자들은 암과 관련되어 의심과 두려움이 있다고 하더라도 호기심이 충만한 태도로서 자기 시간 관리 및 병원 시스템에서의 면역 치료, 고주파 온열 치료, 침구 치료, 마사지 요법과 반사 요법 등 다양한 대체 요법 프로그램을 소화해내려고 부단하게 노력한다. 그 모습을 보면 각자 처해진 환경에서 투병하는 과정은 다르지만, 암을 극복하고자 하는 의지가 감탄스럽다. 항암 치료나 방사선 치료 후에 오는 부작용과 함께 암 진단 전의 기저 질환까지 앓아야 하는 환자들 대부분은 삶의 끝자락에서 지푸라기라도 잡는 심정으로 매일 함께 산에 오르며 자연 치유와 함께 힐링한다. 어떤 환자가 새벽에 떠오르는 해를 보면 가슴이 두근거림을 느끼며 "오늘 또 하루 살 수 있구나"라고 말했던 것이 생각난다.

하루 중 가족과 함께하는 시간이든, 아픔을 같이하는 환자들이든 존재하는 것만으로도 감사한 하루였음을 알고 영원히 반복되는 일상일 것이라고 생각할 수는 없지만 최선을 다한다. 암 전문 요양병원에 입원하기 전에는 직장에 다녔고, 자영업도 했으며, 교직에도 있었고, 연구원으로 일하기도 했으므로 환자들 모두 다양한 분야에서 빛나는 보석처럼 찬란했으리라 생각한다. 조금은 우울한 어떤 날의 하루든, 특별한 날의 하루든, 암세포와 공생 공존하는 이상 그날의 존재만으로도 환자들에게는 충분히 감사한 하루일 것이다.

## 2. 삶의 끝에서 위안을 주는 손길

필자가 몸담고 일하는 암 전문 요양병원의 환자들은 대부분 전이나 재발로 인해 끝도 보이지 않는 항암 치료와 싸우고 있다. 늦게 발견해서 암세포가 너무 커져 선 항암 시행 후 수술을 받아야 하는 환자들도 있다. 병원에서 권고하는 많은 회차의 항암이 모두 끝날 때까지 환자 몸에 잘 맞으면 잘 견디고 일상생활도 편안하게 하겠지만, 많은 경우 몇 회차를 진행하는 중에 암세포가 커졌다거나 약이 잘 맞지 않는다거나 환자의 혈액 성분 수치가 떨어져서 항암을 받지 못하는 경우가 발생해서 생을 마감하기도 한다.

항암을 견디고 계속 진행 중인 환자들이 오심, 구토, 저림, 부종, 두통, 불면, 설사, 변비 등으로 힘듦을 호소할 때면, 인체에 전혀 해가 없는 대체 요법을 시행하면서 호전시킨다. 물론 환자마다 암의 병기도 다르고 항암 후유증도 다르기에 증상에 따라 시술하는 요법도 달라진다. 암 수술 후 투병 2~3년 차가 되는 환자들은 대부분 수술 후유증과 항암 후유증으로 통증과 불편함을 많이 호소한다. 아주 극심한 암성 통증 때문에 삶의 끝자락에서 절규하는 목소리는 한결같이 "선생님, 저 죽고만 싶어요"이다. 필자는 환자들이 통증이나 불편함을 호소할 때면 제일 먼저 위장과 비장 또는 대장의 배설 관계와 폐의 호흡 관계를 살펴주고, 방광과 신장을 다스리는 마사지 요법과 반사 요법을 병행한다. 또한 수면의 질적인 문제의 원인을 찾아서 접근하며, 세계보건기구에 소개된 이침 명명법을 근거로 귀의 반응점에 기통석을 부착해서 이압의 효과를 통해 불면증을 관리한다. 특히 위장과 비장을 다스려 오심, 구토 증상을 완화시키는 발반사 요법은 미국에서는 이미 100년이 훨씬 넘는 세월 동안 의료제도권 안에서 구역치료가 시행됐다. 1913년에 미국의 내과 의사인 윌리엄 피츠제럴드(William Fitzgerald)가 구역 치료를 체계화시키면서 발전했다. 하지만 아시아 권역에서는 이상하게도 마사지 차원으로 들어와 그 이상으로 발전되지 않았고, 의료제도권에 끼지도 못하며, 관광단지의 피부관리실 같은 곳에서 발 마사지 차원으로만 시행되는 안타까운 현실이다.

암 환자마다 각기 다른 암 특이적 반응들이 여러 상황과 함께 예민하게 존재하므로 암 환자들의 가장 불편한 곳을 먼저 파악하는 것이 제일 중요하다. 또한 고통을 호소하는 부위의 온도와 피부색도 중요하며 움직일 때 어느 쪽으로 몸과 머리가 기우는지, 음성은 어떤지 등 처음 대화를 시도할 때 파악해야 한다. 특히 암 수술 후의 재활 과정 및 항암 치료와 방사선 치료 후에 나타나는 통증을 포함해서 여러 가지 다양한 불편함을 겪을 수 있기에 단편적으로 관찰하기보다는 세심하게 살펴보는 것이 중요하다. 진정으로 환자를 위하는 손길로 암 진단받기 전에 불편했던 부분까지 세밀하게 파악해서 완화시켜준다면 보완 대체 요법의 효과를 기대할 수 있다. 이렇게 세심한 치료 기술을 통해 암 환자들은 최고로 안락하고, 평화로운 분위기에서 안정을 얻을 수 있을 것이다.

## 3. 항암 치료 중의 편안함을 위한 마사지 테라피

항암 치료를 받는 암 환자들의 대부분은 소화기계의 불편함을 제일 먼저 호소한다. 게다가 만성피로는 늘 따라다니고, 손, 발끝 저림과 피부 짓무름이 시작되기도 하며, 무감각으로 인해 항상 병원 내에 있는 따뜻한 곳인 찜질방만 찾게 되고, 여름에도 두꺼운 수면 양말을 신는다. 항암으로 인한 시림과 저림 증상에 대항하는 방법으로 따뜻한 찜질 팩을 하고 글루타치온 주사를 투여해보지만 별다른 호전을 기대할 수 없었다. 이 모든 환자에게 필요한 시스템은 발가락 끝의 신경을 자극해

주는 요법으로서 발가락의 힘을 활성화시켜주는 것이다. 항암 치료 중 발가락이 짓무르고 표피가 갈라져 수많은 날을 따가움과 통증 또는 피부 발진으로 가려워서 밤을 지새우면서도 항암 치료에 매달리는 환자들을 보게 된다. 치료의 끝은 보이지 않고 시름을 더해가도 '항암 중'이라는 안도감으로 견뎌내는 것이다. 50년 넘게 발가락이 차가웠던 한 암 환자는 항암 치료 후 발 전체 피부가 예민해져 스치기만 해도 찌릿하다고 하소연했다. 그 환자는 매일 발가락의 힘을 키워주는 자가 스트레칭 운동을 통해 비교적 짧은 기간에 발가락의 순환이 이루어져 발이 따뜻해졌다. 이 과정을 진행하다 보면 다리나 발가락에서 경련을 일으키기도 하는데, 나아지는 과정이기 때문에 잠시 쉬었다 반복하면 경련도 차츰 사라진다. 발가락 끝에서 정맥피를 잘 품어주게 되니 발 전체가 따뜻해지는 것은 당연하다. 암 환자가 일상생활 중에 암성 피로감을 느끼는 것도 보통 사람들이 느끼는 피로도와는 차이가 있다. 발가락의 힘과 관계되는 목과 어깨 근육의 상관성이 있어서이기도 하지만, 잘못된 자세 습관과 누적된 젖산의 피로물질 때문이기도 하다. 이처럼 여러 가지 안 좋은 상황들로 인해 목과 어깨의 피로도가 가중된다. 여기에 항암 진단 전부터 가지고 있던 환자의 과거 병력이 추가된다면 증상은 더욱 심해질 것이다. 미국 MD Anderson 암센터의 유화승 방문교수는 "종양마사지는 활력을 주고 몸, 정신 및 영혼에 힘이 되어주는 유쾌한 치료법이다"라고 말했다. 종양마사지 치료사는 특정 암 치료와 관련된 마사지를 전문적으로 교육받는다. 또한 환자의 선호도, 원하는 결과, 의료 상황을 고려해서 절충적으로 접근하고, 암을 다루는 사람들을 효율적이고 안전하게 교육하기 위한 마사지 프로그램을 개발하고 있다. 종양마사지는 전문 치료사에 의해 실시될 때 힘든 시기에 환자의 기분을 안전하고 효율적으로 회복시킬 수 있다. 마사지는 중국전통의학에서 출발했지만 일본, 인도, 아메리카 원주민, 이집트, 그리스와 로마의 역사에서도 사용됐다. 히포크라테스(Hippocrates) 또한 관절과 순환계 문제에 마찰의 사용을 권장했다.

이에 따라 필자가 임상 통합종양마사지를 하는 병원에서는 경락 경혈학, 해부학, 근육학, 무의식신경학, 귀반사 요법, 발반사 요법, 색채 치유 등 다학제적인 접근 방식으로 암 재활 마사지를 진행하고 있다.

## 4. 암세포와의 공생 공존

암을 진단받은 환자들은 투병하면서 많은 시련과 고통을 감수하며 살아간다. 대부분 직장을 잃고 사회생활 복귀가 어려워지며 외로움의 문제로 가장 힘들어한다. 사회적 인식에 대한 편견 때문에 더 많은 고충을 안고 살아야 하는 생존자들에게는 국가의 정책적인 지원과 사회적인 배려가 절실하다.

삼성서울병원-화순전남대병원에서 2017년 10월부터 2018년 3월 사이 암 생존자 433명을 만나 암에 대한 편견과 직장에서 겪은 차별 등을 조사한 공동연구에 따르면, 환자를 포함한 주변인의 암에 대한 부정적 인식이 클수록 직장 상실의 위험이 크고, 그러한 인식으로 인해 암에 대한 편견을 극복하지 못한 환자들이 직장에서 내몰릴 위험에 빠지고 있는 것으로 드러났다고 한다. 암 생존자가 200만 명을 넘었지만 여전히 암 환자가 회복하고 일상생활을 할 수 있도록 하는 관심과 지원이 부족하기에 암 생존 기간에서 어려운 시기라고 진단했다. 암 생존자들은 암 치료가 끝난 시점에도 사회생활에 대한 적응이나 복귀를 불안해하고, 타인의 잘못된 편견이나 시선을 많이 의식한 채로 외로움을 갖고 살아가는 현실이다.

미국 시카고에서 열린 미국임상종양학회(ASCO) 연례 학술회의에서 '외로움'이 암 생존자의 생명을 단축시킬 수 있다는 연구 결과가 발표됐다. 미국 암 학회(ACS : American Cancer Society)의 자오 징쉬앤(Zhao Jingxuan) 교수 연구팀이 50세 이상의 암 생존자 3,450명을 대상으로 진행한 추적 연구 결과다.

연구팀은 4년마다 암 생존자의 외로움을 평가하고, 정도에 따라 4개 그룹(무-저-중-고)로 나누었다. 4개 그룹의 사망률을 비교한 결과, 외로운 정도가 크든 작든 외로움을 느끼는 암 생존자는 외롭지 않은 암 생존자보다 사망 위험이 높은 것으로 나타났다. 나이 등 다른 사망 위험 요인들을 고려해봐도 결과는 마찬가지였다고 연구팀은 밝혔다.[18]

2021년 암 관리법 개정으로 국립암센터 산하에 국가 암 빅데이터 센터가 개소한 후 K-큐어 구축사업은 물살을 타기 시작했고, 공공과 민간에 흩어져 있던 각종 데이터를 하나로 모아 관리할 수 있게 됐다. 국립암센터의 최귀선 암 빅데이터 센터장은 대한암학회 학술대회 발표 자리에서 '암 임상데이터 네트워크(K-CURE(K-큐어))[19]' 포털 시스템 서비스 개시 일정을 대중에게 처음으로 공개했다.

K-큐어 시스템은 국립암센터 내 정책 연구자들의 기초적인 고민에서 시작했다. 최 센터장은 "국내에서는 충분한 규모의 공공·민간 데이터가 축적되어 있음에도 '소득수준이나 직업 계층에 따라 암 환자의 사망률과 생존율에 차이가 있는지'와 같은 기초적인 의문에 대한 연구도

거의 전무한 상태"라며, "연구 목적에서조차 다양한 정보를 익명으로 활용하려면 6~12개월의 기간이 소요될 정도로 관련 절차가 너무 어렵고 복잡했다"라고 말했다.

이를 해소하기 위해 국립암센터는 기존에 흩어져 있던 공공·민간 데이터를 한데 결합해 통합 데이터를 제공하는 정보 플랫폼인 'K-큐어 포털'을 고안했다. 연구자 개개인이 별도의 정보 활용 허가 과정을 거치지 않도록 한 것이다.

국립암센터를 중심으로 보건복지부와 통계청, 국민건강보험공단, 건강보험심사평가원, 한국보건의료정보원 등 총 6개 공공기관이 업무 협약을 맺었고, 민간에서는 15개 국내 대형병원이 사업에 참여했다. 최 센터장은 "K-큐어 포털은 암 질환에서 시작했지만, 향후 심뇌혈관·호흡기질환 등 국내 중증질환 현황 전반에 대한 통합 정보를 제공할 것"이라며, "16일 위암, 유방암 데이터 제공을 시작으로 2025년까지 단계적으로 총 10개 암종, 165만 명 규모의 통합 임상 데이터를 구축할 예정"이라고 말했다.[20]

이처럼 국가가 거대한 사업과 함께 의료의 질을 향상시켜서 증가 추세에 있는 암 환자의 삶의 질에 도움을 주는 제도는 반드시 필요하다. 거시적인 안목도 중요하지만, 환자 개개인이 호소하는 증상들을 완화시키고, 암 투병 전반에 걸쳐 환자들의 심신의 안정을 도와주는 암 환자 전문 센터를 국가가 직접 운영하는 것이 중요하다. 그러기 위해서는 제도적인 인력 양성이 시급하다.

환자들은 계속해서 힘겨운 치료를 받으며 조금만 상황이 바뀌고 이상한 느낌이 들어도 바로 심리적인 스트레스와 함께 위축감과 불안, 왠지 모를 부정적인 생각 때문에 식사와 수면 패턴이 점점 균형을 잃는다. 때로는 수액을 맞거나 미음이나 죽의 형태로 영양을 섭취해 간신히 체력을 유지하기도 한다. 치료를 시작한 지 5년 이상이 되면 마음과 몸이 모두 완치됐다고 착각하고, 보통의 건강한 사람들처럼 많은 활동을 하며 다니다가 전이가 되어서 힘들게 투병하다 생을 마감하기도 한다.

암 치료와 더불어서 환자가 공생 공존할 수 있는 여건은 환자 자신의 마음가짐도 중요하지만, 암을 치료해주는 병원이나 암 전문 요양병원이 환자의 편에서 배려해야 한다. 불편하고 지속적인 통증에도 불구하고 진통제를 맞아가며 치료를 계속 받게 하면 환자들에게는 부담으로 작용할 것이다. 또한 위험은 언제나 도사리고 있으므로 안전시설과 위생시설에 미비함이 없도록 해야 한다. 형식적인 보건복지부 인증의 형태로는 암 환자들이 결코 편안하고 질 좋은 의료서비스를 받을 수 없다. 경제적, 심리적으로 압박을 주면서 암 환자들에게 과잉 진료를 한다면, 환자들의 여생은 벼랑 끝처럼 위태로운 경지가 될 것이다. 죽음의 공포 속에서 하루하루 버티고 있는 환자들에게 터무니없이 병원의 입장만을 내세운다면, 암 환자들은 의지하고 신뢰하며 편히 쉴 공간이 없을 것이다. 또한 경제적으로 어렵거나 보험도 없어서 병원조차도 입원할 수 없는 사각지대의 암 환자들을 위해서 암 환자들이 최소의 비용으로 암 전문 휴양 시설을 사용할 수 있도록 국가가 직접 제도적으로 나서야 할 것이다.

암 환자들이 생존하는 기간에는 정신적, 육체적, 생리적으로 안정되도록 도와주고 섭생, 수면, 배설, 운동, 불안에서 조화롭지 못한 점을 인지하도록 환자 교육을 체계화시켜주는 정부 차원의 암 환자 전문 휴식 기관이 있어야 한다. 대부분의 암 환자들은 암을 진단받기 전의 다른 기왕 병력과 암 치료 과정을 동반해서 겪으므로 환자들의 부담감이 커지게 된다. 따라서 암 환자들이 힐링할 수 있는 공간과 현대의학의 치료를 연계시킬 수 있는 통합의학 시스템을 통해 암 환자가 암세포와 더불어 조금 더 편안하게 공생 공존할 수 있는 환경이 될 수 있을 것이다.

# 암 환자의 근막 이완 및
# 통증 완화 마사지

수술은 암에 대한 가장 일반적인 치료법 및 질병 관리 중재 중 하나이며, 종양마사지를 원하는 환자는 수술을 받았거나 받을 예정일 것이다. 암 수술의 목표, 수술 중재 유형, 일반적인 치유 과정, 마사지 요법 등 수술을 준비하고 치유할 때 신체에 작용하는 방법을 포함해서 암 수술에 대한 전체적인 이해가 필수적이다. 따라서 암 재활 치료는 암 치료 중이나 암 치료 완료 후, 암 생존 시기 모두에서 암 자체 또는 암 치료로 인한 모든 신경 근·골격계 문제들을 진단하고, 신체 기능 제한 등으로 인한 개인의 활동과 참여의 제한 정도를 평가하며, 신체적, 심리적, 사회적, 직업적 상태를 최적의 수준으로 향상시키고 유지하는 과정이다.

암 발생률과 5년 생존율의 급속한 증가로 인해 암 환자의 건강권 및 삶의 질 향상에 대한 요구가 높아지면서 암 생존자 재활과 증상 완화에 대한 사회 전반의 관심이 높아지고 있다. 암 생존율은 2013년에는 54.1%였지만 최근 5년 평균은 71.5%로 상승했다. 암 환자는 수술이나 치료를 받으면서 일상으로 복귀해서 삶의 질을 높이는 일에 관심을 가져야 하지만, 암 수술 후 재활 마사지를 받는 환자들은 극소수에 지나지 않는다. 수술을 마치면 암 환자가 재활 치료를 받아야 한다는 사실을 알 수도 없거니와 오랜 시간 수술 상처만 치료되기 바라며, 흉물스럽게 변해버린 자신의 흉터를 감추고 싶은 마음과 함께 방치하게 된다. 이것은 표피의 상처만 아물면 된다는 편견 때문이다. 수술로 종양을 제거하고 치료받더라도 후유증으로 고생하고, 뒤늦게 몸에서 통증이나 불편감이 오는데, 이때 의료진을 찾으면 이미 근막 유착이나 체형 변형이 많이 진행된 후다. 따라서 암 환자의 기능 보존과 삶의 질 향상을 위한 포괄적인 재활 치료의 필요성이 강조되고 있다. 또한 과거에 암 치료를 받았거나 현재 치료받는 모든 생존자를 통틀어 암 생존자를 통합적으로 지지하는 재활서비스가 여러 가지 형태로 개발되어 제공되고 있지만, 실질적으로 많은 도움을 받기가 어렵다고 한다. 필자의 병원에서 유방암 수술 및 보형물 수술 후 마사지를 진행한 사례를 들어보면, 환자는 오랫동안 협늑 부위의 통증과 어깨관절의 장애와 부종으로 고생했다. 환자 자신의 피부조직을 이식해서 유방 수술을 한 경우였는데 등 부위의 이식 수술로 인해 상반신의 움직임이 불편했고, 어깨관절 가동 범위와 목 근육에 대한 불편함을 많이 호소했다. 이러한 불편함에 대해 수술 받은 병원에도 호소해봤지만, 수술은 별 탈 없이 아주 잘됐다고 하며, 시간이 지나면 괜찮을 것이라고 이야기하는 것이 전부였다고 한다. 이 환자에게 오랜 시간 동안 근육 유착으로 변형된 부위에 경락 경혈학을 기본으로 무의식 신경학과 다학제적인 접근 방식으로 통합종양마사지를 진행함으로써 치유력이 많이 향상됐다.

## 1. 수술 및 의료기기 삽입 수술

### (1) 수술

외과 종양 전문의는 종양 및 기타 암 조직을 제거하는 것은 물론, 생검을 위한 수술을 수행한다.

- 병리학자는 조직 샘플을 기반으로 진단한다.
- 외과 간호사는 수술 중 외과 의사와 수술 전, 중, 후 환자를 지원한다.
- 마취과 전문의는 환자의 수술 준비 및 마취 상태 모니터링, 회복기의 통증 완화, 마취로 인한 합병증 치료를 담당한다.

마사지 치료사는 신체적, 심리적 결과뿐만 아니라 수술의 위험에 대한 지식이 필요하므로 마사지 요법으로 즉시 안전하게 해결할 수 있는지 여부에 상관없이 의학적 개입이 필요하며, 환자의 증상을 인식해야 한다. 수술 위험은 즉시 또는 수술 후 수개월에서 수년 후에 발생할 수 있고, 마취 반응은 일반적으로 시술 직후 발생하며, 메스꺼움, 구토, 인후통, 근육통, 가려움증 및 정맥주사(IV) 삽입 부위의 가벼운 통증이나 주사 부위의 가려움증 및 동통이 나타날 수 있다. 불안은 다양한 요인에 기인할 수 있으며, 약물 부작용에 의해 악화될 수 있다. 출혈은 수술 절개에 대한 정상적인 반응이지만, 신체의 상처 치유 메커니즘에 의해 빠르게 지혈되어야 한다. 과도한 출혈은 잠재적인 의학적 응급 상황으로, 징후는 현기증이나 어지러움이 있고, 출혈이 멈추고 시작되며, 악화되는 느낌이 포함된다. 정상보다 빠른 심박수와 호흡수, 숨 가쁜 증상이 있으며, 수술로 인해 혈전 위험이 높아진다. 보이거나 보이지 않는 흉터, 재건, 절단 등을 포함한 신체의 이미지에 문제를 일으킨다.

봉와직염은 심부 피하 조직 및 때때로 근육의 급성 세균 감염으로, 발적, 부기, 압통, 오한, 통증 및 림프절 부종으로 식별된다. 세균으로 인한 염증이 혈류에 들어가면 조직이 괴사되거나 패혈증 같은 증상의 원인이 되기 때문에 즉각적인 치료를 받아야 한다. 약물이나 외과적 개입으로 인한 변비, 복부 수술은 장폐색증(장운동 저하)을 유발할 수 있다. 피부, 근막, 근육, 장기, 신경 및 혈관이 절단되거나 견인되어 주변 조직에 손상을 입히면 부종, 멍, 저림이 나타날 수 있다. 심부정맥혈전증(DVT) 증상은 사지의 통증, 압통, 발적 및 부종을 포함한다. 심부 정맥 혈전증은 신체 어느 곳에서나 발생할 수 있으며,[21] 마사지의 절대 금기 사항이고, 즉각적인 의료 조치가 필요하다.

수술은 림프계를 방해하고 손상시킬 뿐만 아니라 혈관을 양분하거나 림프절을 제거해서 림프부종의 위험을 증가시킬 수 있다. 수술이나 방사선 분야의 흉터를 가로질러 림프관 경로가 재설정되지 않는다.[22] 억제된 림프 흐름은 박테리아 성장[23] 및 감염으로 인한 국소 흉터[24]로 인한 감염에 기여할 수 있는 축적된 체액을 초래한다.

수술 후 부종은 림프 배수 패턴과 치유 단계에 관한 지식을 포함하는 림프계에 대한 수술의 영향을 설명하는 마사지 요법으로 최소화할 수 있다. 림프 배수 기술에 대한 고급 교육이 권장되며, 상처 부위 주변의 체액 축적을 부드럽게 감소시켜 림프계를 지원해서 최적의 치유 환경을 조성한다. 또한 건강한 림프의 기능은 부종과 섬유증을 유발할 수 있는 울혈을 줄여 치유와 회복을 지원한다.[25] 해결되지 않은 염증으로 인한 섬유증은 통증과 기능 저하를 일으키기 전에 관리할 수 있다.

- 개복 수술은 복부 구획이 노출되어 큰 정중선 절개를 만들고, 최소 침습 수술에는 복강경, 내시경, 관절경, 대장내시경 및 로봇 수술이 포함되며, 작은 절개로 빠른 회복이 가능하다. 레이저 수술은 고휘도 빛을 이용해서 종양이나 기저 세포 피부암과 같은 전암성 성장을 축소 또는 파괴하고, 입원 시간을 단축할 뿐만 아니라 출혈 부종 및 흉터를 줄여 조직 손상을 최소화한다.
- 전기 수술은 전기 전류를 사용해서 출혈을 조절하고 조직을 자르거나 제거하거나 파괴한다. 일반적으로 표재성 암(예: 기저 세포 암종)을 치료하고, 비정상 세포(예: 자궁경부)를 제거하는 데 사용된다.
- 냉동 수술(Cryosurgery)은 액체 질소 또는 아르곤 가스를 사용해 비정상 조직을 파괴하는 극한의 냉기를 발생시켜서 일반적으로 초기 단계의 피부암, 망막모세포종 및 전암성 성장에 사용된다.
- 광역학 요법은 광과민성 약물을 암세포에 주입해서 최대 72시간 동안 유지한다. 빛 노출은 암세포를 파괴하는 활성 산소 종을 생성하고, 빛은 체내 깊숙이 침투할 수 없어 이러한 형태의 수술은 표재성 암에 국한된다.

### (2) 의료기기 삽입 수술

- 반영구적 정맥 접근 장치는 병원에서 또는 집에서 휴대용 펌프를 통해 연속 또는 여러 번의 짧은 화학 요법 주입을 허용한다. 이는

몇 주에서 몇 년까지 제자리에 유지되고, 주입할 때마다 변경되는 말초 정맥 카테터에서 발생하는 정맥 손상을 줄인다.
- PICC 라인(말초 삽입 중심 카테터)은 국소 마취하에 수행되는 외래 수술이다. 카테터가 상완에 삽입되어 상부 대정맥 보호에 연결되며, 약물 투여를 위한 반영구적 액세스 포인트다.
- Portacath(또는 port)는 국소 또는 전신 마취하에 수행되는 외래 환자 절차다. 카테터는 상부 가슴의 포트에 삽입되고 상대정맥을 통해 심장의 우심방으로 연결되며, 약물을 투여하고 장치에서 채혈한 혈액을 복부에 삽입한다. 포트 제거는 암 치료에 중요한 이정표이며, 화학 요법의 끝과 함께 규칙적인 혈액의 샘플 채취를 의미한다. 그것은 종종 큰 기쁨의 순간이며, 어떤 사람들에게는 암 치료의 징후를 의식적으로 던지거나 묻거나 다른 방법으로 삶에서 제거할 기회다.
- 스텐트는 통로의 개구부에 삽입해 열린 상태를 유지하는 튜브인데, 암 치료에서 스텐트는 여러 용도가 있다. 췌장암, 담낭암, 간암 등으로 담관이 좁아지면 담관 스텐트가 필요하다. 식도 스텐트는 식도암이나 위암으로 인해 좁아진 경우 음식과 액체가 쉽게 통과할 수 있도록 한다.
- 장루(Stoma)는 신체 외부로 통하는 인공적인 구멍으로 영구적이거나 일시적일 수 있는데, 후자의 경우 더 이상 필요하지 않으면 역전 수술이 필요하다. 장루는 결장(결장루), 회장(회장루) 또는 신장과 방광(요로 조루술)의 암 수술을 위해 배치될 수 있다. 배설 기관의 작은 부분이 장루에서 몸 밖으로 빠져나와 대변이 모이는 주머니에 부착된다. 환자 스스로 주머니를 교체하고 장루를 청소할 수 있으

나 누출 또는 감염 우려가 있다.
- 기관 절개술은 기관에 구멍을 만드는 것으로서 전체 또는 부분 후두 절개술에 필요할 수 있다. 후두 전절제술 후에는 처음에 말하기 위해 특별한 장치가 필요하며, 장기적인 방사선 치료의 결과인 섬유증, 괴사 및 협착에 의해 차단된 상부 기도 통로에 필요할 수 있다.[26]
- 수술용 배액은 공기, 혈액, 림프액 또는 기타 체액을 제거해 축적을 방지할 뿐만 아니라 수술 부위, 주변 장기, 신경 및 혈관에 대한 압력을 감소시킨다.[27] 개선된 상처 관류 및 치유는 과도한 체액 제거의 이점으로 인지되며, 또 다른 이점은 예를 들어 복부에 체액 축적(복수)이 있는 환자의 불편함을 완화하는 것이다.
- 션트(Shunt)는 한 영역에서 다른 영역으로 체액을 이동시키기 위해 배치되며, 뇌수종을 유발할 수 있는 두개내압을 줄이기 위해 뇌에 션트를 배치한다.

환자에 따라서 배수관의 수와 깊이는 물론, 수술 유형 및 상처 역시 외과 의사의 수술 방식에 의해 달라진다. 개방형 배수구에는 유체를 흡수하기 위한 거즈 패드가 있고, 폐쇄형 배수구에는 액체가 수집 백으로 이동하는 튜브가 있다. 능동 배수는 흡입이 필요하고, 수동 배수는 몸의 내부와 외부의 차압에 따라 기능한다.[28] 수술 후 귀가하는 환자는 체액이 일정 수준에 도달하면 배액 관을 비워야 한다.

신체 깊숙이 삽입된 배수관은 수술 부위에 도달하기 위해 2가지 반응을 보인다. 첫째, 몸은 배수관을 이물질로 인식하고 염증 반응으로 반응한다. 둘째, 염증은 배수관의 궤적을 따라 손상되어 섬유화된 조직을 유발할 수 있다. 이 2가지 요인의 결과로 배액관과 개구부 주변에 흉터 조직이 형성될 가능성이 있다. 배액관 제거는 몸에서 손으로 배액관을 빼내는 외래 환자의 절차다. 배수 구멍은 작은 크기에도 불구하고 흉터와 조직 유착을 유발해서 불편함을 유발할 수 있고, 배수구가 나오는 신체 내부와 표면의 흉터는 환자에게 지속적으로 불편함을 유발한다.

배수관 및 스텐트에 대한 마사지를 할 때 배수관, 장루, 스텐트 또는 션트를 둘러싼 조직에 대한 견인을 피해야 하며, 눈에 보이지는 않는 조직 손상이 있을 수 있으니 주의해야 한다. 장치 위나 주변에서 조직이 움직이지 않고 부드럽게 잡히며, 장치의 영향을 받지 않는 범위에서 월튼 압력계(Walton Pressure Scale) 1-2단계로 진행한다. 배수, 장루, 스텐트 또는 션트 및 주변 지역에 대한 국소 금기로서 기기 주변을 마사지하면 기기가 당겨져 불편할 수 있으므로 장치를 움직이는 마사지는 피해야 한다. 배수구가 잘 보이지 않고 출구가 작기 때문에 환자는 배수구가 조직 분류에 미치는 영향과 그에 따른 불편함을 무시할 수 있다. 환자에게 배수구 위치와 신체의 반응을 교육하면, 통증이 있는 이유를 이해하는 데 도움이 된다. 흉터 치료 및 자가 관리에 대한 추가 교육은 환자의 통증 감소에 기여할 수 있다. 또한 장루 및 관련 의료 기기의 결과로 다양한 심리적 변화가 발생할 수 있는데, 신체 이미지, 자존감, 성적 및 자기 관리 문제가 발생할 수 있다. 적응의 단계는 충격, 부정, 인정 및 해결[29]이다. 이러한 정서적 변화에 대한 민감성은 환자가 안전하다고 느끼는 환경을 만드는 데 중요하다.

- 재건 수술은 신체의 모양 및(또는) 기능을 회복시키며, 환자의 수술 경험의 복잡성을 이해하면 치료 계획을 알 수 있다. 환자는 익숙하

지 않은 재건 경험을 제시할 수 있으며, 환자와 마사지 치료에 미치는 영향을 이해하기 위해 연구가 필요할 수 있다.
- 피부, 힘줄 및 뼈 이식을 위해서 건강한 피부, 힘줄 또는 뼈는 암 수술이나 기증자 부위에서 외과적으로 이식된다. 이식된 조직은 자체 혈액 공급을 성장시키는데, 환자 자신의 신체 또는 기증자로부터 얻을 수 있다.
- 두경부 재건 수술은 해당 부위의 중요한 신경, 혈관 및 림프절에 대한 세심한 고려가 필요하다. 입천장 또는 연구개, 혀, 목구멍, 기관, 후두 또는 식도에 대한 수술은 호흡, 씹기, 삼키기, 입을 벌리고 말하기에 상당한 영향을 미칠 수 있다. 성형외과 의사는 재건 수술에 다음 중 하나 또는 여러 조합을 사용할 수 있다. 피판 수술은 암 수술 부위를 덮기 위해 채취한 자가(자신의 조직에서 이식) 또는 동종(타인) 조직을 말한다. 척추경(국소, 국부) 피판에는 자체 혈액 공급이 포함되어 있다. 피판의 한 부분은 재건 부위로 이동되고 다른 쪽 끝은 기증자 부위에 부착된 상태로 유지된다. 종양, 림프절, 흉쇄유돌근 및 뇌 신경을 제거하는 근치적 경부 절제술을 고려한다. 암 완치를 목표로 하는 환자들은 근력 감소, 어깨 근육 소모, 견갑골 주변을 싸고 있는 근막의 활성화가 제한되며, 감각적으로 둔화되는 것에 대하여 예상하지 못할 수 있다.
- 신경계는 정상적인 치유에 매우 중요해서 개인의 전체를 구성하며, 다음과 같은 생리적 및 심리적 요인의 영향을 받는다. 신경 화학적으로 상처 치유 중 신경 펩티드의 방출은 염증을 유도하고, 혈관신생을 촉진하며, 통증과 가려움증에 기여하고, 기계적 긴장과 병태생리학적 흉터 사이의 연결을 매개할 수 있다.[30] 전신을 조절하는

자율신경계의 교감신경계와 부교감신경계의 균형을 유지한다. 신경종은 수술이나 부상 후 감각 신경에 형성되는 신경 조직 흉터로서 환자들에게 매우 고통이 따르므로 전문적인 치료가 필요하다.
- 골격근 세포는 신체의 움직임과 안정화를 담당하고, 직접적인 외과적 영향은 근육 내의 암이 수술의 대상일 때 발생한다. 2차 충격은 신경에 대한 수술이나 수술 경로의 근육이 절단될 때 발생할 수 있다. 힘의 궤적을 따라 정렬된 줄무늬 근육 세포는 중단될 수 있으며, 흉터로 인해 기능이 변경될 수 있다. 마지막으로, 근육 기능의 변화는 유방 절제술 후 어깨 움직임이 제한된 경우와 같이 인접 관절에 영향을 줄 수 있다. 골격계는 수술에 의해 직간접적으로 영향을 받을 수 있다. 뼈에 있는 원발성 또는 전이암이 외과적으로 제거되면 뼈를 뼈 이식편이나 금속 보철물로 대체할 수 있다. 또한 암성 뼈를 제거하기 위해 절단이 필요한 경우도 있다.

마사지 요법은 치유 단계와 개별화된 회복 속도에 세심한 주의를 기울이면 수술 후 건강과 재활에 중요한 역할을 할 수 있다. 통합건강 관리 전략은 통증, 기능 장애 및 불안을 포함한 다양한 상태를 관리하는 데 점점 더 많이 사용된다. 염증 감소에 중점을 둔 치료와 고정 효과는 최적의 회복에 기여한다. 예를 들어 수술 후 통증에 대한 조기 개입과[31] 수술 후 문제에 대한 마사지의 영향을 연구하기 위해 수행된 연구는 유망한 결과를 보여주고 있다.[32]

근막 통증 증후군은 골격근의 사용 부족 또는 과부하로 인해 발생한다. 팽팽한 띠와 근육의 극심한 압통이 특징이며[33] 환자의 통증에 관여할 수 있다.

## 2. 암성 통증

암의 질병과 치료는 모두 다양한 유형의 통증을 유발하고, 모든 신체 시스템에 영향을 미친다. 마사지 요법 치료의 효과는 치료사가 통증의 원인과 유형을 이해할 때 향상된다. 환자는 치료 당시 또는 수년 후에 다양한 원인으로 인해 하나 또는 여러 유형의 통증을 나타낼 수 있다. 특정 유형의 통증에 대한 의학적 관리, 안전하고 효과적인 마사지 중재, 평가 및 후속 조치는 의사에게 치료를 제공하는 데 필요한 정보를 제공한다.

암성 통증은 평가, 연구하고 치료하는 것을 어렵게 하고 때로는 견디기 힘들게 만든다. 평균적으로 암 환자의 약 50% 이상이 통증을 경험하는데, 통증은 적극적인 치료(55%) 및 진행된 질병(66.4%)에서 더 많다.[34] 이러한 통계만으로도 통증 관리 전략을 탐색해야 할 필요성에 대해 많은 정보를 얻을 수 있다. 전 인류의 통증은 사람들이 마사지 요법을 찾는 주된 이유 중 하나이며, 마사지 치료사는 환자에게 귀중한 자원이 되도록 해야 한다. 또한 암 통증의 유형, 각 신체 시스템에 대한 암 치료의 영향, 암 통증의 원인, 통증 척도, 마사지와 통증과 현재 연구에 대한 정보를 공유해야 한다.

1977년 조지 엥겔(George Engel)은 질병의 생물학적 측면뿐만 아니라 개인적, 정서적, 가족 및 지역사회 요인을 포함하는 건강 및 질병의 생물 심리 사회적 모델을 제안했다.[35] 이것은 연령, 성별, 민족, 인구 통계,[36] 암의 유형 및 병기, 치료의 부작용, 기타 삶의 스트레스 요인, 통증을 마사지하는 개인의 능력과 같은 요인을 포괄하는 통증에 대한 생

물 심리 사회적 관점으로 확장됐다. 통증은 두려움, 불안, 우울증 및 수면 부족의 영향도 받는다.[37]

이렇게 얽힌 측면은 효과적인 치료를 제공하면서 그들의 실천 범위 내에 머물기 위해 마사지 치료사가 신중하게 고려해야 한다. 통증의 원인과 통증을 악화시키거나 완화시키는 영향을 탐색하는 것은 마사지 치료사가 환자 중심적이고, 명확한 치료 경계를 가진 치료 과정을 계획하고 시행하는 데 필수적인 도구다. 한 번의 치료로 여러 가지 요인을 해결할 수 있는 마사지 요법의 능력은 통증 및 관련 요인에 대한 관리 도구로서 적합하다.

통증에 대해 심각한 생물학적 중요성은 추가 손상을 피하고 상처를 보호하는 것이다. 부상(트라우마, 질병, 수술) 결과의 활성화와 국소 조직 손상 부위의 신경 수용체의 통증은 근본적인 부상이 치유되면 일정 부분 해결된다. 만성병 환자의 적응기간 동안에는 유익한 생물학적 중요성이 없으며,[38] 통증이 예상되는 치유 기간을 넘어서까지 지속되고, 일반적으로 3개월 이상 소요된다.

염증은 국소 또는 전신, 급성 또는 만성일 수 있다. 반응은 경미한 불편함에서 높은 수준의 통증까지 다양하다. 국소 및 급성 염증 반응은 상처 치유의 첫 번째 단계에서의 적응 반응이다. 마사지 요법은 부상 부근에서 부드러운 유체 이동 기술을 사용해 신체의 자연스러운 반응을 관리하는 데 도움이 될 수 있다. 염증 매개체(예: 프로스타글란딘, 전염증성 사이토카인, 케모카인)가 통증을 유발할 수 있다. 그들은 유해 자극을 감지하는 감각 뉴런인 통각수용기를 직접 활성화한다.[39] 염증이 전신에 영향을 미치고 몇 주, 몇 달 또는 몇 년에 걸쳐 해결되지 않으면 원인과

별개의 문제가 된다. 전신의 만성 염증은 암을 비롯한 많은 질병의 위험 인자로 간주된다. 만성 염증에 대한 간단한 해결책은 없다. 침술처럼 신체의 항상성을 회복하는 방식을 사용하고, 생활 방식의 변화를 지원하는 완전한 통합 치료의 문을 연다. 마사지 요법은 스트레스와 수면 장애 관리에 중점을 둔 중재의 일부가 될 수 있다.

통증 증후군(PMPS)은 지속적으로 함께 발생하는 일련의 증상을 말한다. 이러한 통증 증후군은 유방절제술 후에 발생할 수 있으며 따끔거림, 무감각 및 가려움뿐만 아니라 세게 조여지고 당기면서 찌르는 듯한 통증으로 나타난다. 흉부, 겨드랑이, 어깨, 견갑골에 발생하는 증상으로 암 치료 완료 후 수개월 또는 수년 동안 지속될 수 있다.

암 통증 치료는 통증 자체만큼이나 복잡하며, 오피오이드와 같은 의약품은 종종 생물의학 분야에서 통증 관리의 첫 번째 단계. 이러한 약품들은 급성 통증을 관리하는 데 중요한 역할을 하지만, 장기간 사용하면 많은 부작용을 일으키고 중독에 기여할 수 있다. 암 통증의 범위와 기간은 비약물적 통증 관리에 대한 연구 및 사용이 점점 더 중요해지는 조건을 만든다.

2018년 미국 마사지 요법 협회(AMTA)에서 전국의 아편 유사제에 대한 비용-편익 분석을 수행했다. 이 발견은 마사지 요법에 의한 통증 관리는 아편 유사제에 비해 연간 최대 259억 9,000만 달러의 경제적 이익을 얻을 수 있고, 중독 관련 비용으로부터 111,000가구 이상을 구할 수 있다고 결론지었다.[40] AMTA는 입법자, 보험 회사 및 의료 전문 협력자에게 통증 관리에서 마사지 요법의 역할 이면에 있는 과학을 옹호하고 있다.[41]

암 통증에 기여하는 요인은 테스트/절차에서 예상되는 불안과 고통, 조직검사, 혈액검사, 유방 촬영술, 대장 내시경 등 신경, 척수, 근육, 혈액 및 림프관의 압박이나 원발성 또는 전이성 암의 뼈 조직에 혈전의 증상으로서의 통증(암을 유발하는 유전적 변화가 응고 인자의 활성화를 증가시킬 수 있기에 암은 혈전의 위험을 증가시킨다)이 있다.[42]

치료 관련 통증으로는 화학 요법 투여 경로(정맥주사, 포타카트, PICC 라인), 신경증에 의한 신경병증성 통증(골절 가능성), 혈병으로 인한 통증이 증가된다. 방사능 치료 중 화상, 조밀한 조직, 섬유증, 움직임 제한, 신경병증성 통증, 뼈 괴사(골절 가능성), 혈전 증상으로서의 통증이 유발된다. 면역 요법 시에도 피부 자극, 부종, 근육, 두통이 생기며, 호르몬 요법 시에는 관절통, 두통이 온다.

골수(줄기세포) 이식으로 인해 이식편대숙주병(GVHD)이 발생할 수 있고, 급성 GVHD는 피부, 간 및 장관의 염증을 유발한다. 만성 GVHD는 통증(관절, 근육)과 경피증과 같은 피부 경화를 유발한다.

최근 의학 뉴스에 의하면 백혈병 치료 등에서 실시되는 조혈모세포 이식에서 문제되는 거부 반응인 이식편대숙주병(GVHD)의 원인균이 밝혀졌다.

오사카공립대를 비롯한 일본연구팀은 항생제를 피해 증식하는 독성이 강한 균이 GVHD 발병에 관여하고 있다는 사실을 확인하고, 영국 과학저널《네이처》에 연구논문을 발표했다. 아울러 균을 공격하는 효소도 발견함에 따라 GVHD의 새로운 치료제 개발에 기대되는 연구성과로서 주목하고 있다고 밝혔다.

GVHD는 이식한 조혈모세포에 유래하는 면역세포가 환자의 장기를 이물질로 인식해 공격하는 반응으로, 중증화되면 사망하는 사례도 있다. 수술 전 항암제나 항생제 투여, 방사선 치료에 의해 장내세균이 불균형해지는 것이 하나의 원인으로 알려져 있다. 연구팀이 이식받은 환자의 배설물을 분석한 결과, 일부 환자에서 특정 종류의 세균이 증가되어 있었던 것으로 확인했다. 연구팀은 "앞으로 실제 환자에서도 효과를 확인해서 실용화할 수 있다면 백혈병 치료의 안전성을 높일 수 있을 전망이다"라고 밝혔다.[43] 수술 후 통증(암 제거, 의료기기 삽입 또는 재건을 위한 수술)이나 수술 중 포지셔닝 또는 수술 중 절단되거나 견인된 신경으로 인한 신경병증성 통증이 생긴다.

통증의 모든 측면에 대한 효과적인 치료 계획을 개발하기 위해서는 강화된 시간과 자원이 필요하다. 통증에 수동적인 참여자로 간주되는 환자는 자신의 통증 관리 및 예방에 참여하도록 권장할 수 있다.[44] 운동, 침술, 마음 챙김, 요가, 반사 요법 및 통증과 통증에 기여하는 모든 요인을 평가하고 치료할 수 있는 관리팀을 위해서는 기타 비약물 기반 접근 방식의 효과에 대해서 추가 연구가 필요하다.[45]

통증 측정은 항상 주관적이지만 모든 환자가 똑같은 방식으로 불편함을 느끼지는 않는다. 따라서 환자의 통증을 평가하는 것은 시간 경과에 따른 비교와 진통제나 마사지 치료와 같은 특정 통증이나, 수정 중재 이후의 비교와 관련해서 이루어져야 한다. 통증 척도는 기준선을 설정하고 통증 수준과 경험의 변화를 모니터링하는 접근 가능한 도구일 뿐만 아니라 의료 제공자 간의 기준선에 대한 의사소통 수단이다.

통증 척도는 환자의 나이와 정보 제공 능력 등 다양한 요인에 따라 선택된다.[46] 마사지 치료사는 변화를 추적하기 위해 각 치료 전후에 간단하고 쉽게 완성되는 통증 척도를 포함할 수 있다. 마사지 후 통증 완화는 치료 후 몇 시간 또는 며칠이 지나야 느낄 수 있으므로 다음 내원 시 환자에게 결과를 질문하고 현재 불편한 곳을 체크할 수 있다.

마사지 치료사는 마사지가 효과적인 중재가 될 수 있도록 결정을 안내하기 위해 통증의 근원, 강도, 지속 시간 및 위치와 삶의 질에 미치는 영향을 이해하는 것이 중요하다. 압력, 위치, 부위 및 환자의 통증을 이해하는 결정이나 통증이 수면에 미치는 영향에 대해서 질문하고, 환자가 삶에 미치는 고통의 영향에 대한 포괄적인 전인적 이해와 주의를 기울이도록 돕는다.

앞서 수술, 방사선, 항암 후에 야기되는 후유증 관련 연구에 대해 종합적으로 고찰해봤는데, 통합종양마사지에서는 다학제적인 접근 방식으로 암 환자들에게 현실적으로 잘 맞는 질 높은 의료서비스를 시행하는 것에 초점을 맞춘다. PART 02의 전체 내용에서는 통합종양마사지의 가이드라인을 제시하는 설명이 보충되어 있다.

통증을 완화시키는 마사지 방법은 다양하다. 원인과 질병의 현재 시점에 따라 압의 정도와 시간이 결정되어야 한다. 보통 통각은 주관적인 느낌이라고 하더라도 수술 후유증 같은 경우 처음에 통증의 정도가 심하고, 암 진단받기 전부터 불편했던 부위의 취약성에 따라 통증 빈도에 차이가 있다. 또한 반복되는 같은 자세와 편도의 근육 활용 정도에 따라서도 통증이 올 수 있다. 이처럼 통증 자체는 하나의 증상이며 강도, 발생되는 시각, 시간에 따른 변화, 유발 요인, 악화 요인을 파악하고 동반 증상을 고려해서 필요할 경우 전문의에게 정확하게 원인을 진단받아야 한다.

수술한 부위의 재활 과정에서 마사지는 보통 3~6개월이 지난 뒤부터 시행한다. 수술 후 근막이 유착되고, 근육층의 당겨짐으로 인해 통증과 불편함이 생기며, 체형의 변형은 물론, 일상생활의 질적인 문제도 거론된다.

이러한 암 환자들의 경우 1차적으로는 경혈 마사지로 접근하는데, 먼저 통증이 가장 심한 곳부터 타진하고, 주변 근육의 활성화를 점검한 후에 원 부위부터 마사지한다. 경혈 마사지는 골도법에 따라 침놓는 경혈을 찾는 것이 매우 중요한데, 이와 함께 근육의 기시점과 부착점의 조이는 정도를 손으로 예민하게 감지해야 한다. 대부분의 통증 부위는 딱딱한 띠를 형성하고 있으며(Taut band), 좌우 불균형이 있고, 수술 상처나 오랫동안 변형된 근육의 형태에 따라 통증의 정도가 달라진다. 특히 화상 흉터나 수술 흉터는 혈관 신경 마사지가 필수적이다. 이때 환자들은 찌릿한 느낌을 받으며 통증을 더 느끼게 되는데 마사지를 거듭할수록 점차 완화된다.

### 3. 암성 피로

화학 요법 관련 피로(CRF)와 방사선 유발 피로(RIF)는 너무 깊고 지속적이다. 시간이 지남에 따라 계속되는 전반적인 피로는 일상생활 동작(ADL : activities of daily living)을 방해하며 적절한 휴식이나 수면으로 완화되지 않는다. 몸의 건강한 세포를 손상시키고, 적혈구 수치가 낮아져 매일 빈혈에 시달린다.

국가 암정보센터에 따르면 피로는 신체적, 정신적, 감성적으로 지친 기분을 말하며, 암 관련 피로는 암의 발생과 함께 나타났거나 암의 치료 전반에 걸쳐서 생기는 여느 때와 다른 지속적인 피로감으로 정의된다.

미국 종합 암 네트워크(NCCN : National Comprehensive Cancer Network)에서는 '암과 그 치료에 따른 피곤함에 대한 주관적인 감각으로서 고통스럽고 지속적이면서 최근 활동과 무관하며, 일상적인 기능을 방해하는 증상'이라고 정의하고 있다.

암 관련 피로는 만성적이며, 환자의 일상적인 활동에 장애를 줄 수 있고, 일반적인 피로는 휴식을 통해 대부분 회복이 가능한 데 비해 휴식을 취해도 사라지지 않는 경우가 많다. 피로를 호소하는 환자들에게 의료진들은 휴식을 취할 것을 권하며, 많은 암 환자가 그 방법을 사용하고 있다. 그러나 부적절한 휴식이나 장기적인 휴식은 오히려 피로감을 증가시키고 기능수행 정도를 떨어뜨릴 수 있다. 그래서 어떤 환자들은 암과 관련된 통증이나 구토, 우울보다 피로가 가장 고통스러운 문제라고 생각하기도 한다. 그럼에도 불구하고 암 환자들의 피로는 대부분 간과되는데, 피로 그 자체는 심각한 문제로서 환자 삶의 다른 측면인 수면, 통증, 사회생활 능력 및 일상생활 수행력에 영향을 미친다.

암과 관련된 피로는 암 환자가 가장 많이 갖고 있는 문제로서 이것을 해결하는 방법이 암 환자의 삶의 질을 크게 개선시킬 수 있다.

암과 관련된 피로는 여러 가지 형태로 나타날 수 있는데 지친 느낌, 소진된 느낌, 무력한 느낌, 기진맥진, 활력이 없음, 집중하기 힘듦, 사지가 무거워서 어떤 일을 수행할 의욕이 없어지는 것 등이다. 수면할 수 없거나 많은 수면을 해도 일어나면 피곤하다. 때때로 슬픈 느낌이나 좌절한 느낌이 자꾸 든다. 개개인에 따라 앞에서 언급한 증상의 양태나 정도는 다를 수 있다. 많은 연구에서는 항암 화학 요법이나 방사선 치료, 골수 이식 등을 받는 암 환자의 90%에서 암과 관련된 피로를 호소한다고 보고한다. 암이 완치된 생존자들의 경우에도 30~75%까지 피로감이 지속된다고 알려져 있다. 그래서 치료 중인 암 환자나 치료가 모두 끝난 생존자들도 피로를 주기적으로 관찰하는 것이 필요하다.

암성 피로는 전신에 힘이 없고 무기력함을 느끼는 상태로서 환자들의 호소는 다양하다. 보통 어깨와 승모근이 무겁고 당기는 느낌을 호소하게 되는데, 이때 전신을 받치고 있는 10개의 발가락은 더욱 힘을 쓰지 못하며, 승모근과 목의 피로도가 극도로 가중된다. 발가락의 기본 힘을 갖도록 발가락 10개의 신경 마사지를 먼저 해주고 다리와 발가락에 힘이 들어오게 한다. 어깨의 승모근과 견갑거근, 목 부위의 사각근을 두피 근막과 함께 경혈점을 롤링하며 마사지해주면 주로 어깨 부근에 쌓인 피로가 해소된다. 어깨 승모근의 피로는 젖산이 쌓일 때 피로물질로 전환되어 주로 승모근에 축적되어서 무겁고 힘들게 느껴지는 것이다.

몸이 쉽게 나른해지는 것과 극심한 피로는 사람이 공통적으로 느끼기 쉬운 위화감 중 하나이며, 현대인의 피로감은 복잡한 사회구조, 환경오염, 정신적 스트레스, 의식주를 포함하는 일상 생활규범의 부조화 등이 원인이다. 특히 암 환자의 피로는 보통 사람들의 피로와는 아주 달라서 휴식과 수면을 한 상태에서도 나타나며 인지적, 정서적, 신체적으로 병이 진행됨에 따라 더 심해질 수 있다.

최근 들어서는 모든 암 환자들의 삶의 질에 대한 중요성이 부각되고 있다. 그럼에도 불구하고 암 환자의 피로 발생률은 60~90%로서 가장 오래 지속되고 파괴적인 증상으로 꼽히며, 삶의 질에 관한 지표에도 가장 큰 영향을 끼친다. 피로는 신체적(e.g. 기력 저하), 인지적(e.g. 집중력 저하), 정서적(e.g. 의욕 저하) 상태의 표출을 수반하는 주관적인 느낌인데,[47]

암 환자들이 겪는 피로는 신체, 정신, 사회적 기능 상태에 따라 문제를 야기하고, 자기 돌봄 행위에 장애를 주어 삶의 질을 저하시킨다.

피로는 환자들의 생명(신체적, 정신적, 감정적)에 다양한 측면 및 환자들의 신체적 작용과 전체적인 삶의 질에 상당히 부정적인 영향을 준다.[48]

그리스의 의성 히포크라테스(Hippocrates)도 마사지의 필요성을 역설한 바 있으며, 예로부터 어느 특정 부위에 타박을 입거나 통증을 느끼게 될 때도 손으로 직접 만지는 마사지로 순환을 돕고 통증을 완화시켰다. 손으로 하는 수기요법이기 때문에 여러 나라에서 다양한 기교가 발달되어 왔다.

경락 경혈(經絡經穴) 마사지는 기혈(氣血)의 순행로라고 할 수 있는 경혈(經穴)을 자극해 경락과 관계를 맺고 있는 장부에 기혈의 순환을 활성화시켜주기 위한 마사지 동작이다. 암 환자들은 혈액의 흐름이 나빠지면서 활성산소가 높아지는데, 이때 활성산소가 노화 물질을 만들면 특정 부위에 통증이 오거나 강직 현상이 생긴다. 이 때문에 산소 없이 에너지를 만들기 위해 작용할 때 혈관을 수축시키는데, 이때 경혈점(經穴点)을 마사지해주면 신비롭게도 인체의 강직 현상이 풀리며, 뇌의 A10 신경을 자극해 뇌내 모르핀 분비로 혈액, 임파액 등 인체의 내분비액을 원활하게 순환시킴으로써 면역력 활성화를 돕는다.

따라서 인류에게 마사지는 장기적인 생활 과정 중 계속된 질병과의 투쟁하에 창조되고 발전된 하나의 건강 비법이라고 할 수 있다. 손을 이용해 피시술자의 체표 위에서 과학적 원리와 함께 전문적인 수법(손동작)의 운용이든, 엄마 손의 형태로든 시술 효과를 기대하며 지금까지 시행되어 왔다.

경락 경혈 마사지의 순서와 원칙은 다양한 방법이 있으나 기본 틀을 제시하기 위해 필자의 논문에서[49] 일부 발췌한 것임을 밝혀둔다.

### (1) 왼쪽에서 오른쪽, 위에서 아래로 시술한다(경우에 따라서 복와위 순서가 먼저일 수도 있고, 앙와위가 먼저일 수도 있다).

경락 경혈 마사지를 할 때는 마사지해야 할 부위와 혈(穴)자리가 매우 많으므로 빠뜨리지 않아야 하고, 골도법(骨度法)에 입각해서 정확한 혈(穴)자리를 파악하는 것이 중요하다. 또한 마사지 받는 사람을 편안하고 쾌적한 느낌이 들도록 해야 한다.

특별한 제한이 없다면 마사지 순서는 일반적으로 머리 부위에서 시작해서 가슴과 복부 ⇨ 어깨와 등 ⇨ 허리와 둔부 ⇨ 상지 ⇨ 하지의 순서로 진행한다. 그러나 피시술자의 건강 상태에 따라 14경맥(經脈)에서 어느 경락의 경혈점(經穴点)을 먼저 할 것인지를 정하고 수법과 강도를 조절하는 것이 중요하다.

### (2) 처음에는 압을 약하게 하고, 나중에는 강하게 한다.

압을 조절하는 이유는 피시술자(환자)가 마사지에 적응하도록 하기 위함이며, 피시술자의 반응에 근거해 마사지 강도와 수법을 조절해서 득기(得氣)를 느끼도록 하는 것이 중요하다. 압을 조절하는 동시에 득기를 느끼게 한다는 것은 정확한 혈(穴)자리를 찾는 기교에 달려 있다.

### (3) 속도가 너무 빠르지 않도록 해야 한다.

마사지 동작을 지나치게 빨리 하면 수법이 거칠어져서 피시술자가 편안한 상태가 될 수 없고 효과도 기대할 수 없다. 따라서 고대의 의학자들은 이를 경계해 '수법을 어지럽게 시술해서는 안 된다'라고 했다. 암 환자들은 혈액의 수치가 정상이 아니기에 빈혈이 자주 일어나므로 신체를 급격하게 변동하는 자세는 금기해야 하며, 상황에 따라 속도를 조절해야 한다.

### (4) 머리 부위와 얼굴은 약하게 힘을 주어 지압해준다.

머리와 얼굴은 살도 없고 예민한 부분이므로 가볍게 해도 득기를 느낄 수 있다. 못 견딜 정도로 아프게 해서는 아무런 효과를 기대할 수 없다. 특히 얼굴 부위는 깨끗하게 소독된 면봉으로 정확히 취혈(取穴)해서 약하게 자극해도 효과를 볼 수 있다. 얼굴에는 위장에 소속된 경혈 수가 가장 많으므로, 얼굴 경혈점을 마사지하는 것은 얼굴 부종과 구강암, 갑상선암 환자의 수술 후 재활 치료에서 필수 불가결한 치료코스라고 감히 말할 수 있다.

### (5) 야윈 사람은 조금 약하게, 비만인 사람은 조금 강하게 힘을 주어 마사지한다.

야윈 사람은 육안으로만 보아도 혈(穴)자리가 보일 정도로 각 경혈점(經穴点)의 요함부가 드러나서 손을 갖다 대는 정도만으로도 득기를 느끼기 때문에 조심스럽게 압력을 조절하는 것이 중요하다. 반면, 비만한 사람의 피하 지방층은 비교적 두꺼워서 외부에서 작용하는 힘을 완충하는 역할을 하므로 보통 사람보다 힘을 약간 강하게 줘야 한다. 효과가 큰 경혈점(經穴点)은 진피층의 지각신경에 가깝게 있기에 득기하려면 강하게 압력을 넣어야 한다. 물론 비만한 사람 중에도 경락(經絡) 반응이 민감한 사람이 있는데 이 경우는 예외로 한다.

**(6) 마사지는 받는 피시술자의 상태에 따라 수법을 결정해야 한다.**

수법에서 안법과 유법은 힘을 강하게 준다고 해도 자극 강도의 느낌은 강하지 않고 겹법(摺法), 점법(點法) 등과 같이 손가락의 뼈를 이용한 수기 동작에서는 강하게 힘을 주지 않아도 자극이 매우 세다. 이처럼 힘과 압력이 작용하는 면적은 정비례한다. 중요한 것은 신체 부위 중 어느 곳에 할 것인지, 어느 경락유주(經絡 流注)에 따라 할 것인지가 더 중요하다.

**(7) 시술자의 손은 늘 청결하고 따뜻하게 한다.**

시술자는 마사지하기 전에 먼저 손톱의 길이와 손톱 밑의 각질 유무를 확인하고, 온수에 양손을 깨끗하게 씻으며, 손이 차가우면 양손을 비벼서 온도를 유지한다. 시술자의 자세는 피시술자가 심리적으로 안정감을 갖게 하고, 의복도 편안하게 해주며, 액세서리는 착용을 금한다.

(1)~(7)항까지의 원칙에 따라 마사지를 시술하되 깊고 자극적인 시술은 피하며 편안함을 위해 부위나 상처의 상태에 따라 압력을 조정해야 한다.

## 4. 림프부종 마사지

림프액은 간질 공간에서 끌어내어 림프계를 순환하는 희끄무레한 액체다.[50] 림프는 단백질이 풍부하다는 점에서 혈액의 성분과 다르며 정체되어 있으면 감염되기 쉽다.

림프액은 닫힌 원을 통해 액체를 이동시키는 순환계와 달리 림프계를 통해 한 방향으로 이동한다. 간질 공간에서 림프관은 과도한 체액과 큰 분자를 집어 들고, 체액을 혈관을 통해 주요 림프절 클러스터로 이동시킨 다음, 목에 있는 림프계의 주요 배출구로 이동한다. 거기에서 림프는 순환계로 흘러 들어가 노폐물이 신장을 통해 걸러지고 소변으로 배설된다.

순환계에서는 중앙 펌프인 심장의 시스템을 통해 혈액을 이동시킨다. 림프계에는 중앙 펌프가 없고 체액은 주로 골격근 수축 또는 간질 공간의 압력의 힘에 의해 이동하므로 림프관이 열리고 체액으로 채워진다. 림프계는 또한 더 깊은 혈관에서 신체를 통해 림프를 이동시키는 내재 펌프 또는 평활근을 가지고 있다.[51]

림프관은 대략 혈관의 구조를 따르며 그들은 몸 전체를 여행하고 간질 공간 또는 모세 혈관에서 끝난다. 가장 작은 림프 모세 혈관은 모세 혈관과 함께 모세 혈관 층에 위치한다. 림프계의 많은 부분은 장에 있는데, 여기에서 림프관은 장내 지방을 흡수해서 시스템을 통해 이동시켜 림프액을 흰색으로 만든다. 가장 표면에 있는 림프 모세관은 필라멘트를 고정해 주변 조직에 연결된 중첩 세포를 가지고 있다. 피부 또는 주변 조직이 늘어나거나 변위되면 필라멘트가 겹치는 세포를 잡아당겨 림프 모세관에 구멍이 생긴다. 그러면 간질 공간의 체액이 혈관으로 유입된다.

그런 다음 림프 모세관은 더 큰 수집 혈관으로 흘러 들어가고, 마지막으로 복부 깊숙이 위치한 림프 줄기로 흐른다. 이 더 큰 용기에는 유체의 역류를 방지하는 밸브가 있다. 대부분의 유체 움직임은 골격근 수축에서 발생하지만, 혈관에는 림프액을 추진하는 평활근의 작은 층이 있다. 더 큰 림프의 줄기는 림프를 쇄골 상와에 위치한 오른쪽 및 왼쪽 목관으로 이동시킨다. 거기에서 림프액은 쇄골하 정맥으로 비워지고 순환계로 들어간다. 간질의 림프 및 혈액 모세관, 림프 모세 혈관은 혈액 모세 혈관과 얽혀 있다. 림프 모세관은 간질에서 과도한 체액, 단백질, 지방 및 더 큰 분자를 배출한다. 림프관은 각 섹션 사이에 단방향 밸브가 있는 섹션으로 구성된다. 섹션은 진주의 끈에 비유될 수 있으며 림프관이라고 불린다. 하나의 림프관이 수축하면 판막이 열리고 림프액이 혈관의 다음 섹션으로 이동한다.

수백 개의 림프절이 몸 전체에 흩어져 있는데, 사람에게는 500~1,000개 정도가 있을 것으로 추정한다. 이 림프절의 대부분은 복부에 있으며, 복부 외부에서 림프절은 목, 겨드랑이 및 사타구니 부위의 주요 클러스터로 모여 있다. 림프절은 림프액이 몸을 통해 이동할 때 주요 여과 위치다.[52]

림프액에는 단백질 및 기타 폐기물과 같은 큰 분자가 포함되어 있다. 림프가 노드 클러스터를 통해 이동할 때, 이 분자는 순환계를 통해 궁극적으로 여과될 더 작은 분자로 여과된다. 비정상적이거나 이질적인 세포는 림프절 내부에서 검사하고, 그것이 신체에 위험하거나 이질적인 것으로 판명되면 림프절은 면역 세포를 동원해서 침입자 세포를 파괴한다는 이론이 있다.[53] 부어오르거나 통증이 있는 림프절은 종종 바이러스나 다른 감염의 첫 징후다.

암세포가 림프계를 사용해서 신체의 먼 부위로 이동(전이)할 수 있다고 믿기 때문에 많은 암 수술은 림프절 제거 및 생검을 포함한다. 암세포가 림프계에 들어갈 때 일부는 림프절에 갇혀서 병리학자가 림프절을 검사할 때 발견된다. 주요 림프절인 경추, 겨드랑이, 서혜부 중 하나의 림프절이 방사선에 의해 제거되거나 손상되면 해당 신체 사분면의 전체가 손상된다. 손상된 림프 사분면을 가진 사람은 평생 림프부종의 위험이 있다.

화학 요법은 또한 림프계를 손상시킬 수 있다. 특정 화학 요법은 림프관에 영향을 주어 체액 수송 능력을 감소시킬 수 있으나, 화학 요법은 전신 치료이므로 화학 요법만으로는 영향을 받는 사분면을 식별할 수 없다. 마사지 치료사가 림프부종 예방 조치를 해야 하는 것은 외과적 림프절 제거 또는 방사선과 함께 화학 요법을 시행할 때다. 이러한 표준 생의학 치료 중 하나를 조합해 사용하는 경우(예: 수술 후 방사선 치료 또는 화학 요법 후 방사선 치료)에 림프부종이 발생할 위험이 기하급수적으로 증가한다. 암 수술에는 근처 림프절의 제거 및 생검이 포함되며, 이것은 환자가 무리한 신체 노동을 하거나 무리하게 될 때 유지 관리가 필요한 만성 질환으로 림프부종을 일으킬 위험을 높인다. 림프부종은 신체의 체액 요구량이 시스템의 수용력을 초과할 때 발생한다. 림프절이 손상되면 운반 능력이 감소하며, 이 시스템의 손상 정도나 림프종 발병 위험에 대해 정확히 테스트할 수 없다. 이것이 마사지 치료사가 매번 모든 환자, 모든 마사지에 적응해야 하는 이유다.

미국에서는 약 1,000만 명이 림프부종을 앓고 있으며, 이 중 700만 명이 암 치료의 결과로 림프부종이 발병한 것으로 추산된다(LERN fact sheet : 기업이나 제품 등에 대한 이해를 돕기 위한 요약서).

림프절을 제거한 사람의 약 30~50%에서 림프부종이 발생하며, 일부 전문가들은 유방암 생존자의 최대 30%에서 림프부종이 발생할 것이라고 한다. 2011년 연구에 따르면 림프부종이 있는 암 생존자의 의료비는 림프부종이 없는 암 생존자보다 연간 최대 10,000달러 더 높을 수 있다. 림프부종은 또한 삶의 질의 주요한 지표이며, 이는 림프부종과 함께 생활하는 것이 삶의 모든 측면에 부정적인 영향을 미칠 수 있음을 의미한다. 또한 림프부종의 관리에는 시간과 비용이 많이 든다.

　림프부종은 림프액이 간질 공간에 갇혀 부종을 일으킬 때 발생한다. 림프부종의 원인은 1차, 2차 또는 종종 이 둘의 조합이기도 하다. 원발성 부종은 림프계의 선천적 결함으로 인해 발생하고, 출생 시 또는 초기에 명백할 수 있으며, 일부 2차 원인도 존재하지 않는 한 부종이 눈에 띄지 않는 수준일 수 있다. 2차성 부종은 외부 간섭으로 인해 림프계가 손상됐을 때 발생하며, 가장 일반적으로는 림프절 손상 또는 제거로 인해 발생한다. 암 치료를 위한 수술은 2차성 림프부종 발병의 가장 흔한 위험 인자다. 많은 암 수술은 하나 이상의 림프절을 제거한 다음 암세포의 존재 여부를 검사한다. 방사선 요법은 또한 위험을 증가시키고, 림프절이 방사선 분야에 있으면 손상되어 제대로 기능할 수 없으며, 마치 완전히 제거된 것과 같다. 일부 화학 요법은 또한 림프부종 위험 증가와 관련이 있다. 여러 치료법이 결합되면 림프부종 위험이 기하급수적으로 높아질 수 있다. 당뇨병 및 고혈압과 같은 일부 만성 질환도 림프부종의 위험을 높인다.

　림프부종이 항상 원인 직후에 발생하는 것은 아니다. 원인이 있은 후 몇 년 또는 수십 년이 지난 후에 발생할 수 있다. 림프절 제거를 통한 림프계 손상이 원인일 수도 있는데, 반면 유발인자는 행동 또는 림프부종이 발생할 수 있는 방식으로 림프계에 대한 요구를 증가시키는 환경적 요인이다. 신체에 대한 수분 요구량을 증가시키는 모든 행동, 상태 또는 효과는 림프부종을 유발할 수 있다. 림프부종의 잠재적인 유발 요인은 과열, 좌식 생활, 영향을 받은 사지/사분면의 상처, 영향을 받은 사지/사분면의 벌레 물림, 환부에 부상이나 외상이 있는 경우, 영향을 받는 부위의 감염이다.

마사지 치료사가 기억해야 할 가장 중요한 것은 주요 클러스터에서 림프절을 하나라도 제거하거나 손상시키는 것이 림프부종 발병 위험을 증가시킨다는 것이다. 따라서 마사지 치료사는 림프절이 손상된 모든 환자를 마사지할 때마다 기술을 적용해야 한다.

현재 림프부종에 대한 생의학적 치료법은 거의 없다. 미국에서는 개인의 림프계 용량을 측정하기 위한 영상 또는 검사 방식이 제한적이기 때문에 누가 림프부종의 위험이 높은지 예측하기 어렵다. 따라서 림프절이 하나라도 제거되거나 손상된 사람은 위험이 높은 것으로 간주된다. 특정 조건은 과체중 또는 비만, 고령, 류마티스성 또는 건선성 관절염이 있으며, 림프부종 발병 위험 증가와 관련 있다.

림프부종은 상대적으로 경미한 부종부터 봉와직염, 피부 파괴 및 이동성 상실의 합병증을 동반한 주요 부종까지 다양하다. 현재 림프부종은 만성 질환으로 관리되고 있으며, 림프부종에 대한 가장 효과적인 치료법은 완전한 충혈 완화 요법(CDT : Complete Degongestive Therapy)이다. CDT는 압박 붕대, 피부 및 손톱 관리, 운동과 함께 도수림프 배액술인 MLD(Manual Lymphatic Drainage)로 관리되어야 하는 과정이다.

림프부종에 대한 완전한 울혈 제거 요법(CDT)은 충혈제거와 유지의 두 단계로 구성된다. 치료의 구성 요소는 두 단계에서 동일하지만, 더 공격적이고 시간이 많이 걸린다. 환자는 피부 관리, 운동 및 수동 림프 배수와 함께 매일 붕대를 감고 치료사에게 돌아갈 수 있다. 유지·관리 단계에서는 매일 붕대 대신 압박복을 착용한다.

세계의 일부 지역에서는 림프부종이 수술로 치료되는데, 북미에서 수술은 흔하지 않다. 매우 적은 수의 북미 림프부종 환자들이 수술을 찾고 있으며, 이를 수행하는 미국 외과 의사가 몇 명 있다. 림프절 수술은 영향을 받지 않은 신체 부위에서 영향을 받은 부위로 림프절을 옮기는 것을 포함할 수 있다. 이러한 수술의 경우 보존적 접근 방식은 양쪽 부위를 림프부종의 위험이 있는 것처럼 치료하는 것이다. 특수한 형태의 지방흡입은 일부 환자가 림프부종을 더 잘 관리하는 데 도움이 될 수 있다. 이 수술은 다른 수술과 마찬가지로 림프부종을 완전히 제거하지는 못하지만, 관리 가능한 수준으로 부종을 줄일 수 있다.

주요 림프절 클러스터가 손상되면 전신 사분면에서 마사지 적응이 필요하고, 손상된 림프관은 천천히 재생될 수 있으나 손상된 림프절은 재생되지 않는다.

림프부종 위험에 대한 마사지 적응의 압력은 월튼 압력계(Walton Pressure Scale) 2단계 이하로 하며, 전체 사지를 포함해서 영향을 받는 전체 사분면으로 하되 전체 팔다리가 테이블에서 균등하게 지지되는지 확인한다. 예를 들어 영향을 받은 팔이 테이블에서 떨어지지 않도록 한다. 몸통에서 영향 림프절 클러스터에서 멀어지는 방향으로 스트로크 한다. 팔다리의 경우 근위부에서 원위부로 마사지한다. 마사지 치료사는 영향을 받는 신체 사분면을 식별하는 것을 포함해서 철저하고 효과적인 섭취 인터뷰를 수행해야 한다. 새로 내원하는 환자에게 림프절 제거, 방사선 조사 또는 검사를 받았는지 여부를 묻는 것이 좋다. 많은 환자가 림프절을 검사하거나 생검할 때 림프절이 제거되거나 손상되어 영원히 사라진다는 사실을 모를 수 있다. 림프절은 재생되지 않기에 의자 마사지 세션이나 더 긴 대화가 불가능한 기타 상황의 경우에도 치료사가 림프부종 위험이 발생하지 않는 방식으로 작업할 수 있다는 충분한 정보를 공유해줘야 한다.

　한의학에서 림프부종은 비장과 신장의 장애 또는 과도한 습기의 축적으로 간주된다. 림프부종은 '음'의 일관성이 있어 느리게 움직이거나 막힘이 수반된다. 보다 구체적으로, 림프부종은 가래 축척 또는 '타닌'으로 간주된다. 진단의 가래 부분은 지질, 단백질 및 기타 분자를 포함하는 림프액의 구성에서 비롯되어 유백색을 띤다. 중국전통의학(TCM)은 질병 치료에 다양한 방식을 사용하는데 림프부종도 다르지 않다. 치료는 약초, 침술 또는 경우에 따라 추나요법(Tuina) 마사지로 구성될 수 있다. 림프부종에 대한 한방 치료는 근본 원인을 해결하거나 봉와직염과 같은 림프부종의 합병증에 초점을 맞출 수 있다. 림프부종에 대한 일반적인 한약 치료는 가래 축적에 중점을 둔다. 상지 림프부종의 경우 통증 치료용 허브 또는 팔의 '덩어리'도 사용할 수 있다. 림프부종의 흔한 합병증 중 하나인 봉와직염의 약초 치료에 대한 몇 가지 소규모 연구가 있었다. 가장 일반적인 약초 요법은 뽕나무 잎(상엽)을 포함한다. 봉와직염에 대한 일반적인 생물의학 치료인 전신 항생제에 대한 잠재적인 대안이다.
　림프부종 위험이 있는 사람들은 영향을 받는 사지에 어떤 종류의 주사도 맞지 않는 것이 좋은데, 그 이유는 모든 종류의 바늘이 염증 반응을 일으켜 해당 부위의 수분 수요를 증가시킬 수 있기 때문이다. 침술에 사용되는 바늘은 매우 섬세하고 피상적으로 삽입되지만, 많은 침술사는 영향을 받는 사분면에 바늘을 사용하지 않는다.
　2013년 파일럿 연구에서는 소수의 유방암 환자에게서 림프부종 치료에 침술의 이점이 있다고 제안했다. 프로토콜은 통증, 약점, 운동 장애 및 습기와 관련된 표적 지점을 대상으로 한다. 연구의 저자는 침이 신체의 영향을 받지 않은 쪽에만 사용됐으며(대부분의 침 경락은 양측임), 고도로 훈련된 전문가가 치료를 시행한다고 강조했다.[54] 그러나 결과는 결정적이지 않았으며, 최종 권고가 이루어지기 전 추가 연구가 필요하다.

일반적으로 자연 요법은 신체의 자연 치유 능력을 촉진하기 위해 비침습적 치료법을 활용한다. 림프부종 위험 또는 관리에 대한 자연 요법적 접근에는 중국전통의학(TCM), 아유르베다, 영양 및 기타 여러 시스템의 측면이 포함될 수 있다.

자연 요법사들은 일부 사람들이 다른 사람들보다 림프 혼잡에 더 취약할 수 있음을 인정한다. 종종 자연 요법사는 림프부종 치료사 또는 CDT 시술자와 함께 림프부종을 관리하기 위해 협력한다. 림프부종 관리에 대한 자연 요법 권장사항은 증거 기반의 생물의학 접근 방식에서 권장되는 권장사항과 대체로 동일하다. 보조 허브 및 영양과 함께 CDT 및 운동(림프부종에 대한 생물의학 치료의 현재 표준)에 대한 강조가 일반적이다. 림프부종이 발생할 위험이 있는 개인의 경우, 자연 요법사는 건강한 체중에 도달 및(또는) 유지하는 데 기반한 영양학적 접근과 함께 민들레 또는 금송화와 같은 허브차를 권장할 수 있다. 또한 환자는 수면위생 및 운동에 관한 상담을 받을 수 있다. 자연 요법사가 추천할 수 있는 다른 옵션은 낮은 수준의 레이저 요법과 수중 요법이다. 이들은 효능에 대한 제한된 증거를 가지고 있다. 자연 요법은 개인에게 '생물 영적, 심리 사회적' 시스템으로 접근한다. 이것은 육체의 기능이 정서적, 사회적, 영적 웰빙과 분리되어 있지 않다는 것을 의미한다. 자연 요법

의사는 직접적인 관리 또는 림프부종의 예방을 넘어 개인 삶의 측면을 고려하고, 더 큰 생활 방식의 개입을 권장할 수 있다. 자연 요법 의사는 종종 림프부종 치료사와 협력하며, 그들은 영양 지원 및 환자 권한 부여에 중점을 둔다. 일부 자연 요법 의사는 결핍이 모세 혈관 투과성 증가와 관련되기 때문에 비타민B 수치를 확인하려고 할 수 있지만, 림프부종 관리에 대해 전적으로 영양 기반 접근을 지지하는 증거는 거의 없다.

림프부종은 한번 유발되면 평생 유지와 관리가 필요한 만성 질환이다. 림프계는 혈관, 결절, 림프 기관으로 구성되며, 주요 림프절 클러스터는 목, 겨드랑이 및 사타구니 부위에 있다. 체내에서 림프액의 방향은 신체를 사분면으로 나누는 해부학적 분수령에 따라 나뉜다. 림프절 하나라도 손상되거나 제거되면 영향을 받는 사분면이 손상되며, 영향을 받는 사분면에 대한 마사지 적응은 영원히 필요하다. 영향을 받는 사분면의 월튼 압력계(Walton Pressure Scale)의 압력을 2단계 이하로 유지하는 것이 가장 중요하다.

## 5. 손발 저림과 말초 신경병증

항암과 방사선 치료의 부작용 중 CIPN(화학 요법 유발 말초 신경병증)과 RIPN(방사선 유발 말초 신경병증)은 손과 발의 무감각, 따끔거림 및 작열감이 팔과 다리에 도달할 수 있고(장갑 및 스타킹 분포), 감각, 운동 및 자율신경에 영향을 미칠 수 있다. 통증 범위는 최소에서 중증, 일시적인 것에서 만성까지 다양하다. 환자의 통증 인식 감소로 인해 신경병증의 영향을 받는 부위에 대한 국부적 예방 조치가 필요하다. 말초 신경병증 등급 척도는 1~4로 증상을 측정한다. 균형/보행/수동에 따라서 손기술이 변경될 수 있으며, 불균형 및 낙상의 원인이 될 수 있다. 심할 경우 화학 요법 치료를 제한할 수 있다.

방사선으로 인한 말초 신경병증은 외부 빔 형태의 방사선의 빔 경로를 따라 조직에 방사되어 근육 섬유화를 유발할 수 있는데, 섬유증이 발생하면 많은 일이 발생한다. 순환이 천천히 차단되며, 조직이 산소와 영양 공급 및 노폐물 제거 능력을 상실해서 건강한 기능을 상실하게 된다. 또한 신경 주위에 달라붙어 신경통이나 기능 장애를 일으킬 수 있다.

생존율이 증가함에 따라 방사선으로 인해 발생할 수 있는 일종의 말초 신경병증이 표면화되고 있다. 방사선 유발 말초 신경병증(RIPN)은 화학 요법 유발 말초 신경병증(CIPN)보다 훨씬 적게 발생한다. 방사선 치료 후 몇 년 후에 나타나며, 진행성이고, 일반적으로 비가역적이다. 연조직 섬유증으로 인한 신경 압박이 중심 역할을 하며, 축삭은 방사선에 의해 직접 손상될 수 있고, 신경은 탈수초화에 의해 영향을 받을 수 있으며, 신경을 공급하는 혈관이 손상될 수 있다.[55]

연조직 섬유증으로 인한 상태는 전형적인 근·골격 문제와 같은 방식으로 나타날 수 있다. 예를 들어 환자가 다리 아래로 뻗어 있는 둔부의 통증을 호소하면, 의사는 '이상근 경련'이라고 생각하고 이에 대한 마사지 프로토콜을 진행할 수 있다. 탄력을 잃은 골반 부위에 방사선이 포함된 부인과 암 치료를 10년 동안 받지 않은 여성이 좌골 신경통과 같은 불편함을 해소하고자 마사지 치료사에게 예약한 사례가 있다. 근육 경련으로 인한 통증이 아니라 주변 조직의 섬유증으로 인한 신경 압박일 수 있다는 사실은 환자나 치료사에게 인지되지 않았다. RIPN으로 인한 좌골 증상의 치료는 이상근 경련의 치료와 다르다. 이 시점에서 마사지와 RIPN에 대한 일화적인 증거는 거의 없다. 사실 RIPN에 대한 구호 전략은 아직 알려지지 않았다.

　방사선 이력이 있는 환자가 내원했을 때의 첫 번째 행동 순서는 치료 분야를 결정하는 것이다. RIPN의 불편함을 개선시키는 마사지는 환자마다 다양한 느낌을 호소하므로 강도와 범위를 조절하고, 해당 부위 자체는 조심스럽게 천천히 진행해야 한다.

　중요한 장기 합병증에서 심장, 간, 폐와 같은 바이알 기관의 손상은 연조직 손상이나 신체 일부의 손실처럼 직접적으로 볼 수 없다. 또한 피로와 같은 증상은 장기 기능 장애의 명백한 징후일 수 있다. 그러나 확실히 알기 위해서는 환자가 검사와 스캔을 받아야 한다. 심장 손상 가능성이 있는 경우 방사성 핵종 혈관 조영술(MUGA : Multiple gated acquisition) 스캔과 같이 치료 시작 전에 기준선 검사를 받을 수 있다. 치료 후 장기 건강을 모니터링하기 위해 6~12개월마다 심장 스캔을 예약할 수 있다.

　방사선과 화학 요법은 모두 중요한 장기 합병증을 유발할 수 있다. 모든 암 치료 부작용과 마찬가지로 중요한 장기의 손상 정도는 매우 개별적이다. 어떤 사람들은 무시해도 될 정도의 손상을 입는 정도라면, 같은 용량으로 치료받은 다른 사람들은 심각한 영향을 받기도 한다.

　특정 화학 요법은 일부 사람들에게 심근병증을 유발할 수 있으며, 특히 안트라사이클린 그룹에 속하는 다우노루비신(다우노사이신), 독소루비신(아드리아마이신) 및 기타 '루비신' 같은 화학 요법이 심근병증을 유발할 수 있다.

트라스터즈마브(허셉틴), 사이클로포스파마이드(세포핵산), 미톡산트론(노반트론) 및 파클리탁셀(탁솔)*과 같은 추가 약리학적 제제도 심장에 영향을 줄 수 있다. 이러한 약물과 고용량의 화학 요법을 받는 65세 이상의 사람들은 심장 문제의 위험이 있다.[2]

특정 화학 작용제는 폐의 내막이 두꺼워지고, 염증이 생기며, 숨 가쁨을 유발할 수 있다. 블에요마이신(Bleyomycin), 카무스틴(carmustine), 프레드니손(prednisone), 덱사메타손(dexamethasone) 및 메타트렉세이트(methotrexate)가 일반적인 원인이다. 외부 빔 방사선은 중요한 장기 영향에 기여하는 요소다. 광선의 경로를 따라 있는 모든 조직은 방사선 치료에 수반되는 염증 효과에 취약하다. 폐, 심장 근육, 관상동맥 판막 및 혈관이 경화될 수 있다. 매우 가끔 이것은 판막 교체 또는 관상동맥 우회 수술과 같은 극적인 중재의 필요성으로 이어진다. 스테로이드 흡입기의 사용으로 약간의 개선점이 발견됐다.

간은 약물 대사에 중요한 역할을 하며, 신장은 대사 산물을 여과하는 핵심이다. 간과 신장은 특정 화학 요법으로 인해 손상될 수 있는데, 카르무스틴, 메토트렉세이트, 시테라빈, 시스플라틴 및 시클로포스파미드는 장단기적으로 간 손상을 일으키는 것으로 알려져 있다. 또한 시스플라틴, 카르보플라틴 및 젬시타빈은 신장에 영향을 미친다. 심장과 폐의 기능이 좋지 않거나 간과 신장이 좋지 않으면 일반적으로 피로 및 전반적인 건강 저하로 이어진다. 바이탈로 인한 증상은 마사지 계획 및 전달을 안내한다. 환자는 피로, 호흡 곤란 및 부종과 같은 중요한 장기 기

---

* trastuzmab(Herceptin), cyclophosphamide(Cytoxan), mitoxantrone(Novantrone), paclitaxel(Taxol)

능 장애를 수반하는 일반적인 부작용을 처리하는 방법에 익숙하다. 장기 지원을 제공하는 방법으로 훈련된 의사는 중요한 장기 손상의 영향을 받은 환자를 위해서 최고의 기술을 사용한다.

재발 치료 후에 다시 암이 재발하면 원래의 암세포가 모두 파괴되지 않는다. 관해(remission) 검사에서 측정할 수 있는 모든 종양이 완전히 제거됐다면 완전한 관해(complete remission)이며, 50% 이상 감소하면 부분 관해라고 한다.

## 6. 방사선 섬유화 증후군

섬유화된 조직은 일반적으로 단축되고 탄력을 상실해서 주변 구조에 많은 압력을 가하고 근육을 쥐어짜듯이 신경을 압박한다. 치료의 주요 핵심 목표는 공간을 만드는 것이다. 영향을 받는 부위가 피부, 근막, 근육 또는 관절이든 상관없이 부드러운 피부 롤링하기, 조직을 들어올리기, 좌우 전단 및 세로 전단과 같은 기술이 층을 통해 작동하고 순환을 회복하도록 돕는다. 해부학에 대한 지식은 근육과 근막의 방향을 이해하는 데 필수적이다(실제 해부 또는 Acland Atlas of Human Anatomy와 같은 DVD는 치료사가 목표를 달성하는 데 도움을 줄 수 있음).

학습 과정을 단순화하는 한 가지는 림프부종의 위험이 없는 사람들에게 흉터 동원 작업을 수행하는 것으로 시작하는 것이다. 그러나 치료사는 순환이 다시 도입될 때 시스템에 과부하가 걸리지 않도록 흉터 작업을 안전하게 수행하기 위해 결국 림프계에 대한 이해가 필요하다.

부드럽고 조심스럽게 압력을 가하고 움츠러드는 것은 흉터를 마사할 때 중요하다. 암은 모든 수준에서 트라우마가 될 수 있으며, 환자는 때때로 흉터에 접근하는 '고통도 없고 이익도 없다'라는 사고방식에 의해 다시 외상을 입을 수 있다. 흉터와 근막 훈련을 받을 때까지 치료사는 흉터 부위에 부드러운 마사지 또는 특별한 손 기술을 필요로 한다.

정상적인 피부는 탄력이 있거나 스프링과 같은 상태로 유지되어야 하지만, 기능 장애 영역은 감압을 견딜 수 없어서 부드러운 압력으로 해당 부위를 마사지하거나 에너지 기술을 사용해야 한다. 흉터 작업은 고통스럽거나 피부에 열과 발적을 유발하면 안 되며, 마찰을 줄이고 충혈을 줄이기 위해 소량의 오일 또는 윤활제를 사용해야 한다. 오일이나 로션에 대한 알레르기가 있는지 확인하고 작업하는 동안 피부를 관찰하며, 때로는 화학 요법 및 방사선 요법 치료 후에 피부 민감성이 발생할 수도 있다. 환자는 이 새로운 민감도를 인식하지 못할 수 있으니 주의 깊게 관찰해야 한다.

치료사는 한 번에 한 층씩 조직을 부드럽게 굴리고 들어 올려야 하며, 좌우 전단, 세로 전단 및 가벼운 근막 이완은 피부와 표재 근막 층에 좋다. 대흉근 부착은 종종 유방암 치료를 받는 사람들의 상완골 부착 부위에서 제한된다. 부착물을 겨드랑이에서 바깥쪽으로 펼치면 서로 겹치는 섬유가 자유로워질 수 있으며, 이 동일한 원리를 광배근 삽입에 사용할 수 있고, 뒤로 밀어 겨드랑이 공간을 열 수 있다. 더 깊은 형태의 흉터 작업은 방사선이 조사된 부위에서 금기이며, 방사선 조직은 부서지기 쉽고 섬유화되어 과도하게 단축될 수 있다. 피해야 할 기술에는 스트립핀, 교차 섬유 및 허혈성 압박이 포함된다. 방사선이 조사된 조직은 매우 섬세한 상태로 남을 수 있으며, 치료 후 수년 동안 전체 손상이 분명하지 않을 수 있음을 기억해야 한다.

피부와 흉터가 온전해야 하며 상처 입기 쉬운 열린 부분을 없게 하고, 피부, 근막, 근육, 지방조직 등의 조직을 외과적으로 제거할 때 남은 층이 상당히 얇아지는 경우가 많다. 흉터의 해당 부위는 1분 이내로 작업을 마치며, 과도하게 사용되지 않게 넓은 영역을 여러 세션으로 나누어서 마사지한다. 너무 격렬한 작업은 불편함과 과도한 염증을 유발하고 오히려 치유를 더디게 할 수 있다. 치유가 되려면 파괴되거나 방사된 조직에 스트레스를 가하거나 스트레칭을 하지 않아야 한다. 해당 부위를 당기는 마사지를 하기 전에 6~8주를 기다리고, 처음 6~8주 동안은 치유 조직을 방해하지 않도록 가벼운 동작을 수행한다. 수술 중 신경이 잘리는 경우 환자가 치료된 부위의 압박감이나 불편함에 대해 적절한 피드백을 줄 수 없을 수도 있다. 요추 천자, 생검 또는 반복적인 채혈에 사용되는 정맥과 같은 시술 부위는 섬유화되어 육체적, 감정적인 아픔이 몇 달 또는 몇 년 동안 지속될 수 있기 때문에 심리적으로나마 마음 챙김을 유지하며 치료해야 한다.

## 7. 근막 이완 및 통증 완화 마사지의 기본 원리

암으로 인한 수술 부위 유착과 체형 변형에서의 근막 유착의 형태는 다르다. 환자의 수술 시기나 수술 방법에 따라 다르게 접근하며 마사지를 진행한다. 보통 복부 개복 수술이나 복강경 수술 후에는 허리 밴드로 지지해주며, 약 4개월 이후부터 복근의 근막 이완술을 병행하는데, 발가락 10개의 힘이 땅을 지탱할 수 있는 힘의 크기에 비례하기에 중요하다. 흉부의 근막 이완은 갑상선암, 폐암, 유방암 환자에게 필수적으로 치료하는 근막 이완의 기술이다. 흉부 이완은 먼저 좌우 쇄골지가 접지한 천돌혈부터 곡골혈 방향으로 쓸어주며 좌우 쇄골 하단의 쇄골의 근막을 마사지한다. 견관절 부위를 한 손으로 감싸고 반대 손은 흉골에서 반대 방향으로 압박을 가해서 흉부의 근막을 이완한다. 부드러운 압박으로 진행하며 조직이 늘어나는 정도에 따라 반복해 실시하고, 반대편에서도 같은 방법으로 시행한다. 복부 이완에 있어서는 수술의 상처에 직접적인 압박을 피해서 시행하되 한 손은 치골 부위에서 아래쪽으로 가하고, 다른 손으로는 직 상방으로 반대 방향으로 압박을 가해 이완한다. 복부 위쪽으로는 외복사근 섬유 방향에 따라 시술자가 이완하려는 쪽의 어깨를 향해서 압박을 가한다.

필자의 병원에 개복 수술한 지 일주일 만에 내원한 환자가 있었다. 반듯하게 누웠을 때 복부 통증이 심하고 당겨서 다리를 자유롭게 뻗지 못하고 무릎을 세워야만 했는데, 발가락의 경혈과 신경 포인트를 자극해서 풀어주니 즉시 복부가 당기지 않았고 두 다리를 편안히 뻗은 상태로 마사지를 받을 수 있었다. 이론적으로는 지구 중력의 힘으로 항상 아랫부분에 있던 발이 몸 전체를 받들고 있는 상황에서 힘이 약해졌던 발 신경의 제동장치를 풀어주니 자연스럽게 다리가 펴진 것이다. 이러한 자연 의학의 원리는 일반적인 현대의학의 관점에서는 그 무엇으로도 설명할 수 없다. 하지만 전신을 받치고 있는 발가락의 힘의 균형은 매우 중요해서 오랜 시간 좌우 비대칭이 지속되면 점점 심해져 통증과 질병으로 이어진다.

인체의 관절이 근육과 인대, 신경, 혈관으로 연동되어 톱니바퀴처럼 맞물려 운행되는 원리에서 톱니바퀴가 한 개라도 어긋나면 톱니바퀴를 감싼 벨트가 곧 이탈되는 이치가 인체의 관절과 근육, 인대와 같다. 한 가닥의 근육, 인대, 신경이 균형에서 벗어나게 되면 잡아당겨진 쪽에 유착이 반복되어 통증이 지속된다. 발의 힘이 약할 때는 통증의 위치와 느낌이 모두 다르게 느껴진다. 긴 띠를 형성해 짜릿한 느낌이나 찌르는 듯한 통증이 오며, 국소 부위가 전체적으로 짓누르듯이 압박감을 받는 느낌으로도 나타난다. 이 모든 통증은 힘이 작용하는 근육, 인대, 신경이 고장 났을 때 나타난다. 근육은 신경 명령에 따라서 움직이는 한계를 가지고 있어서 한 개 근육이 고장나 국소 연축 반응, 관절 가동 범위를 스트레칭시킬 때 통증성 제한이 나타난다. 통증의 기전으로 다른 근육이 많이 늘어나면, 허용 공차를 넘어서기 위해 근육을 보호하려는 기전이 일어나기 때문에 신경이 통증을 느끼며 경고 신호를 보내게 된다. 신호를 무시한 세월이 오래될수록 범위가 줄어들고 마침내 무통증으로 변화된다. 그래서 사람들은 움직이는 근육의 범위와 각도가 변경된 것도 의식하지 못한 채 살아가면서 또 다른 곳에 연쇄적으로 통증을 일으키게 되는 것이다. 이 상태로 갑자기 힘든 일을 하거나 각도가 불안정해지면 쉽게 넘어지기 마련이다. 근육을 지탱해주는 안정적인 허용 공차가 줄어들어서 자세나 각도가 불안정한 상태이기에 쉽게 넘어지는 것이다.

근막 통증이 지속되는 요인들은 부적절한 자세가 구조적으로 오랜 시간 진행되어 근육의 압축 또는 변형이 오고, 암 환자는 불충분한 영양성분의 결핍으로 인해 대사나 내분비 장애까지 오면서 불안과 긴장이 지속되며 악순환이 반복된다. 이렇게 잦은 반복이 근육, 인대, 신경 등에 과부하를 주고, 신체 전반에 걸쳐 불균형이 초래되는 것이다.

섬유근육통은 기본적으로 통증 유발점과 다른 맥락에서 오지만 증상이 비슷해서 혼돈을 일으킨다. 섬유근육통은 심부 조직의 압통을 유발하고, 통각 수용체의 중추성 증가가 특징이어서 통증의 유발점과 공통된 특징이 있다. 아이러니하게도 환자들의 대부분은 둘 다 가지고 있다. 특정한 움직임으로 반복하는 업무를 하는 사람, 바르지 못한 자세, 비효율적인 신체 움직임, 앉아서 오랜 시간 근무하는 사람, 근육과 근막의 과사용 등으로 인해 근육과 근막이 많은 스트레스를 받고, 특정 근육과 근막은 짧아지거나 늘어진 채로 움직임에 따라 영향을 받아 굳어진다. 이러한 근섬유 위에 미세한 매듭(유착) 현상이 자주 발생하면 그 부분 주변으로 압통점(trigger point)이라는 것이 생긴다. 근막은 근육을 둘러싸고 있는 얇은 막으로서 근막 통증은 이곳에 통증이 발생하는 질환이다. 몸을 무리하게 사용한 뒤 근육이 손상되면 근막에 단단한 결절처럼 만져지는 통증 유발점이 생기는데, 이곳을 누르면 국소적인 통증과 함께 연관 부위에 통증이 발생하기도 한다. 통증은 몸에 있는 모든 근육에서 발생할 수 있지만 주로 승모근, 목, 어깨 주변 허리 근육에 잘 생긴다. 원인은 근육의 외상이나 과도한 사용, 정신적 스트레스, 자세 이상, 외상 등 여러 근·골격계 질환 등이다. 근육의 과도한 사용이나 근육의 지속적인 이완, 외상 등으로 인해 신경근 접합부에서 아세틸콜린이 과도하게 분비되면 근수축이나 주변 혈관의 압박이 지속적으로 발생해 근육에 대한 영양과 산소공급 장애가 유발되어 발생한다. 통증은 자발통, 압통, 연관통 등의 형태이고, 둔해지고 쑤시며, 깊고 넓게 분산된 영역으로 나타나는데 이로 인해 운동 범위에 제한이 생긴다. 통증 유발점은 약화된 근육이나 위축은 없지만 누르면 통증을 호소하고, 연관 부위까지 통증이 느껴진다. 통증 유발점이 목 주위 근육이면 두통, 눈 주위의 통증, 이명, 어지럼증이 나타나고, 통증 유발점이 어깨 근육이라면 팔이나 손이 저리거나 힘이 빠지는 느낌이 든다. 둔부 통증이라면 둔부와 다리가 저리고 감각 이상이 나타나기도 한다.

근막 통증은 객관화된 영상 의학 검사 방법이 없고, 신경학적 이상도 확인되지 않지만 침 근전도, 초음파 영상, 표면 근전도 등으로 특징적인 통증 유발점 현상의 존재를 객관화하는 것이 도움이 된다. 국소 부위에서 통증이 발생되면 통증 유발점을 압박할 때 압통이나 연관통이 발생하지만, 신경학적 검사에서 이상 소견이 없는 경우 임상적으로 근막통증증후군으로 진단한다. 현존하는 치료 방법은 주사 요법, 물리 치료, 약물 치료, 스트레칭, 국소 부위 10초간 눌러주기가 있다. 이러한 요법들은 주로 국소적으로 하는 치료법이거나 일시적으로 호전되지만 근치는 어렵다. 발가락 10개가 땅에 딛는 힘이 무력하거나 과거 병력으로 인한 후유증이 남을 때 특히 통증 부위만을 치료하게 되면 연관되어 작용하는 근육들이 더욱 비활성화된 상태로 남아 불편함이 지속된다.

많은 암 환자들은 자연과 함께 맑은 공기를 마시며 산행을 실천하지만 발가락이 변형된 실제 사례가 너무 많다. 이때 발가락 10개가 땅을 디뎌 제대로 걷는 것이 아니고 몸으로 걷게 되는 것이다. 발은 신발 안에 갇혀서 로봇 발이 되고 끌려다니는 상황이 된다. 이럴 경우 몸을 너무 많이 쓰기 때문에 활성산소가 많이 쌓여 면역력은 더욱 떨어지고, 많이 걸으면 걸을수록 체형이 변형된다. 발가락이 일을 전혀 못할 때, 특히 펌프 작용을 해야 하는 정맥혈관의 정맥피가 고여 있어서 순환 문제의 원인이 된다는 사실을 간과하기 쉽다.

따라서 통합종양마사지 시스템에서는 기존의 치료 방법과 현저하게 다른 방법으로 접근하고 있다. 전신에 분포된 무의식 신경의 활성화와 함께 완전한 직립보행의 전제하에 차별화된 경락 경혈 마사지를 기본으로 하며, 근육의 활성화와 강직 유무 정도, 관절의 가동 범위(ROM), 환자의 상태에 따라 다학제적인 접근으로 진행한다.

# 03

# 항암 후의 오심·구토를 진정시키는 통합종양마사지

## 1. 오심·구토의 병리학적인 기전

항암제는 구토를 조절하는 뇌 중추와 위 점막에 영향을 미쳐서 항암치료 후에 속이 울렁거리고, 음식 먹는 것을 생각하기만 해도 구역질이 나며, 신물이 올라오는 증상이 나타난다(24시간 이전 또는 이후). 비장과 위장은 음과 양의 장기로서 함께 기능을 수행할 수 없어 비장이 제 기능을 못하기에 오심이 난다. '비위가 약하다' 혹은 '비위가 상한다'라는 말에서 '비위'는 비장과 위장을 통틀어서 이야기하는 것이다. 비장이 상해서 오심이 일어나는 것이고(울렁거리고), 위장이 상했기 때문에 구토를 하는 것이다. 환자에 따라 항암 치료 이후 증상을 떠올리면 증세가 더욱 심해지면서 물도 삼킬 수 없이 예민해지기 때문에 암 환자를 가장 힘들게 하는 것은 항암 후유증이라고 할 수 있다. 이럴 경우 진토제를 미리 복용해두면 조금 진정되어 담백한 음식이나 누룽지, 죽 등을 먹을 수 있다.

필자가 일하는 암 요양병원에서 환자들에게 시술하고 있는 오심, 구토에 대한 다학제적인 치유 방법을 소개함으로써 한국형 통합건강마사지로서의 가이드라인을 제시하고자 한다.

## 2. 발반사 요법

발반사 요법(Foot Reflexology Therapy)은 가벼운 터치로 발 전체의 정맥 마사지를 진행해야 하는데, 먼저 좌측 발을 마사지한 후 우측 발을 마사지한다.

좌측 발의 소화기계 반사구인 위장, 췌장, 십이지장, 복강 신경총, 비장의 순서와 방향에 맞게 자극해준다. 반복적으로 마사지를 진행하다 보면 위장에서 꿈틀거리면서 뭔가 뚫린다는 느낌이 오게 되는데, 이때부터는 환자들의 혈색과 기운이 돌면서 혈색부터 달라진다. 혈색이 화사해지는 이유는 얼굴에는 위장 경락에 해당되는 경혈점이 많이 분포되어 있기 때문이다. 위장에 해당되는 경혈점이나 반사구를 자극하면 혈색이 바로 좋아진다. 특히 복강 신경총과 추가로 진행해야 하는 대장, 소장 반사구는 마사지하는 방향이 중요하다. 반대로 할 경우에는 복압이 차서 두통이 올 수 있으며, 배에서 물소리가 나고 가스가 차게 된다. 추가로 설명하면 대장 반사구인 좌측 발의 횡행결장은 십이지장 하단 라인에서 새끼발가락 쪽으로 마사지하고, 하행결장은 바로 뒤꿈치 쪽으로 쓸어 내려주며, S자 결장은 발뒤꿈치 안쪽 라인 위로 방광

반사구를 향해서 쓸어줘야 한다. 우측 발의 대장 반사구는 발뒤꿈치 안쪽 라인(땅을 짚을 때 뒤꿈치 표시 나는 경계선)을 기준으로 네 번째 발가락을 향해서 상행결장을 쓸어 올려준다. 이때 한없이 올리는 것이 아니고 십이지장 하단 라인과 만나는 지점까지만 쓸어 올려준다. 다음으로 우측 발의 횡행결장을 자극하는데, 이때 주의할 점은 엄지발가락 쪽에서 새끼발가락 쪽으로 마사지하면 안 되고, 이와 반대로 마사지해야 복압이 오르지 않고 소화기계의 신진대사를 도와줘서 환자를 편안하게 할 수 있다. 이처럼 발반사 요법은 소화기계 운행의 특성상 방향을 고려하는 것이 아주 중요하다.

### 3. 손반사 요법

손반사 요법(Hand Reflexology Therapy)은 수지침의 이론적인 배경에 대해 간략하게 설명하면서 손바닥의 위장 기맥을 양쪽 엄지를 사용해서 지압해준다. 먼저 왼손바닥을 해주고, 오른손바닥도 같은 방법으로 진행한다. 아울러 경락 경혈 마사지의 영역인 합곡혈의 좌우를 약하게 마사지한다. 약간 뻐근하게 자극이 갈 정도로 자극해야 한다. 합곡혈이 아프다는 것은 위와 장이 소통되지 않는다는 의미이기도 하다.

## 4. 색채 치유

색채 치유(Color Therapy)*는 '컬러테라피'라고 소개되어 있는데, 2005년에 창시자인 고(故) 박광수 교수에 의해 연구됐으며, 12색을 6장 6부에 배속시켜 색채 치유 수성펜으로 손이나 몸에 칠하거나 색 테이프를 부착시켜 불편 증상들을 개선시키고 완화시키는 건강 치유법이다. 그가 2006년에 발표한 한국 괴테 학회 연구 논문 중 〈아유르베다의 차크라 이론과 음양오행 사상에 따른 색채 치유 원리와 방법에 비춰본 괴테의 색채론〉과 저술서인 《손으로 색으로 치유한다》의 내용에 따라 이론적인 토대 위에 색채 치유를 접목시켜서 오심과 구토를 완화시킨다. 색의 파장은 진동과 주파수를 가지고 있는데, 각 색깔이 가지고 있는 에너지를 몸과 마음에 적용시켜 경락이론, 수지침 이론, 인도의 아유르베다 이론에 근거해서 손에 몸에 색을 칠하거나 테이프를 부착해서 치유를 진행한다. 12장부를 색에 배속시켜서 해당되는 장부와 색이 공명한다는 사실에 입각해 부족한 컬러 에너지는 채워주고, 넘치는 컬러 에너지는 조절해주는 치유법이다. 오심과 구토는 항암으로 인해 비장과 위장의 기능이 제대로 되지 않아 발생하므로 환자에 따라서 오링테스트를 통해서 컬러 에너지를 음, 양 보사법에 맞게 조절해준다. 이처럼 6장 6부의 12색이 각 장부와 해당되는 색과 공명하는데, 위장은 중앙 토(土)의 속성이 있으며 노란색이고, 비장은 같은 속성이지만 황토색과 공명된다. 오심이 나면 가슴도 답답하며 자꾸 토할 것 같은

---

* 색채 치유(컬러테라피)의 방법과 이론들은 (故)박광수 교수의 족부 차크라 색채도, 인체 경락 색채도, 몸과 손, 발의 색채도의 이론적인 토대로 치유법을 설명했으며, 필자와 유효승 교수님이 공저로 집필한 《색깔의 반란》에서 발췌했음을 밝혀둔다.

| 참고 자료 | 질환별 색채 치유 방법

* 이 책에 실린 그림 자료 중 일부는 책 뒷부분의 [부록]에서 컬러 버전으로도 제공하오니 참고하시기 바랍니다.

| 그림 1 | 위장질환(컬러 284페이지 참고)

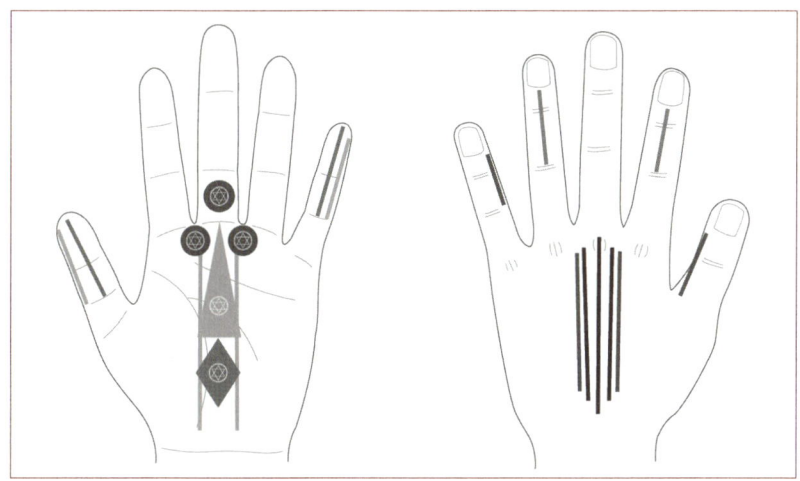

출처 : 박광수, 《SECRET, LIGHT & COLOR, 우주의 빛과 색으로 치유한다》(이하 동일)

| 그림 2 | 비장질환(컬러 284페이지 참고)

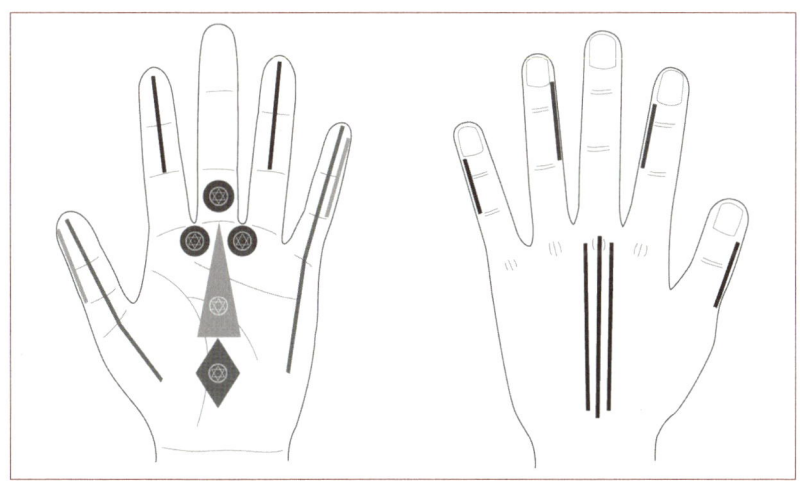

느낌이 심해져 두통도 생기기 마련이다. 따라서 가슴 차크라인 초록색으로 칠해주며 두통에 관련된 색은 보라색이므로, 가운데 중지 손가락의 맨 끝부분 전체에 보라색을 칠해준다. 자세한 내용은 '05. 삶의 질을 향상시켜주는 통합종양마사지'에 설명해놓았다.

## 5. 경락 경혈 마사지

암 환자의 오심, 구토를 진정시키는 경락 경혈 마사지(Meridian Massage)를 할 때는 먼저 환자의 상태를 파악하는 것이 중요하다. 항암을 언제 진행했는지, 손, 발 피부의 온도는 어떤지, 대변은 언제 봤는지, 치료실에 오기 전까지 무엇을 먹었는지도 알아본다. 그다음 환자를 편안하게 눕혀 두 다리를 구부리고 무릎을 세웠을 때 복부가 충분히 이완된 상태에서 중완혈(穴)을 중심으로 복진을 해보면 어느 정도인지 알 수 있다. 손만 얹는 정도의 압력에도 환자는 통증에 반응을 보인다. 특히 위암 환자가 암 수술을 받았다거나 다른 장기의 암 수술을 받기 위해서 개복 수술을 했을 경우에는 복부의 근육이나 근막이 아픈 것인지, 내장기 쪽의 불편함 때문에 힘든 것인지를 파악하는 것이 중요하다. 물론 수술 상처가 있는 상태라면 적어도 4개월 이상 지나야 가벼운 터치를 시작할 수 있다. 오심, 구토를 경락 경혈 마사지로 완화시키려면, 특히 비장 경락의 순환하는 원리를 이해해야 한다. 독성이 강한 항암 치료 부작용은 암 환자들이 겪는 후유증 중 단연 1순위이기 때문이다. 항암 치료 후 하루 이틀이 지나면 여지없이 울렁거리기 시작한다. 여러 가지 진토제가 있지만 거의 효과가 없다고 하소연하게 되는 것은 위장과 비장이 심리적인 것을 주관하고 있어서다.

비장의 주요 기능 중 하나는 수곡의 정기를 전화해서 전신 각처에 운송하는 것이다. 《소문 21편 경맥별론 : 經脈別論》에서는 수곡이 위에 들어가면 정기를 분리하고, 이를 상행시켜 비로 운송되며, 비기는 정기를 분산시켜 상행에서 폐에 흡수된다고 했다. 또《소문, 궐론》에서는 비는 주로 위에 그 진액을 전달하는 것이라고 했다. 이들은 모두 비장이 수곡의 정기를 전화(轉化)해서 그 진액을 운송하는 기능을 갖추고 있다는 것을 설명한 것이다. 정기와 진액은 인체의 각부를 자양하는 데 필요한 물질이며, 비는 이물질의 주요한 공급자 역할을 한다.

만약 비의 운화 능력이 상실되면 수곡의 정기를 전신 각처에 순조롭게 운송할 수 없으며, 진액의 수포(날라다 뿌리는 것)에 영향을 미쳐 담음(痰飮)을 발생시키는 주요 원인으로 작용한다. 담음은 응체된 진액이 변화해서 생긴 것으로써 폐(肺), 비(脾), 신(腎)의 장기와 관계가 있다. 그중에서도 비위생담지원(脾爲生痰之源 : 비장은 담을 만드는 근원)인 까닭에 만성적인 담음병을 치료할 때는 반드시 비(脾)를 살펴야 한다.

비장경락의 순행로선(循行路線)은 엄지발가락, 즉 족무지 내측의 말단 은백(隱白)에서 시작해 엄지발가락 안쪽으로 발등과 발바닥의 경계선인 족적백육제(足赤白肉際)를 따라 제1척 관절 돌기(第一跖關節突起)의 후면을 지나 상향 내과 전변(內踝前邊)에 이르고, 위로 올라가 하퇴 내측을 통과한 후, 경골후연(脛骨後緣)을 따라서 족소음신경 및 족궐음간경과 교차하고, 족궐음간경의 전면으로 전출하며, 슬관절 안쪽 위로 주행, 대퇴 안쪽의 전면을 뚫고 통과해 위로 올라가 복부에 이른다.

복부에서 임맥(任脈)의 중극(中極), 관원(關元), 하완(下脘), 혈(穴)과 교회한 후 비(脾)에 속하고, 위(胃)에 락(絡)한다. 그리고 다시 상향해 족소양담경의 일월혈(日月穴)에 교회하고 족궐음간경의 기문혈(期門穴)에 상회(相會)한다.

횡격막을 통과해 식도 양옆으로 올라가며 수태음폐경의 중부혈(中府穴)을 경과하고 인후 양방을 따라 설근부(舌根部)에 도달해 설하(舌下), 즉 혀 밑으로 산포된다. 그 일조 분지는 위부(胃部)에서 분출해 따로 횡격막을 통과하고, 맥기(脈氣)는 심장 중으로 주입된다. 비장과 위장의 조화가 항암 약물로부터 민감하게 작용되어 오심, 구토로 이어지므로 많은 암 환자들이 물도 마실 수 없을 정도로 힘들어지는 것이다.

상황에 따라 발가락과 손가락의 십선혈을 자극해주고, 복부 마사지를 병행하기도 하며, 발반사구에서 소화기 쪽과 관련된 반사구 마사지를 시도하면 바로 호전된다. 경락 경혈 마사지는 1회 차 시술 시에 20분을 넘기지 않는다. 환자의 상태에 따라 시간 및 마사지 시술 압력이 달라진다. 발에서 족양명 위장 경락과 족태음 비장경락의 경혈을 자극하는 마사지 요법은 즉각적으로 장부에 반응하므로 호전시킬 수 있는 것이다. 경락 경혈 마사지는 사관(합곡, 태충혈) 마사지와 반사 요법과 함께 색채 치유의 신비로움으로 필자의 병원 환자들에게 사랑받는 건강 비법이다.

## 6. 귀반사 요법

1990년 세계보건기구에서는 귀반사 요법(Ear Reflexology Therapy, 이압요법)[56]이 91개 반응점에 대해 효과가 있다고 인정했으며, 현재까지 밝혀진 반응점은 200개가 넘는다. 이렇게 효과가 인정되는 귀반사 요법은 국제 귀반사 학회 공식 추천 제품인 ㈜엔젤코리아에서 제조한 기통석을 사용한다. 이 기통석은 특수 광물질을 원료로 제조된 기능성 조성물로서 한국 원적외선 응용평가 연구원의 시험 성적 결과 원적외선 방사량, 음이온 방출량과 항균력이 뛰어나고 인체에 무해한 테이프를 사용한다. 항균, 음이온, 원적외선을 방사 처리한 1~2mm의 게르마늄 소재의 구형 알갱이로서 황토를 미세한 나노입자로 만든 '기통석'이라는 물질을 귀의 취약한 반응점에 부착해서 통증이나 불편감을 완화시켜주는 건강 비법이다.

우리나라 국민의 대다수가 민간요법으로 내려오는 비방들을 많이 이용해왔고, 현재도 서구 각국에서 대체의학의 범주에 속하는 요법들을 활발하게 이용하는 추세다. 하지만 광범위하게 보급되고 있는 대체 보완요법의 치료 방법에 대한 기준과 효과의 검증에 대한 총체적인 조사 자료가 없으므로 적용 사례 등을 중심으로 연구되어야 할 것으로 사료된다. 2003년부터 보급된 귀반사 요법은 일상생활에 많이 활용되고 있지만, 그 적용 사례가 체계적으로 조사됐거나 발표한 자료는 거의 전무한 실정이다.

전통적으로 내려오는 이혈 요법이나 이압, 귀반사건강법 등은 200여 곳이 넘는 반응점을 자극해 질병 예방이나 질환의 호전에 좋은 결과를 보이고 있다. 따라서 암 환자들의 오심과 구토 증상의 원인과 정도는 각기 다르겠지만 귀의 변형, 탈설, 구진, 혈관 확장, 함몰 등을 주의 깊게 관찰해 기통석을 부착한다.

서두에서 오심과 구토의 기전에 대해 언급했듯이, 비장과 위장의 상호작용을 이해해야 한다. 비장과 위는 토(土)에 속하므로 운화와 혈액을 통솔하는 기능이 있으며 근육과 사지, 소화 흡수, 입과 입술, 살찜을 주관한다(무릎관절, 대퇴부).

비장은 영양분을 골고루 전달하고 혈액을 운반한다. 살과 팔다리를 주관하며, 입과 연결되고, 입술에 나타난다.

위장은 음식물을 받아들여 소화시키고 탁한 것은 소장으로 내려보낸다. 다른 장부와의 관계에서 간은 인체 내에서 기와 혈을 소통시키고 배설시키는 작용을 하기에 이 기능이 저하되면 영양분의 흡수와 공급 작용에 문제가 생긴다. 신장은 정(精)을 저장하고 있으며 신장의 정이 바탕이 된 상태에서 비위에서 흡수된 영양분으로 기를 만든다. 비장의 질병 중에서 비장의 진액이 마르면 성장과 발육에 지장을 초래하며, 노년에 습관성 변비와 병을 오래 앓을 수 있다. 비장 기능 저하 시에는 식후에 더부룩하고, 변비, 구토증, 위, 십이지장궤양, 만성 대장염, 만성간염이 올 수 있다. 비장 기능 저하가 오래되면 신장 기능까지 손상되어 사지가 나른하며, 기운이 없고, 여성은 사지가 붓거나 배가 차고, 통증이 있으며, 대하 양이 많아지기도 한다. 설사나 과로로 어지럽고, 탈항, 자궁하수, 위 신장 하수가 올 수 있다. 비장이 혈을 통제하지 못할 때는 혈변, 혈뇨, 월경과다, 기능성 자궁출혈 등이 발생한다.

위장의 질병 중에서 위기허한(胃氣虛寒)으로 위가 차가워져 소화 기능이 저하되면서 만성 위염이 올 수 있고, 위의 진액 부족으로 위가 은근히 아픈 만성 위염이 발생하거나 열성 후기에 나타난다. 위의 열로 통증과 변비, 구토와 치은 종통, 입이 쓰고 구취, 급성염증, 치주염 등이 나타난다. 또한 기능이 저하되면 만성 체증이나 소화불량이 일어난다.

항암 후 암 환자들에게 오심과 구토가 발생하는 원인은 다양하지만 대부분 뇌의 문제와 소화기의 문제로 구분할 수 있으며, 정신적인 긴장이나 환경변화에 의한 갑작스러운 감정 변화가 원인이 되기도 한다. 뇌의 문제로는 뇌출혈이나 뇌압의 상승이 있는 경우 오심과 구토가 생기며, 소화기의 문제로는 위염이나 궤양, 변비 등이 있는 경우에 생길 수 있다. 그 외에 멀미나 약물 중독에 의해 생기기도 한다.

구토가 지속적으로 생길 때는 치밀어 오른 위기(胃氣)를 끌어내려 토하고 싶은 증상을 완화시키는 것에 목적을 둔다.

기본반응 구역은 신문, 교감, 내분비, 피질하, 비장, 위구역이며 상응 반응 구역은 분문, 간, 횡경막, 식도 구역이다. 상응 반응점은 복점, 정중점, 뒷머리점, 이중점으로 각 해당 부위에 적합한 기통석을 부착해 이압한다.

식욕부진의 원인은 다양하지만 주로 정신적인 스트레스나 긴장 등에 의해 많이 발생하며, 오랜 기간 병을 앓아서 소화 능력이 떨어진 경우에도 생긴다. 소아가 식욕부진에 걸리는 원인은 대부분 잘못된 식습관 때문이며, 소화기에 질병이 있는 경우에도 걸릴 수 있다. 비위가 허약한 것을 호전시켜서 간기와 심기를 편안하게 하는 것이다.

기본반응 구역은 신문, 교감, 내분비, 피질하, 비장, 위구역이다. 상응 반응 구역은 췌담, 소장, 간, 심장 구역이고, 상응 반응점은 이선점이며, 해당 반응구역에 해당하는 기통석을 부착해 이압한다.

| 그림 3 | 귀반사건강법 처방(오심/구토)

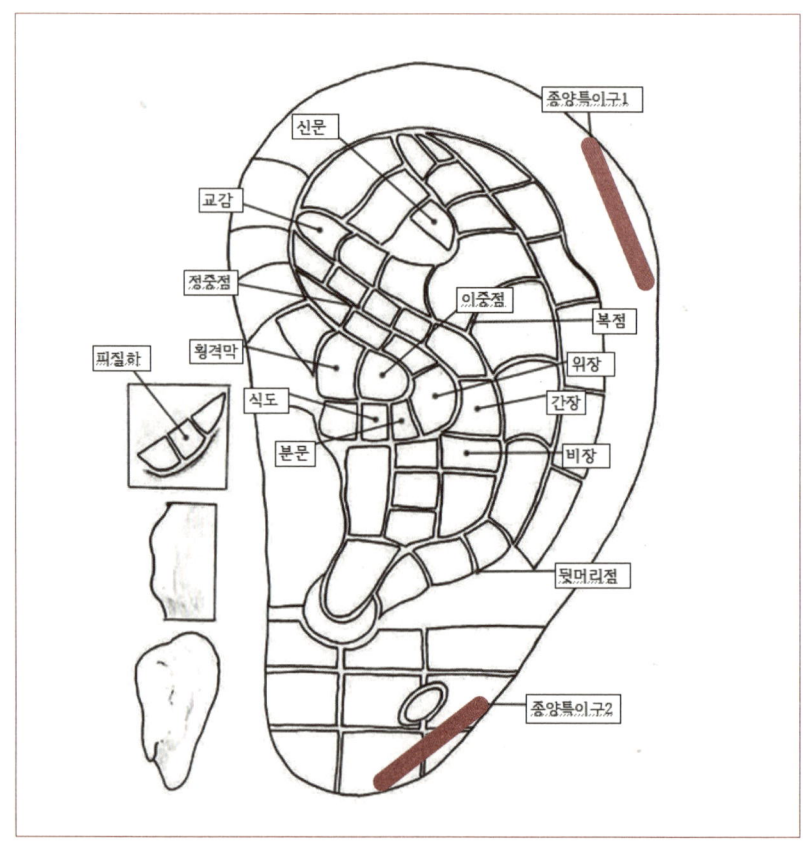

출처 : 소정룡, 《귀반사건강법》 참고, 그림과 처방은 저자 제공(이하 동일)

# 항암 후의 불편감을 개선하는 통합종양마사지

## 1. 불면증

불면증의 종류에는 너무 일찍 잠에서 깨고 다시 잠들기 어려운 경우(조기 각성)와 자주 깨는 경우(수면 유지 장애), 잠이 들기까지 오래 걸리는 경우(입면 장애)가 있는데, 보통은 30분 이내로 잠드는 것이 좋으나 가장 좋은 것은 10분 이내다. 어떤 종류의 불면이라도 졸음, 집중력 저하, 피로감으로 삶의 질을 저하시킨다.

불면증을 유발하는 요소(원인)의 첫 번째는 심한 스트레스다. 스트레스를 받으면 몸에서 교감신경이 활성화되어 심장 박동수와 혈압이 상승하고 소화기관의 운동능력은 저하된다. 부교감 신경이 활성화되면 심장 박동수와 혈압은 낮아지고 위장 활동은 활발해지게 된다. 스트레스를 받으면 교감신경이 활성화되고, 부교감 신경이 저하되어 혈압이 올라 흥분상태가 유지되므로 잠들기 어렵다. 또한 스트레스 호르몬인 코르티솔의 분비가 늘어나 근육을 경직시키므로 수면을 방해하게 된다.

두 번째는 성격이다. 평소에 예민한 성격이거나 겁이 많다면 불면증에 취약할 수 있다. 왜 잠이 안 오는지, 불면증인지에 대한 걱정으로 병원에 가야 하나 망설여지고, 앞으로도 잠을 못 잘까 하는 불안함과 여러 생각이 꼬리에 꼬리를 물다 밤을 꼴딱 지새우는 경우가 많다. 단순히 생각이 많아진 것뿐만이 아니라, 실제로는 몸속의 신경들도 날카로워지고 긴장된 상태이기 때문에 수면을 방해하는 것이다.

세 번째는 심한 코골이인데, 이 경우는 본인에게도 문제지만 옆 사람에게 피해를 준다. 또한 수면무호흡증이 발생해 다른 질환을 유발할 수 있으므로 적절한 치료를 받는 것이 좋다.

네 번째는 취침 전 스마트폰 사용과 TV 시청인데 스마트폰의 블루라이트, 전등, TV 등에서 나오는 불빛이 수면호르몬인 멜라토닌의 분비를 억제시킨다. 취침 전 동영상이나 화려한 장면을 보는 것 또는 전자기기를 이용하는 것만으로도 뇌가 각성(뇌가 깨어 있도록 또는 집중하도록 자극을 주는 것)되어 흥분상태가 되므로 잠을 자려고 해도 잠들기가 어려운 것이다.

다섯 번째는 불규칙한 생활 습관이다. 야근이나 출장, 친구와 밤늦게 노는 등 수면 리듬이 깨지거나 취침 시간이 자주 변경될 경우 규칙적인 것을 좋아하는 뇌에 혼란을 줄 수 있기에 수면에 방해가 된다.

### (1) 이압 요법으로 불면증 해소하기

수면장애로 심한 고통을 받는 암 환자들에게 있어서 수면 문제는 매우 중요하다. 특히 수면 부족이나 수면 박탈 시 정신 증상과 신체 증상이 더욱 악화된다. 또 수면장애는 흔히 정신질환의 초기 증상이므로 다른 정신과적 증상과도 자주 연관된다. 우리나라의 암 발병률은 계속 증가하고, 많은 환자들이 만성피로, 오심·구토, 정신쇠약, 불면증 등을 호소하고 있으며, 이에 대해 다양한 보완 대체 요법의 활용이 이루어지고 있다.[57] 불면증을 개선하기 위해 시행하는 보완 대체 요법으로는 멜라토닌 요법, 쥐오줌풀 요법, 태극권, 침술, 요가, 명상 등이 이용되는데, 1,559명의 미국인을 대상으로 한 전화 설문조사에서 약 54%가 상기 보완 대체 요법을 이용하는 중이라고 응답했다. 이 중 일과성 주기 수면 장애를 겪는 환자들은 주로 멜라토닌 요법으로 효과를 보고 있었고, 침술을 비롯한 보완 대체 요법은 몇몇의 제한적인 연구에서 유효했다고 보고됐다.[58]

장기 관리를 요하는 50명의 불면증 환자를 대상으로 한 연구에서 5주간 신문혈을 침으로 자극한 시험군은 가벼운 자극만을 준 대조군에 비해서 시술 중은 물론, 시술 후 2주까지 아테네 불면증 척도-대만 양식(Athens Insomnia Scale-Taiwan form AIS-T)이 현저한 상승을 보였음을 보고했다.[59] 불면증에 침술을 시술한 무작위 대조군 연구에 대해 메타 분석을 시행한 연구에서는 침술을 시행한 경우에 수면시간과 수면의 질이 상승했음을 보고했으며, 특히 침술 이외의 요법을 시행할 때 침술과 병행할 경우 더욱 우수한 효과를 보였음을 보고했다.[60] 14명의 암 환자를 포함한 25명의 불면증 환자에게 신문혈을 2주간 자극한 연구에서 60%의 환자가 수면의 질이 개선됐고, 특히 암 환자의 79%에서 수면의 질이 개선됨을 관찰함으로써 신문혈을 자극하는 시술이 암 환자의 불면을 개선하는 데 특히 유효함을 보고했다.[61]

필자는 약침학회지에 게재된 연구 논문에서 불면증을 동반한 암 환자를 대상으로 한 귀반사건강법의 불면증 개선 효과를 알아보기 위해 무작위 배정, 단일맹검, 플라시보 대조군 연구를 시행했다. 또한 이압요법의 유효성과 안전성을 평가하고, 불면증에 적용해서 그 효과를 규명하며, 향후 대규모 임상연구를 위한 근거를 제시했다. 귀반사건강법 중 이압의 효과가 암 환자의 불면증에 미치는 영향을 알아보기 위해 균형블록 무작위 배정 방법, 단일맹검, 플라시보 연구 디자인을 적용시켜 독립표본 T-검정(Independent-test), 대응표본 T-검정(paired T-test), 일원배치 분산분석(ANOVA) 방법을 사용했으며, 처리군 간 유효성 평가 변수의 평균 차이를 검정했다. 이 연구에서는 국제 귀반사 학회 공식추천제품인 ㈜엔젤코리아에서 제조한 기통석을 사용했다. 기통석은 항균, 음이온, 원적외선을 방사 처리한 1~2mm의 게르마늄 소재의 구형 알갱이로 이를 불면증 환자의 반응구역에 부착해 반응을 확인했다. 기통석을 부착한 부위는 116페이지의 [그림 4] 자료와 같이 불면증 암 환자에게 공통적으로 적용할 수 있는 신문, 교감, 피질하, 내분비, 신장, 간장, 심장, 비장, 경추, 신경쇠약구, 신경쇠약점의 반응구역이 있지만, 이 중에서 신문, 신경쇠약구, 실면 반응점에 부착했다.

기통석을 부착한 후에 테이프로 고정시켜 3일 동안 이압하게 했으며, 처치 후에는 수면 측정 도구의 점수를 기록하게 했다. 연구는 2009년 6월 17일~2009년 9월 10일까지 이루어졌으며, D광역시 한방병원에 입원한 암 환자를 대상으로 했다. 불면증을 호소하는 환자로서 대상자 선정기준에 적합한 환자에게 연구 목적을 설명하고, 구두로 동의를 구한 뒤 1차 사전 조사를 실시했다. 사전 조사는 귀반사건강법을 시행한 후 대체 요법, 이압 요법에 대한 인식과 그 적용 효과를 파악하기 위해 설문지법으로 조사했다. 질적 연구 대상자에게는 시험 처치 전, 1차 처치 후, 3차 처치 후, 5차 처치 후에 면담을 실시했고 반구조적 질문은 시험 전에는 '본인의 수면 양상은 어떠한가?', '잠을 못 자는 이유가 무엇인가?'였으며, 시험 후에는 '귀반사건강법' 전과 비교해 '현재 수면양상은 어떠한가?' 등으로 각각 증상개선 평가표를 설문 조사한 후 기록하게 했다. 대조군과 시험군은 각각 6명으로 총 12명이었다. 1회당 10분씩 총 5회의 귀반사건강법을 실시했다. 수면 측정 도구는 오씨 수면척도(Oh's Sleeping Score, OSS, 1998)에서 개발한 15문항으로 구성되어 있으며, '매우 그렇다(1점)'부터 '전혀 아니다(4점)'까지 리커트 척도(Likert scale)의 도구로서 전체도구의 점수를 합산해 수면점수로 환산하는데, 최저 15점~최고 60점까지가 점수 범위다. 자기만족도 측정 도구는 도표 평정척도(grahic rating scale)를 이용해 자신의 수면에 대한 전체적인 만족 정도를 10단계에 걸쳐 표시하도록 한 도구다. 이는 '매우 만족한다(10점)'에서 '전혀 만족하지 않는다(0점)'까지 표시하도록 했다.[62]

이 연구의 결론은 다음과 같다.

① 처치 전과 2차 처치 전의 수면 점수를 비교해본 결과, 시험군과 대조군 모두 증가했으나 통계적으로 유의하지는 않았다. 시각적 통증 평가 척도(VAS : visual analog scale)의 경우도 시험군과 대조군 모두 감소했지만, 통계적으로 유의하지는 않았다.

② 처치 전과 최종 5차 처치가 끝난 후의 수면점수는 시험군과 대조군 모두 증가했으나 유의확률이 0.497로 유의하지는 않았지만,

실험군의 경우 5.5점이 증가해 대조군의 1.7점보다 높게 나타났다. 이를 통해 더 많은 불면증 환자에게 적용기간을 길게 처치했다면 효과가 높게 나올 수 있을 것이라 사료된다.
③ 각 처치와 처치 사이의 수면점수에서는 시험군과 대조군 모두 증가했지만 통계적으로 유의하지는 않았다. VAS에 있어서도 시험군과 대조군 모두 감소했지만 통계적으로 유의하지는 않았다.
④ '기통석을 붙여 불면증에 대한 귀반사건강법을 받은 암 환자는 받기 전보다 불면증이 개선될 것이다'라고 한 제1가설을 검증하기 위해 시험 처치 전과 후 점수 차의 평균을 T-검정한 결과 유의하지 않았으므로 이 가설은 지지되지 않았다. '기통석을 붙여 귀반사건강법을 받은 암 환자는 받기 전보다 수면점수가 증가할 것이다'의 제2가설은 유의하지는 않았지만, 시험군의 수면점수가 5.5점 증가됐다.

이에 필자는 암 환자의 양적, 질적 수면의 향상을 위해 불면의 원인을 관찰해서 다양한 불면증을 유발하는 요인들을 중재해주고, 앞에서 처치했던 반응구역 및 처치방법을 시도한 결과 좋은 효과를 볼 수 있었다. 물론 연구의 가설과 단기간에 걸친 임상시험 모델이어서 객관화된 결론은 아니었다. 하지만 환자의 특성이나 인지도 또는 처치 회차에 따른 차이는 있었으므로 암 치료 기간 전반에 걸쳐 불면증의 호전을 위해 환자들에게 처치해줄 만한 하나의 건강 비법이라고 할 수 있을 것이다.[63]

### (2) 불면증에 도움이 되는 경락 경혈 마사지

불면증은 그 원인이 다양한데 경락 경혈 마사지에서의 접근은 목과 어깨 근육의 불균형에서 오는 강직과 젖산의 피로 물질이 쌓여서 굳는 불편함으로 취침 시에 이쪽저쪽으로 돌아눕고 쉽게 잠들지 못하는 것이다. 이때는 두피 근막 이완술과 사각근, 상부 승모근, 견갑거근 등에 분포하는 경혈들을 마사지해준다. 특히 유양돌기가 돌출된 하단의 완골혈 주변의 기혈로서 안면혈들이(安眠穴) 분포되어 있는데, 엄지의 무지단 끝을 사용해서 위쪽 방향으로 올려주며 자극해준다.

### (3) 해결점

멜라토닌이라는 수면호르몬이 풍부해지려면 제시간에 햇볕을 쬐어야 한다. 인간이 밤에 잠을 잔다는 것은 수면호르몬이 '이제 잘 시간이야! 자러 가' 하고 신호를 주기 때문이다. 아침이나 낮에 쬐어주면 밤이 됐을 때 멜라토닌이 분비되어 수면을 유도한다. 불면증에 도움을 주는 이완 요법 중 하나인 복식호흡을 해서 근육 이완에도 도움을 주고, 수면호르몬 분비를 촉진시킨다. 적당한 운동을 하면서 햇볕을 쬐이며 가볍게 걷기 운동을 하는 것이 좋다. 또한 요가, 스트레칭, 명상 등은 긴장을 제거하고 편안한 상태로 수면에 들 수 있게 도움을 준다. 불면증으로부터 해방되려면 본인이 사용하는 침대는 단지 잠을 자는 용도로만 사용한다는 원칙을 세우고 낮잠을 자지 말아야 한다. 불규칙적인 낮잠은 수면을 방해하는 원인이 되기 때문이다. 또한 카페인을 섭취하면 중추신경계의 흥분 작용으로 인해 심장이 두근거리고 밤에 잠이 오지 않는다. 일시적인 불면증에 시달리고 있다면 원인을 찾아서 전문의 상담 하에 수면 유도제나 수면제를 복용해볼 수도 있지만, 약물 의존도나 내성이 생겨 효과가 떨어질 염려가 있으므로 생활 습관을 수정하는 것이 최우선이다.

| 그림 4 | 귀반사건강법 처방(불면증)

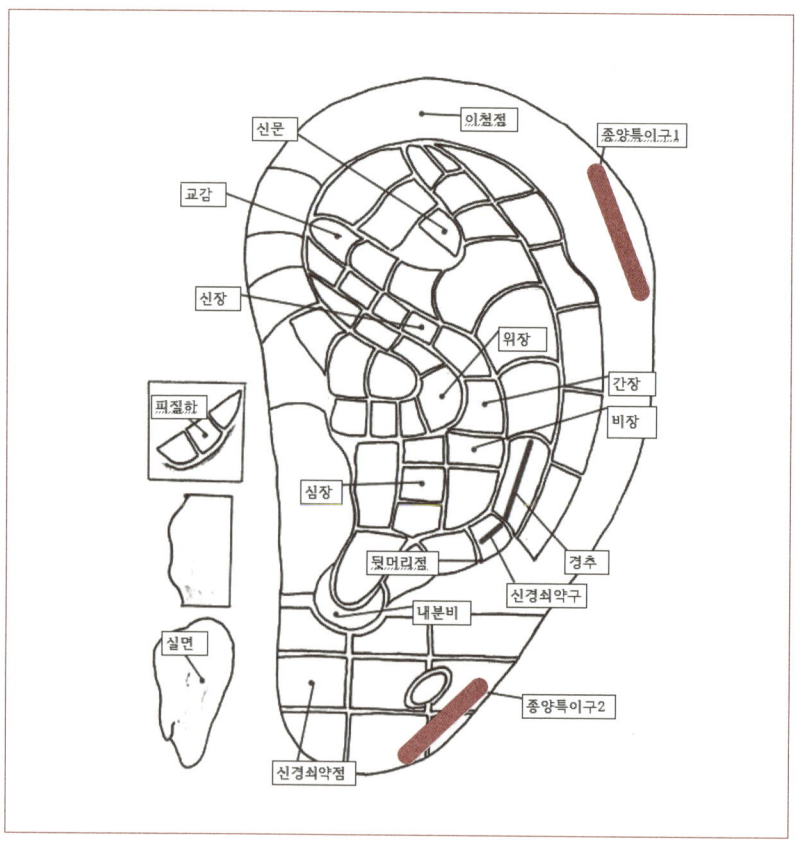

## 2. 두통

### (1) 두통이란?

두통은 크게 일차성 두통과 이차성 두통이 있다. 정밀 검사에서도 특별한 원인이 발견되지 않는 일차성 두통에는 편두통, 긴장성 두통, 군발두통이 있고, 비교적 흔하게 발생하는 이차성 두통에는 측두 동맥염, 근막동통증후군, 약물 과용 두통 등이 있다. 치명적일 수 있는 이차성 두통으로는 뇌종양, 뇌출혈, 뇌압 상승, 뇌염, 뇌수막염 등에 의한 두통이 있다. 두통은 목이나 두피 근육의 긴장에 의해 두피로 가는 혈액량이 감소해서 나타나는 증상으로 스트레스나 음식, 내장 기관의 이상에 의해 자주 발생되며 습관적으로 나타나는 경우도 있다. 주로 머리나 목의 근육과 관자놀이 부근에 통증이 나타나며 통증은 간헐적으로 나타나는 경향이 있다. 스트레스를 받거나 신경을 많이 쓰면 증상이 더욱 심해진다. 편두통은 꼬리뼈의 이상으로 생기는 것인데, 유년기에 놀다가 높은 곳에서 뛰어내릴 때 꼬리뼈를 다쳤거나 스케이트 탈 때 엉덩방아를 찧은 후 방치했을 때 나타난다. 즉, 외부 충격으로 척수액이 미세하게 진동을 유발하는 영향으로 발생하는 두통이다.

계명대학교 동산병원의 이형 신경과 전문의에 의하면, 편두통성 뇌는 타고난 체질, 유전적 소인이며 우리나라에 편두통성 뇌를 가진 사람은 500만 명이 있다고 한다. 즉, 국민 중 60%가 한 번은 앓는다는 것이다. 가장 흔한 것은 긴장형 두통인데, 대부분 병원에 오지 않을 정도의 가벼운 두통이지만 편두통은 가볍지 않다. 우리나라 인구 100만 명이 매일 두통으로 시달린다.

이런 편두통성 뇌는 한마디로 예민하고, 민감하며, 늘 흥분상태이고,

신경세포가 계속 활성화되어 있는 뇌다. 때로는 어떤 빛이나 소리, 냄새, 신경에 예민하게 반응해서 남들은 불편하지 않은 냄새에도 본인은 두통으로 느낀다. 이러한 편두통은 상당히 유전적인 경향이 있다. 그러나 뚜렷하게 유전자가 적립된 것은 아니고, 유전적 소인이 있는 타고난 체질이라고 말할 수 있다.

편두통 환자들은 신경세포가 열심히 일을 하기 때문에 일반인들이 느끼지 못하는 역치의 어떤 자극에도 반응하는 것이다. 편두통성 뇌는 신체 변화와 주위 환경의 변화에도 예민하다. 먼저 신체 변화로는 신경 쓰는 문제, 스트레스, 생리, 수면, 식사가 있고, 그 외에 우리가 통제할 수 없는 날씨, 계절, 기온, 기압, 습도, 소리, 빛, 냄새 등 여러 가지 자극을 늘 감지하는 흥분상태의 뇌이기 때문에 뇌 신경세포의 활동성이 아주 높다.

이런 뇌는 주위 환경 변화에 민감하게 대응하기 때문에 생존에 필요한 정보를 수집하고 처리하는 능력이 아주 뛰어나며, 생존과 성취에 유리한 뇌다. 편두통성 뇌를 가진 사람은 늘 일하는 워커홀릭이고, 타인의 고통을 헤아려주며, 통찰력이 있고, 이 사회에 도움이 되는 사람들로, 업무 처리 능력도 뛰어나고 아주 활발하다.

편두통에 대한 데이터는 많지 않지만 온도, 기압, 습도, 날씨의 변화에 민감하다고 알려져 있다. 특히 미세먼지 내의 입자들에 의한 알레르기 반응, 눈과 호흡기 자극으로 신체가 힘들어지면 뇌는 더욱 흥분되고 괴로워서 두통을 일으키는 것으로 추정해볼 수 있다.

편두통은 부모로부터 물려받은 유전적 소인이라서 단기간에 치료로 완치되지는 않는다. 마치 고혈압과 같은 만성병이지만 환자 간의 소통과 여러 가지 치료를 통해 충분히 조절·관리할 수 있는 만성병이다. 결국 환자의 두통에 대해서 얼마나 공감해주고 소통하느냐가 편두통 진단의 핵심이라고 할 수 있다.

### (2) 두통에 도움이 되는 경락 경혈 마사지

사람은 누구나 살아 있는 동안은 건강하고 행복하게 살기를 원한다. 하지만 현대인들은 누구나 조금씩 두통이 있을 수 있다. 다양한 원인이 있겠지만 심인성 질환인 경우가 많다는 연구가 있다. 외상으로 인한 두통을 제외한 모든 두통은 소뇌의 작용이라고 하는데, 실제로 발반사 구역의 소뇌 구역을 터치하면 두통이 있는 환자는 아프다고 호소한다. 그들은 머리가 늘 개운하지 않고, 소화가 안 되며, 복부도 더부룩하다고 말한다. 또한 불면증으로 고생하는 사람들도 두통에 시달린다. 두통이 있으면 영성을 깨우칠 수 없고, 머리에 먹구름이 낀 것 같아서 무겁게 느껴진다. 두통을 해소하고 영성을 밝혀주는 대체 요법에는 경락 수기 요법 이외에도 색채 치유, 귀반사건강법, 발반사건강법, 명상, 기공 등이 있다. 통합종양마사지 요법은 위장과 비장을 먼저 다스려 놓고 머리 부위에 있는 방광경락, 담낭경락, 독맥 등의 경혈점을 점법으로 롤링 마사지하는 것이다. 근막 통증은 신체 모든 부위에서 발생하는 통증으로서 환자의 주 증상은 정상 근육 또는 비 근육구조나 그 주위에 위치할 수 있다. 환자는 두부와 경부에서 두통, 치통, 부비통, 측두 하악 관절통 등을 호소할 수 있는데, 이 부위에 임상적인 평가를 해도 국소적인 병리적 변화의 증거가 없을 수도 있다. 사실 진단되지 않은 어떤 통증, 특히 깊숙하게 쑤시는 듯한 통증은 모두 그렇지는 않지만 근막통 유발점이 원인일 수 있다.

특히, 일반적 편두통 환자는 두부 통증을 재현하는 연관 증상과 관련 있는 경부 및 저작근육(pericranial)에 국소적인 압통을 가지고 있다. 편두통 환자의 경우 심지어 현재 두통이 없는 경우라도 편두통이 없는 대조군보다 이러한 두개골 막 주위(pericranial) 근육에 더 많은 통증이 있다. 두통 강도의 증가는 두개 주위 근육의 압통 증가와 관련 있다. 환자의 60%에서 압통 부위에 생리식염수나 리도카인을 주사하면 통증이 완전히 없어진다는 보고도 있다. 전조 증상이 없는 편두통 환자는 두피 근막 주위의 근막통 유발점에 의한 통증과 많은 유사점을 가지고 있다. 유발점은 정의상 골격근의 국소적 압통점으로 촉진 시 일관된 연관 증상을 발생시킨다. 다양한 두개 주위 근육의 근막통 유발점에서 연관통 형태로 나타나는 중복통증(overlapping pain)은 일측성 또는 양측성의 전형적인 편두통 패턴을 나타낸다.

두통을 호전시키는 경혈점은 많지만 여기에 소개된 경혈은 상용혈로서 응용 범위가 다양하게 활용된다.

① 태양(太陽) : 십사경맥(十四經脈)에 소속되지 않은 혈자리로서 주로 두통과 편두통, 눈의 피로와 치통에 사용된다.
- 혈위(穴位) : 경외기혈(經外奇穴)로서 동자료혈과 사죽공을 삼각형으로 이은 선상의 요함부
- 주치(主治) : 두통, 편두통, 눈의 피로 뇌의 양기를 조절하고 정화하는 역할을 한다.

② 외관(外關) : 상용혈(常用穴), 미용혈(경락을 소통시키고, 체표를 열어 해열한다)
- 혈위(穴位) : 양지혈 상방(陽池穴 上方) 2촌, 척골과 요골(尺骨과 撓骨) 사이

- 주치(主治) : 감기(感氣), 고열(高熱), 폐염(肺炎), 이하선염(耳下腺炎), 이명(耳鳴), 이농(耳聾), 편두통(偏頭痛), 유뇨(遺尿), 낙침(落枕), 한쪽 마비, 상지마비 및 관절통, 손 떠는 것, 협늑통

③ 인당(印堂) : 양쪽 찬죽혈의 중간점
- 혈위(穴位) : 두 눈썹머리 연결선의 중간점
- 주치(主治) : 현훈, 구토증, 반신불수, 소아경풍, 안면신경마비, 두통, 삼차신경통

④ 상성(上星) : 전발제 정중선에서 1촌 들어간 곳이며 상용혈(常用穴)이다.
- 혈위(穴位) : 전발제 정중선(前髮際 正中線)에서 1촌(寸) 들어간 곳
- 주치(主治) : 두통(頭痛), 비염(鼻炎), 비출혈(鼻出血), 각막염(角膜炎), 정신병(精神病)

⑤ 열결(列缺) : 상용혈(常用穴), 미용혈이며 폐기(肺氣)를 잘 통하게 하고 경락을 소통하며, 소변을 잘 통하게 한다.
- 혈위(穴位) : 요골경상돌기(橈骨莖狀突起)의 상방 수근횡문(上方 手根橫紋)의 상방(上方) 1.5촌(寸), 양수(兩手)를 교차해 식지(食指)의 첨단(尖端)이 닿는 곳 요함부(凹陷部)
- 주치(主治) : 두통(頭痛), 해수(咳嗽), 천식(喘息), 담마진(蕁麻疹), 안면신경마비(顔面神經麻痺), 경항강통(頸項强痛), 치통(齒痛), 수 관절 주위 제 질환 참고(手關節 周圍 諸 疾患 參考) : 사총혈중(四總穴中) 일혈(溢血) 척중맥(尺中脈)의 맥진처(脈診處)

⑥ 백회(百會) : 상용혈(常用穴), 미용혈(혈액순환을 촉진하며 얼굴을 윤택하게 하고 정신을 안정시키며 모발을 영양하며 생장을 촉진시킨다)
- 혈위(穴位) : 양 귀의 첨단을 연선해 전발제 정중선과의 교차점

(전발제에서 5촌, 후발제에서 7촌)
- 주치(主治) : 두통(頭痛), 현훈(眩暈), 쇼크, 고혈압(高血壓), 불면(不眠), 전간(癲癇), 탈항(脫肛), 자궁탈수(子宮脫水), 치질(痔疾), 신경쇠약(神經衰弱), 이명(耳鳴), 이롱(耳聾)

⑦ 아문(啞門) : 상용혈(常用穴)
- 혈위(穴位) : 머리를 앞으로 숙이고 제(第)1, 2 극돌기간(棘突起間)으로 후발제의 정중선에서 5푼 들어간 곳
- 주치(主治) : 두통(頭痛), 농아(聾啞), 전간(癲癇), 뇌성마비(腦性麻痺), 대뇌발육부전, 히스테리, 정신분열증(精神分裂症), 후두통(後頭痛), 항강(項强), 비출혈(鼻出血), 설근마비(舌筋 麻痺), 언어장애(言語障碍), 중풍(中風)

⑧ 곡지(曲池) : 상용혈(常用穴)
- 혈위(穴位) : 주(肘)를 직각(直角)으로 굽혀 요측 주와 횡문두(橈側 肘窩 橫紋頭)와 상완골 외측 상과(上腕骨 外側 上顆)와의 중앙(中央)
- 주치(主治) : 상지관절통(上肢關節痛) 및 마비(痲痺), 반신불수(半身不隨), 고혈압(高血壓), 담마진(蕁麻疹), 빈혈(貧血), 알레르기 질환, 갑상선 종대(甲狀腺腫大), 피부소양증(皮膚瘙痒症), 인후종통(咽喉腫痛), 연주창(連珠瘡)

⑨ 풍지(風池) : 상용혈(常用穴), 미용혈로서 경락(經絡)을 소통시키고 풍사(風邪)를 제거하며 눈을 밝게 한다.
- 혈위(穴位) : 외후두융기(外後頭隆起)의 직하(直下) 요함부(凹陷部)와 유양돌기(乳樣突起) 사이
- 주치(主治) : 감기(感氣), 두훈(頭暈 : 머리어지럼증), 두통(頭痛), 항강통(項强痛), 눈질환, 비염(鼻炎), 이명(耳鳴), 이롱(耳聾), 고혈압(高血壓),

전간(癲癇), 편마비(偏麻痺), 뇌질환(腦疾患), 불면(不眠), 갑상선종대(甲狀腺腫大), 안면신경마비(顔面神經麻痺)

⑩ 후계(後溪) : 상용혈(常用穴), 미용혈(정신을 안정시키고 열독을 제거한다)
- 혈위(穴位) : 가볍게 주먹 쥐고 제5중수골(第5中手骨) 외측(外側) 소두후함중 장(掌)의 횡문두(橫紋頭)
- 주치(主治) : 학질(瘧疾), 간질(癎疾), 정신분열증(精神分裂症), 히스테리, 늑간신경통(肋間神經痛), 도한(盜汗), 낙침(落枕), 농아(聾啞), 요통(腰痛), 목적통(目赤痛), 억병(癔病)

⑪ 태충(太衝) : 상용혈(常用穴), 미용혈로서 열사(熱邪)를 제거해 얼굴을 아름답게 하고, 간열을 제거해 눈을 밝아지게 한다.
- 혈위(穴位) : 제1지(第1趾)와 제2지(第2趾)의 접합부(接合部)에서 1.5~2촌(寸) 상방(上方)
- 주치(主治) : 두통(頭痛), 현훈(眩暈), 고혈압증(高血壓症), 불면(不眠), 간염(肝炎), 흉협통(胸狹痛)

⑫ 용천(涌泉) : 상용혈(常用穴), 미용혈로서 원기를 북돋고 마음을 편안하게 하며 피부를 희고 아름답게 한다.
- 혈위(穴位) : 오지(伍趾)를 구부리고 발바닥에 나타나는 요함부(凹陷部)
- 주치(主治) : 쇼크, 중서(中暑), 불면(不眠), 중풍(中風), 고혈압(高血壓), 전간(癲癇), 히스테리, 정신병(精神病), 소아경풍(小兒驚風), 하지탄탄(下肢癱瘓)

⑬ 솔곡(率谷) : 미용혈로서 혈분(血分)의 열을 식히고 머리가 나게 한다.
- 혈위(穴位) : 이첨(耳尖)의 직상 발제(直上 髮際)의 각손혈에서 직상 1.5촌(寸)

- 주치(主治) : 편두통(偏頭痛), 현훈(眩暈), 안질환(眼疾患), 이명(耳鳴), 뇌충혈(腦充血), 알코올 중독

⑭ 사독(四瀆) : 상용혈(常用穴)
- 혈위(穴位) : 양지혈의 상방 7촌(寸) 척골과 요골 사이
- 주치(主治) : 두통(頭痛), 이롱(耳聾), 치통(齒痛), 견비통(肩臂痛), 신경쇠약(神經衰), 어지러움증

## (3) 귀반사 관찰 방법

귀를 관찰해보면 반응이 나타나는 부분은 옆머리점, 뒷머리점, 앞머리점이고, 만져서 나타나는 반응은 위의 세 부분을 누르면 심한 통증을 느낀다.

육안으로 나타나는 반응은 다음과 같다.

① 앞머리점 주위가 붉고 만성적인 전두통을 느끼는 경우 결절이 있고 피부가 불룩 올라와 있으면 전두통으로 앞머리가 아프다고 호소하는 두통이다.

② 옆머리점 부위가 붉고 만성적인 편두통을 느끼는 경우 결절이 있고 피부가 불룩 올라오면 편두통의 증상을 호소한다.

③ 뒷머리점이 붉고 만성일 경우 결절이 있고 피부가 불룩 올라오면 후두통이다.

④ 뒷머리점 아래부터 정수리점까지 붉고 만성적인 두정통을 느끼는 사람의 경우 결절이 있고 피부가 불룩 올라와 있다.

⑤ 앞머리점, 옆머리점, 뒷머리점, 정수리점이 불룩 올라와 있다면 머리 전체에 통증이 있다.

머리쪽으로 상승된 기(氣)와 열을 내려 두통을 완화시키는 것을 목표

로 하며 기통석의 1구, 2구, 3구의 특성을 잘 활용해 부착한다.

**(4) 추가 반응구역과 반응점**

- 전두통의 경우 : 앞머리점, 위
- 편두통의 경우 : 옆머리점, 췌담, 외이, 신장, 간
- 후두통의 경우 : 뒷머리점, 방광
- 두정통의 경우 : 정수리(정)점, 간
- 전체적인 두통의 경우 : 옆머리, 뒷머리, 앞머리점, 외이점 정수

| 그림 5 | 귀반사건강법 처방(두통)

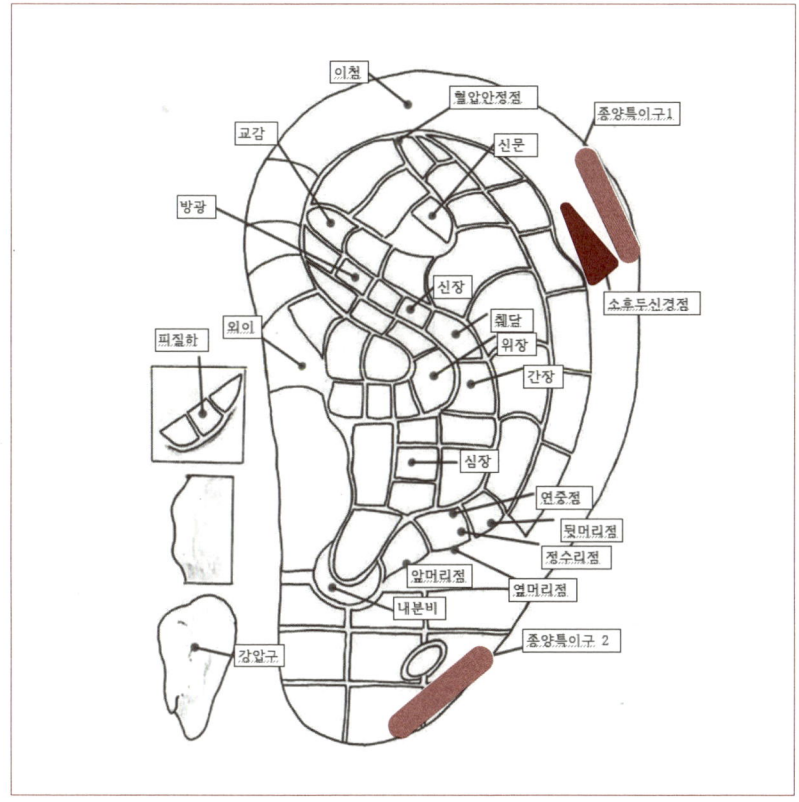

리(정)점
- 고혈압성 두통 : 심장, 신장, 혈압안정점(강압점), 강압구(이배부)
- 저혈압성 두통 : 심장, 신장, 뒷머리점

## 3. 부종

부종은 항암 치료 시 신장 기능이 떨어지고 말초혈관의 순환이 저하되어 외부에서 들어오는 수분보다 나가는 체액 성분이 적어지면서 생기는 증상이다. 항암제 투여 후 수일이 지나도 해소되지 않고 증상이 그대로 남아 있다면 그 원인을 찾기 위해 검사를 해봐야 한다. 먼저 혈액검사를 통해 신장에 문제가 있는지 알아보고, 소변검사를 통해 단백뇨, 혈뇨가 나오는지 확인해야 한다. 만약 이상이 생겼다면 신장의 기능을 먼저 치료한 후에 항암제를 투여해야만 신장 손상 및 심부전 등 추후에 야기될 수 있는 문제를 피할 수 있다. 말초혈관의 손상도 부종의 발생 요인으로 꼽히는데 암 치료 시 남은 항암제로 인해 혈관 벽에 손상이 오는 것으로 이 경우에도 일반적으로 글루타치온 주사를 통해 항암제의 독성을 빼주거나 고압 산소 치료를 통해 충분한 산소를 공급해줌으로써 혈액순환을 돕는다. 또한 단백질과 칼로리 부족으로 인한 영양 결핍도 부종을 발생시키는 원인이기 때문에 영양을 골고루 섭취하는 것은 필수적이다.

림프부종은 주로 유방암, 난소암, 자궁경부암 등 여성 암 수술 후에 발생한다. 유방과 골반 근처에 림프절이 모여 있는데, 암세포는 림프절로 전이되기 쉬워 암 수술을 할 때 림프절을 암세포와 함께 절제하는 경우가 많기 때문이다. 유방암도 액와 림프절을 제거하며 검사를 해서 전이 여부를 알 수 있으며, 이때 팔에서 올라온 림프액이 빠져나가지 못해 팔에 부종이 생긴다.

고대안산병원 성형외과 김덕우 교수는 "과거에는 림프부종을 못 고치는 병으로 여겨서 치료를 포기하는 환자가 많았는데, 최근에는 의료 기술의 발달로 수술을 통해 치료가 가능해졌다"라며 다만 림프부종은 100% 완치가 어렵기 때문에 수술 이후에도 림프 마사지, 압박 치료, 운동 요법 등 꾸준한 관리를 통해 부종을 최소화해야 한다고 했다.

난소암이나 자궁암 수술 시 골반 벽 주위의 림프절을 많이 제거하면서 서혜부 림프절 주변과 대퇴와 하지 전체에 부종이 생긴다. 전립선암 수술을 받는 남성에게도 림프부종이 생긴다. 림프부종은 전신 말단부 위부터 중심부로 림프액을 이동시키는 림프계에 손상이 생겼을 때 발생하는 질환이다. 림프액이 제대로 배출되지 않아 팔이나 다리에 극심한 부종을 유발한다.

림프부종이 지속되면 세균 감염으로 팔다리가 빨갛게 붓고 열이 나는 봉와직염이 쉽게 발생하므로 조기에 치료받아야 한다. 림프부종 발병 초기 6개월까지는 림프 마사지나 압박스타킹, 붕대 등을 이용한 물리 치료를 받는다. 50%는 물리 치료만으로 호전된다고 한다. 하지만 호전과 악화가 반복된다면 잦은 항생제 치료보다는 원인을 제대로 알고 치료해야 한다. 림프부종이 발생한 지 1년 미만인 초기 환자는 림프정맥 문합술로 좋은 예후를 기대할 수 있다. 김덕우 교수는 "림프정맥 문합술은 팔이나 다리를 지나가는 림프관을 정맥과 연결해서 막혀 있는 림프액이 정맥으로 빠져나가도록 유도하는 치료법이다"라며 0.3mm의 림프관을 연결하는 작업은 초고난도 기술이기 때문에 반드시 미세 수술에 특화된 전문가들이 시행하는 것이 안전하다고 말했다.

림프부종이 1년 이상 진행됐거나 증상이 심하면 림프관 자체가 파괴됐을 수도 있다. 이때는 림프관과 정맥을 연결해도 증상이 완화되지 않는다. 오히려 정맥에서 림프액을 역류시키는 현상이 생길 수 있으므로 림프절 이식술을 고려해야 한다. 김덕우 교수는 "다리에 림프부종이 심한 환자는 주로 겨드랑이 림프절을 채취해서 허벅지 안쪽에 이식하고, 팔에 림프부종이 심한 환자는 서혜부에서 림프절을 채취해 겨드랑이에 이식한다"라며 이때 림프절만 채취하는 것이 아니라 림프절에 연결된 혈관을 같이 채취해서 이식할 부위의 혈관에 연결한다고 했다. 림프절 이식술은 수술 현미경을 동원해 매우 작은 바늘로 봉합하는 난이도가 높은 수술로, 평균 6시간 정도가 소요된다고 한다.

림프절 이식술로도 효과를 보기 어려울 만큼 진행됐다면 림프절 이식술과 함께 지방흡입술이나 피부 절제술을 병행하기도 한다. 비대해진 팔다리를 지방흡입으로 줄여주거나 늘어진 피부를 절제하고 봉합하는 방법이다.[64]

림프절(액와, 골반, 서혜부)은 림프관의 검문소 같은 곳으로서 우리 몸에 생긴 노폐물을 청소해주고 암세포 전이를 억제해준다. 림프부종은 이러한 림프관이 손상되면서 림프액이 제대로 흐르지 못해서 생긴다.

암 환자의 15.5%가 부종 후유증을 경험하며, 유방암과 자궁경부암, 난소암 환자들의 20~40%가 경험한다. 팔이나 다리에 부종이 오면 통통 붓기도 하지만 아리고, 쑤시고, 열감이 수반되어 방치하면 조직 괴사와 피부 변성도 올 수 있다. 림프절 절제 수술을 하는 암에는 흑색종, 유방암, 부인과적 종양, 두경부암, 전립선암, 고환암, 방광암, 대장암 등이 있다.

암세포는 림프관을 따라서 전이가 잘 되므로 암 수술 시 림프절을 잘라낸다. 림프부종 초기에는 별다른 통증 없이 그저 팔다리가 당기는 느낌이 든다. 림프관이 심하게 막힌 후에야 팔다리가 붓고 통증과 함께 열감이 느껴진다. 이에 전문가들은 암 수술 후에 팔다리가 평소와 달리 무겁고 조이는 것 같다면 림프 흐름을 증가시키는 생활 습관을 가져야 한다고 강조한다. 림프 순환을 돕는 생활 습관이나 마사지가 도움이 되는데, 같은 자세로 30분 이상 앉지 않고 팔다리를 심장보다 높게 유지한다. 누운 자세에서는 팔다리 아래에 베개나 쿠션을 받쳐서 림프액이 심장 방향으로 흐르도록 한다. 발은 건조한 상태가 좋지만, 팔과 다리는 건조하지 않도록 촉촉하게 로션을 바른다. 고온의 사우나를 자주 하게 되면 짧은 시간 안에 갑자기 혈관이 확장되면서 악영향을 줄 수 있다. 부종은 미열이라도 수반하기 때문에 사우나와 뜨거운 팩을 이용한 찜질은 자제한다. 림프 마사지는 예방은 물론 완화시키는 데에도 도움이 된다. 또한 피부가 약하게 당겨질 정도로 부드럽게 해야 하며 통증이 느껴질 때는 중단한다.

상체는 쇄골 주변과 겨드랑이를 손바닥으로 쓸어주고 팔꿈치에서 어깨까지 쓸어올린다(팔 위쪽부터 시작해서 팔 아래쪽도). 손목에서 팔꿈치까지 쓸어올리며 손가락은 피아노를 치듯 바닥을 가볍게 두드린다.

하체는 서 있는 상태에서 손을 오므려 엉덩이 쪽에서 사타구니 쪽으로 쓸어온다. 앉은 상태에서 발목을 좌우로 천천히 돌려준다. 누운 상태에서 무릎을 구부려서 몸쪽으로 다리를 당겨준다(5초 버티기). 누운 상태에서 발목에 힘을 주어 몸 쪽으로 당겨서 5~10초간 버틴다. 쥐가 날 수도 있으므로 버틴 후에는 휴식을 취한다.

항암 치료 후 부종은 항암제 치료로 인해 혈액 내 입자들의 수가 감소하면서 수분을 잡아주는 힘이 떨어지고, 혈관 벽 바깥으로 수분이 나오면서 발생할 수 있다. 부종이 심한 경우에는 의료진의 판단에 따라 항암제의 용량을 줄이거나 약제를 변경하기도 한다. 부종을 완화하기 위해서는 1일 물 섭취량을 제한하며, 다리와 발을 심장보다 높게 올려 혈액순환을 돕는다. 식이조절에서는 소금 섭취량을 줄이고, 단백질 섭취량을 늘리며, 면역력 관리에도 신경 써야 한다.[65]

서혜부 림프부종과 액와 림프부종 마사지는 수술 상처에 대한 재활 마사지이므로 깊이 있는 숙련된 기술이 필요하다. 손끝과 발끝의 신경 혈관 마사지와 함께 경락 경혈 마사지를 시행하고, 모관 운동을 가볍게 해주는 것이 중요하다.

### (1) 부종에 도움이 되는 경락 경혈 마사지

부종 환자에 대한 경락 경혈 마사지는 정맥 마사지를 위주로 하는 것이다. 경혈점을 자극하며 진행하되 자극이 심하지 않도록 하며, 환자 발가락 끝의 말초신경, 즉 발가락의 혈관신경 마사지가 제일 먼저 진행되어야 한다. 부종의 해결책은 발가락 끝의 혈관 신경작동 여부가 큰 관건이기 때문이다. 혈관신경 마사지를 진행하고 발가락의 힘을 눌러보며 관찰해 부종을 완화시켜주는 경혈점을 자극하는 정맥 마사지를 진행한다. 부종이 아주 심할 때는 마사지를 마치고 다리를 심장보다 높게 거상시켜 순환과 부종을 완화시킨다. 항암으로 인한 부종은 대개 림프 절제 수술 후에 많이 발생되며, 하지정맥류 질환이나 신장질환, 간 질환의 영향으로도 온다. 신장 기능이 떨어지면서 인체에서 나트륨과 물을 효과적으로 제거하지 못해 하지 부종이 발생한다. 간질환은 염증 상태가 지속되면서 섬유화 조직으로 변화되는데 이러한 변화로 인해

하지 부종이 생긴다. 저리고, 무겁고, 통증이 있으며 감각이 소실된 듯한 느낌이다.

국소적인 부종 마사지는 병처에서 멀리 떨어진 곳의 말단부위부터 기혈과 극혈을 자극해 경혈 마사지를 진행하며, 액와 림프부종의 경우 손톱의 뿌리의 혈관신경 마사지를 시작으로 정맥 마사지를 진행한다. 이때 수삼음경과 수삼양경의 경혈들을 자극하며 환자의 상태에 따라 음, 양 보사법으로 마사지해야 한다. 하지 부종도 발가락 끝의 혈관신경 마사지를 먼저 진행한 다음 비복근과 가자미근에 분포된 족삼음경과 족삼음경에 소속된 경혈점을 마사지한다. 부종 완화의 통합마사지는 발가락 신경의 회복을 돕는 포인트를 자극해주는 것이 중요하다. 마사지 후에는 누운 상태에서 다리와 팔을 들어 동시에 털어주는 모관 운동을 가볍게 해주며 순환을 도와준다.

### (2) 귀반사건강법

부종은 수분 대사 이상으로 세포와 세포 사이에 수분과 염분이 과다하게 축적된 상태로서 혈액순환 장애, 심장, 간장, 간, 내분비 계통의 이상으로 생기며 복용하는 약물로 인해 생기기도 한다. 부종에는 기본방인 신문, 교감, 내분비, 피질하, 꼬리뼈 및 선골, 복수점, 이선, 간, 삼초, 대장, 비뇨기계인 신장, 수뇨관, 방광에 부착하고, 늦은 저녁의 음식을 최소화하면서 1일 후 몸의 변화를 관찰한다. 적용 질환은 간경화, 신장병의 합병증, 복수, 하지정맥류 개선, 비만증 개선, 약물 해독에 응용한다.

| 그림 6 | 귀반사건강법 처방(부종)

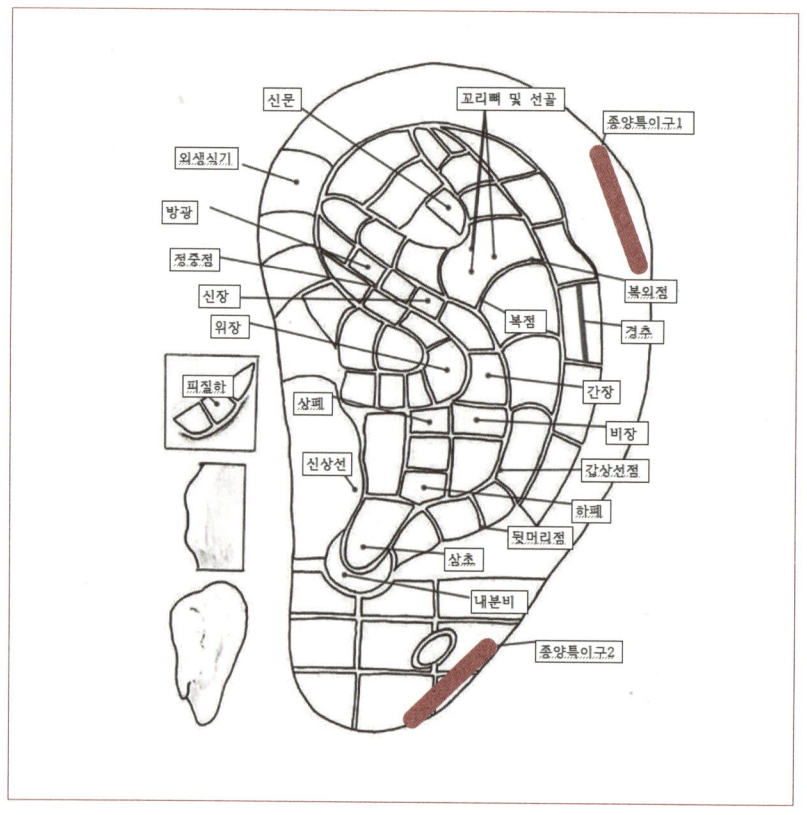

## 4. 전신 근육통

통합종양마사지 관점에서 치료 서비스는 환자의 부위별 진단을 세부적으로 분류해 치료 스케줄을 계획한다. 환자들은 다리의 통증을 호소하기도 하고 등 기립근이나 팔과 어깨 부위 통증을 호소하기도 한다. 물론 전신에 걸친 통증을 호소하는 환자들도 많다. 과거 병력이나 개인의 체형 변화 등을 고려해 암을 진단받기 전부터 통증이 있던 부위는 항암, 방사선 치료 후에 더욱 취약한 반응이 나타나 환자의 삶의 질을 감소시키고 통증에서 헤어날 수 없을 만큼 고통스럽게 한다.

항암 치료 중에 나타나는 근육통은 대표적으로 2가지 경우로서 첫 번째는 날카롭고 예민하게 쑤시는 통증이며, 두 번째는 깊고도 둔하면서 무지근한 통증으로 지속적으로 나타난다. 날카로운 통증은 일정한 위치에 생기거나 온몸 전체에 걸쳐 생길 수도 있다. 항암 치료 후에 나타나는 근육통은 관절의 통증에 수반되므로 특정 부위에 통증이 있을 때(부종이 없는 조건일 때) 온찜질이 도움이 되며, 전신 근육통이 있는 경우는 몸에 열이 없는 한 따뜻한 물로 목욕하는 것도 도움이 된다. 근육의 통증이 심하고 강직되어 경련과 함께 온다면 경락 경혈 마사지나 지압 등으로 완화시킨다.

통증의 정도는 통증이 가벼워서 관리가 가능한 경우부터 통증이 심해 몸이 쇠약해져 침대에 누워 꼼짝하지도 못할 만큼 힘든 경우까지 다양하다. 근육 통증은 관절통과 함께 수반되며, 피로감이 누적되어 외출이 제한적이다 보니 우울증까지 호소하게 된다. 특히 뼈로 전이된 환자의 전신 근육통 마사지는 주의를 요하며 상당한 기술이 요구된다. 다양한 항암 화학 요법, 방사선 치료, 호르몬 요법, 표적 치료들이 근육통을 유발할 수 있으므로 이러한 항암 치료를 진행하는 환자에게는 예방하는 통합종양마사지를 선행해서 보완할 수 있다.

### (1) 호흡 근육의 균형이 미치는 근육통의 문제

선진국 국민의 대략 80% 정도가 등의 통증으로 인해 일상생활에 영향을 받는 것으로 추정된다고 한다. 가장 이상적인 골격은 왼쪽과 오른쪽의 균등한 힘, 유연성을 갖는 것이다. 하지만 우리는 대부분 한쪽 부분이 너무 강하지만 뻣뻣하거나 유연하지만 약한 것과 같이 불균형한 신체가 많다.

등의 통증에 영향을 주는 요인은 많다. 예를 들어 부모에게 물려받은 유전적 성향, 예전에 받은 상해로 말미암아 요통이 생기기 쉬우며, 이 문제가 변비나 담석증까지 초래할 수 있다. 그러나 가장 흔히 찾아볼 수 있는 원인은 일상생활 속에 있다. 장시간의 컴퓨터 사용, 운전, 운동 부족, 부적합한 자세, 굽이 높은 구두를 신는 것 또한 요통을 발생시킬 수 있다. 손으로 작업하는 사람이나 운동선수(ex. 테니스 선수)에게서 불균형 상태를 많이 찾아볼 수 있는데, 장기간 지속됐을 때 통증을 초래한다.

특히 규칙적인 운동을 하지 않는 사무직의 경우 등 윗부분의 긴장과 통증을 느끼는 사람이 많다. 고정된 자세로 허리를 구부리고 무의식적으로 머리를 앞으로 빼는 자세를 취하는 현대인들은 전신의 근육과 근막의 경직에 따른 근·골격계 질환 및 구조적 불균형에 흔하게 노출되어 있다.

두경부 전방화 자세는 머리의 무게가 후경부에 스트레스를 주어 뒷목의 연부조직인 근육과 인대의 과부하 원인이 되어 목이 뻣뻣하고 움직이기 불편하며, 심해지면 어깨, 팔, 허리까지 통증이 퍼진다. 오래 방치하면 뼈에 노화 현상을 초래하기 때문에 자세를 교정해야 한다. 등을 구부리고 오랫동안 앉으면 허리 아래쪽과 다리 부분을 경직되게 한다. 반대로 오랜 시간 서 있거나 무거운 것을 들고 나르는 사람들은 허리 아랫부분에 통증이 발생한다. 또한 격한 운동을 오랫동안 하거나 농사를 짓는 경우에도 허리 아랫부분과 등의 통증에 노출되기 쉽다.

관련 증상 중 특히 버섯 증후군은 경추 주위에 두툼하게 버섯 모양을 형성하고 있는 지방 침착물이 상지의 무력감, 어깨의 무거움, 경추 움직임 장애를 일으키며, 둥근 어깨(Round Shoulder) 형태를 동반하고 심해지면 피부까지 굳는 증상을 보인다. 버섯 증후군은 몸집이 큰 여성에게서 많이 볼 수 있으며, 운동성의 부족과 순환 장애 및 배액 문제를 해결해줄 관리적 접근이 필요하다.

버섯 증후군과 관련된 주변 근육으로는 스트레스에 민감한 승모근, 견갑골을 척추에 고정하는 능형근과 중부 승모근, 흉추와 늑골을 고정 및 연결하며 호흡에 관여하는 상후거근, 견갑골을 늑골에 안정시키는 소흉근이 있다. 늑골 12쌍은 흉추 1번부터 12번까지 부착되어 흉골과 함께 흉곽을 구성한다. 흉곽은 흡기 시에 확장되며 전후 직경이 넓어지고 호기 시에는 그 반대가 된다.

효과적인 호흡이란 음(陰)압인 흉곽과 양(陽)압인 복강이 최소한의 에너지를 이용해서 많이 수축하고 이완해 횡격막의 정상적인 피스톤 작용을 통해 산소를 폐포까지 전달하는 과정이다. 따라서 호흡의 정상화는 영양공급과 배액, 전신의 구조적 균형인 발가락 10개가 균형 잡힌 힘으로 제대로 직립해야만 회복과 직접적으로 연관된다. 호흡의 정상화는 흉곽의 움직임을 원활하게 해 흉추와 늑골에 부착된 버섯 증후군의 원인이 되는 심부 근육들을 안정시키고 활동을 촉진시킨다.

또한 인체의 기둥 역할을 하는 척추는 천골 위에서 약간 앞쪽으로 커브를 만들어 경추부터 천추까지 'S'자 모양을 취하고 있으며, 완충 및 보호 작용에 매우 효과적인 구조로 중력의 영향을 받는 인간의 상하 움직임 시 충격을 완화하고 유연성을 높여준다.

승모근은 목 부위부터 시작해서 등에 이르는 삼각형 모양의 근육을 말하는데, 이 부위가 압통점의 강도가 세게 나타나며, 젖산이라는 효소가 산화되면서 피로 물질로 전환되어 이곳에 주로 쌓인다. 이들의 특성은 딱딱하게 굳고 혈관이나 신경조직을 눌러 압박되면 통증이 생기며 당기는 느낌을 준다. 주로 어깨 견정혈(肩井穴) 부분에서 통증이 많이 나타난다.

골도법에 입각한 경혈점과 깊은 근육조직까지 마사지해주면 이 부위의 긴장을 줄일 수 있으며, 이 부위가 이완될 수 있도록 압을 주다가 긴장이 풀리기 시작하면 압을 점차 낮추는 것이 마사지 시술자의 숙련된 기교라고 할 수 있다. 전신에서 나타나는 근육통과 관절통은 항암 약물과 관련성이 있기 전부터 개인적인 고려 사항으로서 발가락이 땅을 딛는 힘의 균형이 기본이 되어야 한다. 취약한 부분에 따라 증상이 더욱 악화되기 때문이다.

### (2) 경락 경혈 마사지*

[복와위 자세]

① 손바닥을 위로 가게 해서 제4, 5지 사이에 있는 장측 골간근의 소부혈 : 수소음심경(少府穴 : 手少陰心經)과 단무지 외전근 부위에 있는 적백 육제의 안쪽 백측(白側) 어제혈(魚際穴) 수태음폐경(手太陰肺經)과 제2, 3지 사이에 있는 장측 골간의 노궁혈(勞宮穴 : 手厥陰心包經)을 무지복(拇指腹)을 사용해 압박 마사지를 하는데, 시원하면서 뼈 근한 느낌이 들도록 자극한다.

② 팔의 하완(下腕)은 수궐음심포경(手厥陰心包經)의 극문(郄門), 간사(間

---

* 전신 근육통의 경락 경혈 마사지는 상반신 위주의 설명이며, 전신 경락 경혈 마사지에 관한 자세한 설명은 PART 03의 '암 예방을 위한 통합건강마사지의 예시' 참고(224페이지).

使), 내관(內關), 태릉혈(太陵穴) 등을 짜릿하면서도 무지근한 느낌이 들게 자극한다.

③ 수소음심경(手少陰心經)의 소해(少海), 신문(神門), 음극(陰隙), 통리(通里), 영도혈(靈道穴)을 자극한다.

④ 수태음폐경(手太陰肺經) 중에서 손목의 태연혈(太淵穴)은 엄지로 부드럽게 풀어주고 열결(列缺), 경거(經渠), 공최혈(孔最穴)은 무지복(拇指腹)을 사용해 지안법(指按法)으로 리드미컬하게 시술한다.

⑤ 상완(上腕) 뒷부분 수소음심경(手少陰心經)의 청령혈(靑靈穴)과 상완 이두근 내외에 있는 비노(臂臑 : 手陽明大腸經), 노회(臑會), 소락(消濼), 청랭연(淸冷淵), 천정혈(天井穴) 수소양삼초경(手少陽三焦經) 등을 날법(捏法)과 유법(揉法)을 병행하며 피시술자에게 '득기(得氣)', 즉 시큰거리고 뻐근하고 무감각한 느낌이 오면 누르던 힘을 멈춰 몇 초 동안 있다가 점차 느슨하게 한 다음 다시 동작을 반복한다.

⑥ 어깨 목 부위의 통증과 강직을 완화하기 위해서는 두피의 경혈을 자극해 마사지한 후에 목과 어깨 전반에 걸쳐 마사지한다. 좌측 견관절(左側 肩關節)은 환자의 어깨 부위로 가서 삼각근의 기시점과 견봉 돌기단 사이에 견우혈 : 수양명대장경(肩髃穴 : 手陽明大腸經)과 견료혈 : 수소양삼초경(肩髎穴 : 手少陽三焦經)을 무지와 식지로 압박 마사지한다.

⑦ 어깨 견봉단 부위는 암 환자들이 매우 호소하는 부위다. 쇄골 끝의 견봉단 뒤쪽에 있는 거골혈 : 수양명대장경(巨骨穴 : 手陽明大腸經)과 견외유(肩外兪), 견중유혈 : 수태양소장경(肩中兪穴 : 手太陽小腸經)을 무지단(拇指端)으로 마사지한다.

⑧ 승모근(僧帽筋)은 제7경추(第7頸椎)와 견봉 돌기 단과의 중간으로

가장 높이 융기되는 지점의 견정혈 : 족소양담경(肩井穴 : 足少陽膽經)을 무지단(拇指端)으로 5회 지압해 강직된 승모근 부위를 날법(捏法)으로 마사지한다. 특히 주의할 점은 견정혈(肩井穴) 부위는 폐첨(肺尖)이 닿는 곳이므로 특히 폐암 환자의 경우에는 너무 강하지 않도록 주의한다.

⑨ 유방암 환자에 있어서 견갑골의 근육과 근막들은 제2의 유방과 같은 곳이다. 견갑골(肩甲骨) 정중앙에 있는 천종혈(天宗穴)과 그 주변에 있는 병풍(秉風), 노유(臑兪), 견정(肩貞), 곡원 : 수태양소장경(曲垣穴 : 手太陽小腸經)과 대저(大杼), 풍문(風門), 폐유혈 : 족태양방광경(肺兪穴 : 足太陽膀胱經)을 점법(點法)과 곤법(滾法)으로 리드미컬하면서도 압력이 고르고 부드럽게 시행해서 마찰 부위가 떨어지지 않도록 한다.

⑩ 환자(患者)의 두부(頭部) 쪽에는 좌우(左右)의 견정(肩井), 거골혈(巨骨穴)과 견관절(肩關節) 부위의 견우(肩髃), 견료혈(肩髎 穴)과 제1흉추~제3흉추(第1胸椎~第 3胸椎)를 중심으로 각각의 추골(椎骨)옆 양방(兩方) 1.5촌(寸) 부위에 대저(大杼), 풍문(風門), 폐유혈 : 족태양방광경(肺兪穴 : 足太陽膀胱經)을 양 무지복(拇指腹)으로 압박 마사지하며 5회 이상 리드미컬하게 점법(點法)과 곤법(滾法)으로 시술한다.

⑪ 제7경추 추골(第7頸椎 椎骨) 및 요함처(凹陷處)의 대추혈(大椎穴)을 시작으로 도도(陶道), 2추하(二椎下), 신주(身柱), 신도(神道), 지양혈 : 독맥(至陽穴 : 督脈)을 무지복(拇指腹)을 사용해 양 엄지 교차 마사지로 약하고 부드럽게 마사지한다.

⑫ 환자의 경추 부분에서 아문(瘂門), 풍부 : 독맥(風府 : 督脈)를 양쪽 중지를 겹쳐서 시술자 쪽으로 당겨 올려 3초간 지그시 눌렀다가 떼

어주고 다시 눌렀다가 천천히 이완시키는 동작을 5회 반복한다.

⑬ 천주 : 족태양방광경(天柱 : 足太陽膀胱經), 풍지혈 : 족소양담경(風池穴 : 足少陽膽經)은 검지와 중지를 사용해 시술자 쪽으로 향해 올려 3초간 지그시 눌렀다 떼어주고 다시 눌렀다 이완시켜주는 동작을 10회 반복한다. 이때 강하게 압박해서 너무 아프지 않도록 주의한다.

⑭ 폐암, 갑상선암, 유방암 환자의 경우에는 경추 부위의 두판상근(頭板狀筋)과 승모근(僧帽筋)을 마사지하면서 견정혈(肩井穴) 부분에 있는 근육을 풀어준다. 이때 견정혈(肩井穴)과 거골혈(巨骨穴)을 정확히 취혈(取穴)하는 것이 마사지의 기본이다.

⑮ 제1흉추(第1胸椎)의 양방(兩方) 1.5촌(寸) 옆에 대저혈(大杼穴), 제1흉추(第2胸椎)의 양방(兩方) 1.5촌(寸) 옆에 풍문혈(風門穴), 제3흉추(第3胸椎)의 양방(兩方) 1.5촌(寸) 옆에 폐유혈 : 족태양방광경(肺兪穴 : 足太陽膀胱經)을 마사지하는데, 기법은 양지 날법(兩指 捏法)을 사용한다. 족태양방광경(足太陽膀胱經) 제2선(第2線)에 있는 부분(附分), 백호(魄戶), 고황(膏肓), 신당혈(神堂穴) 등까지 마사지한다.

⑯ 배 부위(背 部位)는 독맥(督脈)을 중심으로 흉추(胸椎)1~미추(尾椎)까지 양방(兩方) 1.5촌(寸) 옆에 있는 족태양방광경(足太陽膀胱經) 제1선(第1線)과 3촌(寸) 옆에 있는 제2선(第2線)의 경혈들을 양 엄지무지복(拇指腹)으로 압박 마사지하는데, 환자의 둔부 옆에서 무릎을 꿇은 채 양팔에 힘을 빼고 시행하며, 강직된 척추의 기립근을 이완시켜주는 것은 마사지의 기교에 달려 있다고 볼 수 있다.

[앙와위 자세]

① 완관절(腕關節)의 양지(陽池), 양계(陽谿), 양노혈(養老穴)을 두 엄지손가락과 집게손가락으로 잡고 환자의 손을 앞뒤로 털어 긴장을 풀고 각 손가락 끝에 있는 정혈(井穴)들을 자극해 톡톡 뽑아준다. 강도의 정도는 환자마다 다르게 해야 한다.

② 항암을 진행하는 환자에 있어서 근육 관절 통증으로 인한 호소는 전신에 걸쳐서 느끼기 때문에 특히 팔 전체의 상황을 고려해 마사지해야 한다. 폐암, 유방암, 복강의 수술 상태에 따라 팔의 움직임에 제한이 오므로 주의해서 진행한다. 환자의 팔을 든 채로 수양명대장경(手陽明大腸經)의 합곡혈(合谷穴)을 지그시 3회 정도 누른 다음, 손등에 있는 액문(液門), 중저혈 : 수소양삼초경(中渚穴 : 手少陽三焦經)을 무지단(拇指端)으로 마사지한다.

③ 손바닥을 바닥 쪽으로 가게 한 다음 상완 척골두(上腕 尺骨頭)에서 단무지 신근(短拇指 伸筋)에 이르는 사독(四瀆), 삼양락(三陽絡), 회종(會宗), 지구(支溝), 외관혈 : 수소양삼초경(外關穴 : 手少陽三焦經)을 양손의 무지단(拇指端)으로 짜릿한 느낌이 오도록 마사지한다. 특히 상지의 순환이 좋지 않거나 손끝이 저린 환자들은 유념해서 시행해야 한다.

④ 손바닥을 위로 향하게 한 다음에는 극문(郄門), 간사(間使), 대릉혈 : 수궐음심포경(大陵穴 : 手厥陰心包經), 영도(靈道), 통리(通里), 음극(陰郄), 신문혈 : 수소음심경(神門穴 : 手少陰心經) 등을 마사지하고 척골이 바닥에 향하게 옆으로 세워서 수삼리(手三里), 상렴(上廉), 하렴(下廉), 온유(溫溜), 편력혈 : 수양명대장경(偏歷穴 : 手陽明大腸經)을 뻐근한 느낌이 약간 들도록 무지단(拇指腹)으로 마사지한다.

⑤ 유방암 환자의 경우에는 림프부종이 따르므로 상완과 액와 부위의 림프를 마사지한 후에 팔꿈치를 약간 구부려서 상완이두근(上腕二頭筋) 말단 부위의 외측 수태음폐경(手太陰肺經)인 척택혈(尺澤穴)을 무지단(拇指端)으로 지그시 누르는 동시에 팔을 쫙 펴고 구부리고를 3회 반복해서 실시하고 수궐음심포경(手厥陰心包經)인 곡택혈(曲澤穴)도 위와 같은 방법으로 자극한다.

⑥ 상완이두근(上腕二頭筋)의 중간지점에 수태음폐경(手太陰肺經)의 천부(天府), 협백(俠白穴)이 뻐근하면서도 시원하도록 날법(捏法)을 응용하며 마사지한다.

⑦ 팔을 옆으로 수평이 되게 들어 견우(肩髃), 비노혈 : 수양명대장경(臂臑穴 : 手陽明大腸經) 견료(肩髎), 노회혈 : 수소양삼초경(臑會穴 : 手少陽三焦經)을 지압 마사지한다. 이때, 무지단(拇指端)에 힘을 약간 주어야 정확히 취혈(取穴)이 된다.

⑧ 수태음폐경맥(手太陰肺經脈)의 중부, 운문혈(中府, 雲門穴)을 정확히 취혈(取穴)해서 약하게 자극해 대흉근(大胸筋)을 안쪽까지 마사지하며 팔을 위쪽으로 힘을 뺀 채로 뻗쳐서 수소음심경(手少陰心經)의 극천혈(極泉穴)을 뻐근한 느낌이 들도록 2회 정도 강하지 않게 지압해 준다.

⑨ 승모근 부위(僧帽筋 部位)는 견정(肩井), 거골혈(巨骨穴)을 무지단(拇指端)으로 누르며 압박 마사지를 하다가 오지(伍指)를 모두 사용해서 날법(捏法)으로 마사지한다. 강직된 부분의 이완을 목적으로 하기에 정확한 기교가 필요하다. 환자에 따라서 압의 정도를 잘 조절한다.

⑩ 견우(肩髃), 견료혈(肩髎穴)은 견관절(肩關節) 유연성의 매우 중요한

혈이므로 마사지를 약하면서도 짜릿한 느낌이 정확히 가도록 시술한다.
⑪ 사각근과 흉쇄 유돌근 등을 부드럽게 마사지하며 목의 긴장을 이완시켜준다. 후두부(後頭部)를 위로 쓸어 올리다가 후두융기 밑에 함몰된 곳의 천주(天柱), 풍지(風池), 아문(瘂門), 풍부혈(風府穴)을 사지(四指)를 이용해서 시술자 쪽으로 끌어올리면서 정확한 혈(穴)자리에 지압 마사지한다.

### (3) 허리 근육통의 문제

요추를 전만시키는 장요근의 단축은 흉추 후만과 경추 전만을 더 증가시켜 흉늑관절의 움직임을 제한해 호흡 시 늑골 움직임 제한의 원인이 되며, 장요근 관리를 통한 척추의 정상화는 경부 근육과 경추와 흉추 및 늑골의 움직임을 활성화시켜주어 버섯 증후군 관리에 효과적이다.

이러한 여러 가지 자세의 부조화로 인한 통증을 완화시키기 위해서는 생활방식을 고려해야 한다. 긴장된 근육을 풀어주기 위해 등을 눌러주고, 넓고 깊게 쓸어주며, 주무르는 마사지 동작은 그 부위를 부드럽게 하고 풀어준다. 이렇게 함으로써 근육은 최적 상태로 돌아갈 수 있다. 깊고 견고한 압을 줄 때 특히 뭉친 작은 부위를 발견할 수 있는데, 이것은 근육에 긴장이 생기는 것이며, 단단한 띠를 형성해 '압통점'이라고 부르기도 한다.

요추 및 골반과 하지의 문제로 인해 발통점이 잘 생기는 근육 중 하나이며, 실제 통증은 요천추부와 둔부, 서혜부를 중심으로 나타나는데, 아픈 쪽을 아래로 해서 누울 수가 없고 체중을 싣고 서 있을 수조차 없이 통증이 심하다. 이런 부자연스러운 자세가 흉부, 어깨, 목 등에 2차적인 통증을 일으킨다. 내전근, 중둔근, 소둔근, 장요근, 복횡근, 골반저근은 요방형근과 더불어 골격을 잡아주는 안정 근육이다. 요방형근은 늑골 12번째에서 장골능에 위치하는 옆구리 후 외측의 최고 깊은 층에 위치하는 근육으로 앞쪽으로는 후 복벽 장기인 신장의 외측 1/3 정도와 걸쳐 있고 장요근, 하후거근, 복횡근, 기립근과 근막에 의해 연결되어 있으며, 장늑 섬유, 장요 섬유, 요늑 섬유 등 3개의 근섬유로 되어 있다.

장요근은 3개의 근육인 장골근, 대요근, 소요근으로 구성되며, 심부의 다열근과 함께 요추를 안정시켜주는 근육이다. 요추전방을 지지하며 신전을 보조하고, 요추 전만을 증가시켜 직립자세를 유지할 때 큰 역할을 하는 근육으로써 척추를 중심으로 횡돌기와 추체 사이에 좌우 한 쌍으로 되어 있다. 중요한 기능으로는 고관절 굴곡과 대퇴의 외전 및 외회전을 보조하며 서고, 앉고, 걷고, 달리고 조깅하는 동안 계속 활동 상태에 있으며, 윗몸 일으키기 동작에서는 30도부터 작용하기 시작해 마지막 60도에서 매우 활동적으로 움직이기 시작한다. 많은 사람들이 뱃살을 없애고자 일반적으로 윗몸 일으키기를 많이 하는데, 복직근이 약한 상태에서의 잘못된 동작은 골반을 틀어지게 해 허리에 손상을 줄 수 있고, 하복부 비만을 가중시킬 수도 있으니 본인의 체형에 맞는 운동을 해야 한다.

《내경》에서는 '허리는 신(腎)의 부(府)이니 돌리고 흔드는 것이 자유롭지 못하면 신(腎)이 곤비(困憊)해진 것이다'라고 했고《의학입문》에서는 '요(腰)는 신(腎)의 외후(外候)이다'라고 했다. 이는 신(腎)과 요(腰)가 생리와 병리상으로 밀접한 관계가 있음을 증명하고 있다. 옛날 사람들은 대체적으로 요통을 10 종류로 구분했다(전신 근육통의 귀반사건강법 참고).

요통은 일상생활에서 허리가 불편하고 아픈 것을 말한다. 요(腰), 즉 허리는 허리띠를 매는 그 당처와 그 윗부분을 일컫는다. 요(腰)와 척(脊)은 인체에서 제일 큰 관절로서 신장(腎)과의 관계가 깊다.

허리에 생기는 통증은 원인이 다양한데, 주로 중년에 생긴다. 좌섬요통은 물건을 들다 너무 힘을 써서 삐끗하기도 하고, 위에서 떨어지거나 허리를 갑자기 회전할 때나 충격을 받았을 때 생길 수 있다. 담습 요통은 습(濕)이 많고 차가운 곳에 오래 누워 있거나 잠을 자면 생기며, 신허요통은 신기부족(腎氣 不足)으로 올 수 있다. 이러한 요통은 근육을 둘러싸고 있는 초(鞘)에 덩어리 같은 것이 쌓여서 생길 수 있다. 또한 동맥부전이 있으면 허혈성 요통이 올 수 있다. 모든 요통은 타박이나 부종을 제외하고는 진통 연고를 바르거나 마사지를 통해서 통증을 완화할 수 있다.

### (4) 경락상으로 본 요통

요통은 한습사(寒濕邪)에 의한 외감성과 신기 부족에 의한 내상성이 있다. 외감성은 일반적으로 통증이 심하고, 돌아눕지도 못하며, 굴신도 못하고, 기침조차 하기 어려우며, 통증이 하지로 퍼진다.

내상성은 통증이 묵직하고, 하지와 요부가 무겁고, 나른하며, 은근히 아프고, 원기가 없다. 또 어혈성인 것도 있다.

국소적으로 통증점이 정확히 있는 것은 양경맥의 실증으로 인한 요통이 많고, 반대로 국소점에서 통증점이 확실치 않으며, 허리가 무거우면서 기분 나쁠 정도로 아픈 것은 음경맥의 허증으로 인한 요통이 많다. 경락학상으로 보면 하지를 유주하는 경락의 이상에서 오는 것이 대부분인데, 경락상의 요통은 대체로 다음과 같다.

① 족태양방광경의 요통

방광경의 요통은 주로 풍사(風邪) 등 외사의 침입으로 발병한다. 목에서부터 등으로 당기고 아프며, 통증은 둔부로부터 하지로 퍼진다. 또한 신체의 전, 후굴의 장애가 오고, 하퇴 뒤쪽 외측에 힘을 줄 수 없다.

② 족소양담경의 요통

담경의 요통은 주로 한사(寒邪) 등 외사의 침입으로 발병한다.
통증은 피부 아래를 바늘로 쿡쿡 찌르는 것 같이 아프며, 통처가 이동하기 쉽고, 몸의 굴신이 안 되며, 좌우로 돌리기가 어렵다. 특히 복부 옆측에서 서경부에 걸쳐 당기고 아프며, 때로는 음부까지 아프고, 통증이 하지외측으로 방산된다.

③ 족양명위경의 요통

위경의 요통은 주로 습사(濕邪) 등 외사의 침입으로 발병하는 것이 대부분이다.
통증은 몸 전체를 돌리려고 할 때 심하게 나타나며, 몸을 좌우로 비틀면 어지러워서 괴로운 상태가 된다.
요통 중에서 위경의 요통이 가장 적고 통증은 하지 앞쪽으로 방산한다.

④ 족궐음간경의 요통

간경의 요통은 통증이 최고로 격심하고, 요부의 긴장이 현저하게 나타나며, 등이 당겨서 활줄을 당긴 것처럼 된다.
하복부에서 서경부까지 당기고, 통증은 음낭부까지 방산되며, 소변 불리가 따른다.

⑤ 족소음신경의 요통

신경의 요통은 통증이 그리 심하지는 않으나 허리에 힘이 없어 힘을 쓰기가 어렵다. 그리고 척추가 뻣뻣해 막대기 같고, 굴신이 부자유스러우며, 요부 및 하지가 냉하다. 허리는 냉수 속에 담그고 있는 기분이며, 하복부에도 힘이 없고, 물컹물컹하다.

⑥ 근 근막성으로 오는 요통

근 근막성의 요통은 물건을 들어 올릴 때, 또는 허리를 갑작스럽게 돌려서 생기는 요통이다. 처음에는 허리 전체가 아프다가 나중에는 기침할 때, 앉았다 일어설 때, 몸을 움직이려고 할 때 발작성 통증이 생긴다.

⑦ 추간판 탈출로 인한 요통

추간판 탈출증은 대부분 제4~5요추 간, 제5요추와 천골 간에 발생한다. 처음에는 요부 전체가 아프다가 얼마 후에는 요천부에 통증이 고정된다. 한방에서는 침 또는 뜸으로 치료한다.

⑧ 부인과 질환의 요통

부인과 질환으로 오는 요통은 흔히 볼 수 있으며, 복부질환(腹部疾患)에 따르는 요통 중 가장 많다. 제일 잘 알려진 것은 자궁 위치 이상 등으로 오는 요통이다. 기타 자궁, 난소, 난관 등의 염증으로 오는 것도 많다.

⑨ 월경 시의 요통

월경 시에 요통을 호소하는 경우를 흔히 볼 수 있는데, 월경 개시 일주일 전부터 치료한다. 자침, 뜸, 피내침도 다 효과가 있다. 상선혈은 천골상부의 압통점이다.

복부 쪽에는 임맥의 양쪽 0.5촌(寸)의 경혈들을 자극하는데, 즉 곡골혈 양방(曲骨穴 兩方) 0.5촌(寸) 옆에서 횡골(橫骨), 대혁(大赫), 기혈(氣穴), 사만(四滿), 중주(中注), 황유(肓兪), 상곡(商曲), 석관(石關), 음도(陰都), 복통곡(腹通谷), 유문(幽門), 보랑(步廊), 신봉(神封), 영허(靈墟), 신장(神藏), 욱중(彧中), 유부혈(兪府穴)을 자극한다.

인체의 측면을 따라 유주하는 담경락(膽經絡)을 관리함에 있어 피시술자를 왼쪽 옆구리에 베개를 받치고 우측 장골능이 전방으로, 우측 어깨는 후방으로 해 옆으로 눕게 한 다음, 방석이나 쿠션을 받치어 옆으로 누운 자세에서 시술자의 좌측 엄지손가락으로 경결 부위를 찾아 근섬유의 횡방향으로 지그시 압박해 자극한다.

엎드린 자세의 경락 수기요법은 먼저 두 팔을 뒤로 빼서 옆구리 쪽에 가지런히 모으고 승모근부터 이완시켜 내려오다가 양쪽 견갑골 부위의 소장경락과 삼초경락, 담경락에 속하는 경혈들을 풀어준다.

### (5) 전신 근육통의 색채 치유

① 뒷목 어깨근육통

어깨통증과 불편함은 삼초, 대장, 소장 기맥의 기능이 떨어지면서 오게 되며, 담낭의 기능이 좋지 않아서 통증이 발생한다. 독맥은 검정색으로 빨간색을 덧칠해주는데 뒤, 좌우로도 목을 돌릴 수 없이 목과 어깨가 무겁고 아픈 경우에 신기한 비

| 그림 7 | 뒷목, 어깨 통증(컬러 285페이지 참고)

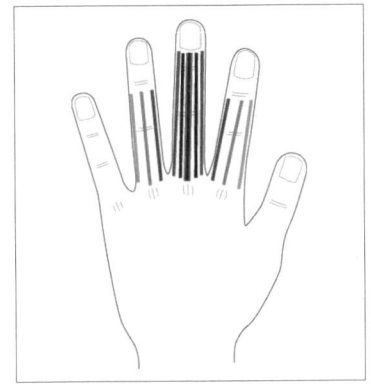

출처 : 박광수,《SECRET, LIGHT & COLOR, 우주의 빛과 색으로 치유한다》(이하 동일)

법으로서 효과가 있다.

② 다리 통증

다리의 기맥 중 좌, 우 6개 경락 노선인 엄지와 새끼손가락에 칠해주고, 하체의 힘을 강화하기 위해서 방광기맥과 담낭기맥을 검정색과 초록색으로 칠한다.

인체 중심 장기인 소화기계의 노랑과 단전 차크라와 생식기 차크라인 빨간 테이프를 붙인다.

| 그림 8 | 다리 통증(컬러 285페이지 참고)

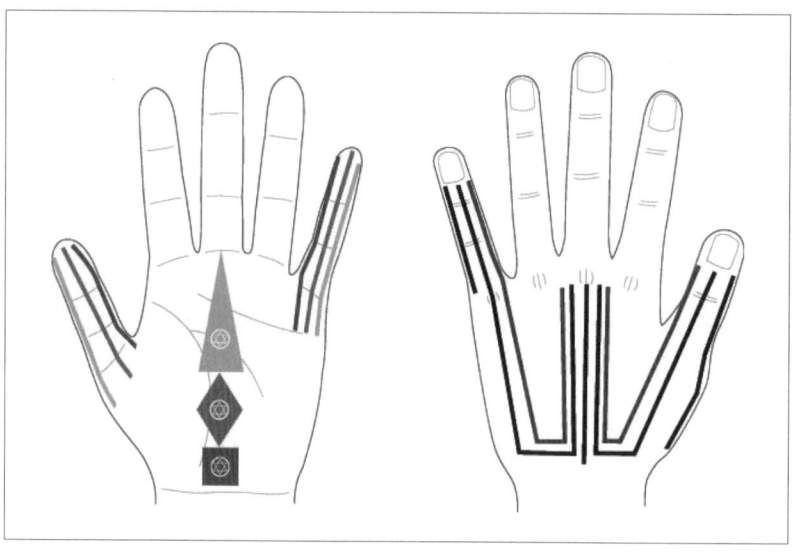

③ 허리 통증

요통의 대부분은 신장과 방광, 담낭, 기맥의 부조화로 인한 것이므로 색을 처방과 같이 칠해주고, 회음과 단전 차크라에 테이프를 붙인다.

허리는 독 기맥이 중심을 잡기에 검은색을 손목까지 칠해주고, 기운을 북돋우기 위해 빨간색으로 덧칠한다. 이 처방은 요통에 탁월한 효과가 있다.[66]

| 그림 9 | 허리 통증(컬러 286페이지 참고)

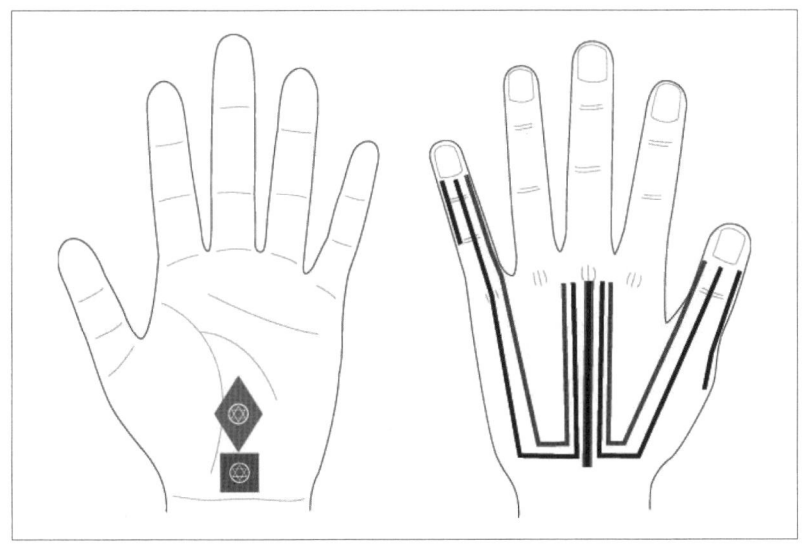

### (6) 전신 근육통의 귀반사건강법

통상적으로 전신 피로, 몸의 저항력이 떨어졌을 때 잘 생기며 목의 통증과 발열, 전신의 근육통을 동반한다. 항암 치료 중인 환자들은 치료에 따른 피로감이 근육통과 함께 나타나는데, 전신에 영향을 미칠 수 있고 특히 심부층에 깊숙하게 확산되는 특징을 갖는다. 이러한 후유증을 남기게 되는 약물은 탁산(taxane)계 약과 빈카 알카로이드(vinca alkaloid)계 약이며, 더불어 호중구 증가를 목적으로 하는 생물학적 반응 조절제나 방향화 효소 억제제 등이 주요 원인이 된다. 파클리탁셀

(paclitaxel)과 같은 탁산(taxane)계 약을 중등 용량 이상 투여하면 환자의 과반수 이상이 관절 및 근육통을 호소하며, 3~4일 이내에 심해지고, 일주일이 지나면 서서히 경감된다. 큰 관절에서부터 시작해서 잘 때는 비교적 덜하다가 아침에 일어나 활동을 시작하면서 악화되어 일상생활에 지장을 준다. 항암 약들에 대한 염증반응 예방 차원에서 투여되는 덱사메타손 같은 글루티코르티코이드 제제는 초기에 염증을 억제한다. 이러한 염증반응들이 말초신경의 손상을 초래한다. 실험연구에서 도세탁셀(docetaxel) 같은 다른 항암제들은 파클리탁셀(paclitaxel)에 비해 근육통과 관절통을 일으킬 확률이 상대적으로 낮다는 결론이 나왔다. 통증 관리를 위해 마약성 진통제를 투약하고 비스테로이드성 소염제를 쓰는데, 장기적으로 사용하면 근육이 약화된다. 다른 치료법으로는 온 찜질, 마사지, 온수통 목욕, 명상 요법 등이 있으며, 제대로 된 직립보행과 균형 잡힌 식단이 중요하다. 환자들은 대부분 암을 진단받기 전 근·골격계 병력에 노출된 상태로 암에 걸리기 때문에 취약해진 부분에 대해 다양한 관점으로 접근해야 한다. 특히 암 수술로 인한 복부와 등 기립근의 지지력과 근막의 유착 정도, 직립 보행 시의 발가락 힘에 따라 개선되는 시점이 현저히 달라진다.

근육이나 골격의 손상은 주로 갑작스러운 환경의 변화나 생활 여건이 바뀌었을 때 그리고 정신적인 긴장 등에 의해 잘 발생한다. 또한 과도한 육체노동이나 정신노동이 축적되어 발생하기도 하며, 일부 질환은 반복되어 나타나는 경향이 있다. 근·골격계의 대표적인 질환은 근육통인데, 관절이 아프거나 신체의 일부분을 삐었을 때(염좌)도 근육통이 동반된다. 배열에 이상이 있을 경우에는 허리와 등, 목이 틀어지게 된다. 인체의 대들보는 척추이므로 척추가 틀어지면 몸 전체에 영향을 주어 소화 이상이나 원인 없는 전신적 활력 저하(자율신경 실조증 증상 중 하나) 우울증, 두통 등의 증상을 일으키기도 한다.

《동의보감》 등의 한의학서에 따르면 한방의 경락 학설상 모든 경락이 관통해서 허리, 척추에 연결되어 있으므로 외감이나 내상 등 요통을 일으키는 여러 가지 원인도 반드시 신기능이 허한 틈을 타서 발병한다고 봤다. 요통의 원인은 10종으로 분류했으며, 그 종류는 풍요통(風腰痛), 한요통(寒腰痛), 습요통(濕腰痛), 습열요통(濕熱腰痛), 기요통(氣腰痛), 어혈요통(瘀血腰痛), 좌섬요통(挫閃腰痛), 담음요통(痰陰腰痛), 식적요통(食積腰痛), 신허요통(腎虛腰痛) 등이 있다.

### (7) 요통의 원인 및 적용

① 만성적인 허리의 통증 – 신허요통(腎虛腰)

지나친 방욕이 신을 상하게 해 정혈이 근을 보양하지 못하면 정혈부족(精血不足)으로 인해 근육이 자라지 못하는 경우에 생기는 요통으로 만성적으로 허리 통증을 느끼며 잘 움직이지 못한다.

② 여기저기가 아픈 증상 – 담음요통(痰陰腰痛)

몸 안에 담이 생겨 나타나는 요통으로 담이 경락을 따라 돌아다니면서 통증을 일으켜 주로 허리와 등에 통증이 있다. 이로 인해 여러 곳에서 통증이 느껴지며, 대표적인 예로 노인들이 여기저기 쑤시는 증상을 들 수 있다.

③ 몸을 뒤로 젖히면 아픈 증상 - 식적요통(食積腰痛)

식적요통은 말 그대로 체내에 음식물이 쌓여서 나타나는 요통으로 술이나 음식의 독이 배안에 정체된 것이 원인이다. 이 요통은 변비를 동반하는 경우가 많으며, 허리를 구부릴 때는 괜찮지만 뒤로 젖힐 때는 뱃가죽이 당기는 듯한 통증을 느낀다. 지나치게 술에 취하고 포식한 뒤에 방사해서 습열이 허(虛)를 편승해 신(腎)에 들어가 요통이 된 것이다.

④ 허리를 삔 것 - 좌섬요통(挫閃腰痛)

불안전한 자세에서 무거운 것을 들다가 삐끗해서 오는 요통이다. 좌섬이란 말은 허리를 갑작스럽게 삐는 것을 표현한 것으로, 이 요통은 통증이 아주 심해서 잘 움직이지 못한다. 젊은 사람에게 흔히 나타나며 평소 허리가 좋지 않은 사람이나 운동이 부족한 사람에게서 많이 발생한다.

⑤ 좌골신경통, 디스크 - 풍요통(風腰痛)

풍(風)이 신(腎)을 상해서 요통이 생기는 것으로서 왼쪽 혹은 오른쪽이 아프며, 아픈 통처가 없고, 두 발을 당기면 통증이 심해진다. 풍요통은 외부의 바람 기운이 허리로 들어가 신장의 기운을 손상시켜 나타나는 요통으로, 척추 주위의 통증과 더불어 다리에 쥐가 나가기도 한다. 추간판 탈출증인 디스크와 증상이 유사하다고 볼 수 있다.

⑥ 허리에 어혈이 생겨 발생한 요통 - 어혈요통(瘀血腰痛)

높은 곳에서 떨어지거나 상해로 인해 속으로 멍든 질환이다. 어혈요통은 몸 안에 생긴 어혈이 허리에 통증을 일으키는 것으로, 어혈이 허리를 지나가는 경맥을 막으면 생긴다. 증상은 낮에는 가볍게 느껴지나 밤에는 무겁고 통증이 더 심하며, 통증을 느끼는 곳이 일정하다. 여성의 생리통에 수반되는 요통, 자궁 이상에 의한 요통 등이 해당하며, 타박상이나 추락 후 후유증으로 나타나는 요통 등도 있다.

⑦ 몸이 차서 생기는 요통 – 한요통(寒腰痛)

상한(傷寒)으로 인한 신경요통으로 돌아눕기도 힘들며, 열(熱)하면 통증이 감소하고, 한(寒)하면 더욱 통증이 심해진다. 한요통은 추운 곳에서 생활하거나 찬 음식을 많이 먹어서 찬 기운이 몸 안에 들어와 신장의 기운을 손상시켜 일어나는 요통으로, 몸이 차가우면 통증이 증가하고 옆으로 눕기가 힘들다.

⑧ 습해서 나타나는 요통 – 습요통(濕腰痛)

오랫동안 습기 찬 곳에서 거처하면 우로가 침음해 허리가 무겁고, 차고 아파서 마음대로 돌리지 못한다. 너무 습한 환경에서 살면 외부의 습한 기운이 몸 안으로 들어와 요통을 일으키는데, 요통과 더불어 여러 관절에 통증을 일으키는 경우가 많다. 허리에 돌을 매달아 놓은 것처럼 무거우면서 아픈 증상을 보인다.

⑨ 습한 기운과 뜨거운 기운에 의해 나타나는 요통 – 습열요통(濕熱腰痛)

습열요통은 습열과 음허로 발생하는 요통이다. 습한 기운과 뜨거운 기운이 함께 문제를 일으키는 것으로, 생활환경이 습하고 기름진 음식을 섭취했을 때 발생한다. 허리가 무겁고 아프며 열이 나는 증상으로 비만한 사람들이 허리가 아픈 경우 습열요통에 해당된다.

⑩ 척추가 변형되어 나타나는 요통 - 기허요통(氣虛腰痛)

기허요통은 사업이나 소망에 의지가 꺾이면 심혈이 왕성하지 못해 근맥을 자양하지 못하며, 기가 체하고 허리가 아파서 오래 서 있지 못하고, 걸어서 먼 곳을 가지 못한다. 기(氣)가 약해서 나타나는 요통으로 마르고 힘이 없는 사람에게 흔히 나타난다. 중병으로 오랫동안 누워 있어서 발생하는 경우에는 앉아 있거나 조금씩 걸어 다니면 통증이 줄어든다. 척추에 퇴행성 변화나 측만증 또는 후만증 등의 변형이 있을 경우 장시간 걷거나 오래 서 있으면 아프다.

### (8) 관절염의 원인 및 적용

전통의학에서는 역절풍(歷節風)* 등이 관절염 범주에서 다루어지고 있는데, 이들 질병 원인은 정기(正氣)가 허(虛)한 틈을 타 습한 기운이 바람 기운을 만나 서로 부딪혀 발생하는 것으로 보고 있다.

\* 역절풍 : 뼈 마디가 아프고 붓거나 또는 구부리고 펴기를 잘 하지 못하는 병

① 혈허풍습(血虛風濕)

인체가 쇠약하거나 기혈이 허소하면 영위가 조화롭지 못해 풍사가 허한 틈을 타고 침범해 풍혈이 상박하므로 발병한다. 허약해서 생기는 혈허풍습은 인체가 쇠약하거나 기혈이 허약할 경우 몸을 보호하는 기운이 부족해져 몸에 침범한 습한 기운과 바람 기운이 몸 안의 혈(血)에 부딪혀서 발병한다.

② 열위습울(熱爲濕鬱)

인체가 장시간 풍우에 노출되거나 습한 곳에 거처하면 습사가 침범

한다. 침범한 습사가 울체되면 열이 되어 습열 비증을 이루게 된다. 열위 습울(濕鬱)은 외부의 습한 기운이 몸 안으로 침범해 열로 변환되면서 발생하며, 장시간 비바람에 노출되거나 습한 곳에 살면 습한 기운이 침범하는데, 이 기운이 정체되면 열로 변해 몸이 무겁게 느껴지며 통증을 일으킨다.

### ③ 풍한습상박(風寒濕相搏)

풍한습 삼기가 함께 침범하면 근맥 관절에 바로 들어와 상박하므로 비증을 이룬다.

류마티스성 관절염의 경우 실증과 허증으로 나누어 치료할 수 있는데, 실증은 부종과 열감이 있으며, 허증은 열감이 없고 동통이 나타난다. 유형별로 한의학적 진단과 치료는 다음과 같이 할 수 있다. 외부의 풍, 한, 습, 이 세 기운이 서로 몸 안으로 들어와서 부딪힐 때 관절통을 일으키는데, 몸이 무거워지고 여러 군데 관절통이 발생한다. 날씨가 흐린 날에 더욱 불편함을 느끼며, 4가지 유형으로 나뉜다.

- 열사편성형(熱邪偏盛型)

붉어지는 관절로서 부종과 통증이 극심해 활동이 곤란하며 열이 난다. 땀이 많이 나고 갈증을 느끼므로 찬물을 마시고 싶어 한다. 마음도 불안하고 소변색이 붉다.

- 습열적증형(濕熱積蒸型)

관절이 붉어지면서 붓고 통증이 있으며 열이 난다. 머리가 무겁고 두통을 느낀다. 땀이 많이 나서 갈증을 느끼지만 마시고 싶지 않아 한다.

- **한습편성형(寒濕偏盛型)**

관절이 시리면서 아픈데 통증보다는 시린 증상을 호소하며, 관절이 부어 있지만 붉어지지는 않고, 열이 나지 않는 경우도 있다. 아픈 부위를 따뜻하게 해주면 증상이 완화되고 차가우면 증상이 심해진다.

- **기혈양허형(氣血陽虛型)**

관절통은 있지만 부종의 증상은 약하다. 가슴이 두근거리고, 답답하며, 땀이 난다.[67]

### (9) 팔다리가 쑤시는 증상

관절이 아프고 저린 느낌이 있으며, 심하면 부으면서 팔다리에 운동장애가 생기는 증상을 말한다. 비(痺)는 기와 혈액순환이 장애되어 저리다는 의미다. 즉, 비증(痺證)은 마비 증상, 저린 증상, 경련 등을 통틀어 이르는 말이다. 팔다리가 쑤시는 증상은 비증(痺症)이라고 해서 바람 기운이나 찬 기운, 습한 기운이 정기(正氣)가 허해지는 틈을 타서 침범해 일어난다. 기통석을 장기간 반복적으로 붙이면 증상이 차츰 완화된다.

### (10) 통풍의 원인 및 적용

① 외부의 바람 기운과 습한 기운, 뜨거운 기운에 의해 발생하는 통풍
  - 풍습열형(風濕熱型)

풍습열형 통풍은 관절의 통증이 극심해서 움직이기가 곤란하며 열이 나고 붉어진다. 관절이나 관절 주변을 차게 하면 증상이 완화되고, 따뜻하게 하면 증상이 심해진다. 바람 기운과 뜨거운 기운에 의한 경우 열이 나고 갈증을 느끼며, 땀이 많이 나고, 목 안이 부어 통증을 느낀다.

습한 기운과 열에 의한 경우 하지의 심한 통증과 무거움, 가슴이 답답한 증상이 나타난다.

② 외부의 바람 기운과 습한 기운, 찬 기운에 의해 발생하는 통풍 – 풍한습형(風寒濕型)

풍한습형 통풍은 관절의 통증으로 움직이기가 힘들고 겨울과 봄의 음습한 날씨에 통증이 심해진다. 통증이 있는 관절의 피부색은 정상적이며, 열감도 없고, 관절을 차게 하면 통증이 심해지고, 따뜻하게 해주면 통증이 감소한다. 바람 기운에 의한 경우 통증이 옮겨 다니는 듯하거나 여러 곳이 아프고, 특히 상지부에 통증이 잘 나타난다. 찬 기운에 의한 경우는 아픈 곳이 일정하고 바람 기운에 의한 경우보다 통증이 심하고 열이 없으며, 따뜻하게 하면 통증이 줄고 차게 하면 심해진다. 습한 기운에 의한 경우는 묵직하게 느껴지며, 종창이 있고, 마비감과 하지관절 통증이 생긴다.

③ 몸 안에 생긴 어혈에 의해 관절이 아픈 통증 – 어혈형(瘀血型)

어혈형 통풍은 관절을 침으로 찌르거나 칼로 베이는 듯하며 아픈 곳이 일정하고 압통이 강하다. 환부의 피부색은 암자색을 띠며 결절이 만져지기도 한다. 이 통풍이 오래되면 관절경직 등의 변형이 나타난다.

### (11) 아침에 일어나면 몸이 뻣뻣한 증상

아침에 일어나기가 힘들고 일어나더라도 몸이 뻣뻣해서 힘들다면 과도한 피로로 인해 근육에 쌓인 노폐물이 제대로 배출되지 못하는 것이다. 따라서 기통석을 붙이고 수시로 자극하면 그 증상이 상당히 완화될 것이다.

### (12) 낙침(잠을 잔 후에 목을 돌리지 못할 정도로 아플 때, 경부염좌)

급성 경부염좌는 어깨와 견갑부 내로 피부 분절을 따르지 않고 방사되는 비근성의 목통증(nonradicular neck pain)으로 구성된 증상의 집합체다. 두통은 경부염좌 증상과 동반된다. 승모근이 종종 이완되며 결과적으로 경축과 경추의 운동 범위에 제한이 발생한다. 경부염좌는 일반적으로 경추와 관련된 연부조직 손상의 결과다. 낙침은 한쪽 또는 양쪽 목 뒤 근육이 갑자기 아프며, 목 운동의 제약을 받는 증상을 말한다. 특히 아침에 일어나면 목이 굳어져 좌우로 돌리거나 뒤로 돌아볼 수 없고, 목 근육에 경련이 나타나며, 누르면 통증이 있고, 아픈 쪽의 어깨나 팔로 통증이 확산된다. 간혹 두통이나 오한(惡寒) 등의 증상이 올 때도 있다. 낙침에 관해 눈으로 볼 수 있는 반응은 경추 주위의 대이륜이 굳어 있고, 붉게 충혈되며, 목 주위 근육이 아픈 것이다. 일반적으로 낙침과 경추에 생기는 다른 질병과의 차이는 거의 없으나 급성으로 목이 아픈 경우 대부분 붉게 충혈되며, 만성적으로 목이 아픈 경우 짙은 색으로 변색되어 있다.

### (13) 오십견

오십견의 정확한 원인은 아직 밝혀져 있지 않았으나 어깨관절에 가해진 지속적인 충격에 의해 어깨에 통증이 나타나는 질환이라고 할 수 있다. 오십견은 어깨관절을 감싸고 있는 관절낭이라는 곳에 염증이 발생해 어깨가 단단히 굳어지면서 운동 범위를 제한시키고 통증을 유발하는 질환이다. 오십견의 의학적 명칭은 '유착성 관절낭염', '동결견'이라고 하는데 동결견은 주로 50대 이후에 발생되며, 관절의 움직임을 제한한다. 통증으로 인해 어깨관절의 운동 범위(ROM)가 줄어들어 결과적으로 생활에 지장을 준다. 통증은 6개월에서 1년 사이에 없어지지만, 어깨의 운동 범위는 지속적으로 제한된다.

### (14) 좌골신경통

좌골 옆을 지나는 신경에 통증을 일으키며, 골반이나 고관절 요추의 배열이 틀어져서 다리 뒤쪽으로 내려가는 좌골신경이 압박되어 나타나는 증상이다. 다리가 저리고 아프며, 무거운 느낌이 들고, 보행 이상을 유발한다. 또한 허리 추간판 탈출증과 유사한 증상을 보이며, 다른 신경통과 달리 증상이 급격하게 나타나지 않고, 지속적으로 나타나는 것이 특징이다.

| 그림 10 | 귀반사건강법 처방(전신 근육 관절통)

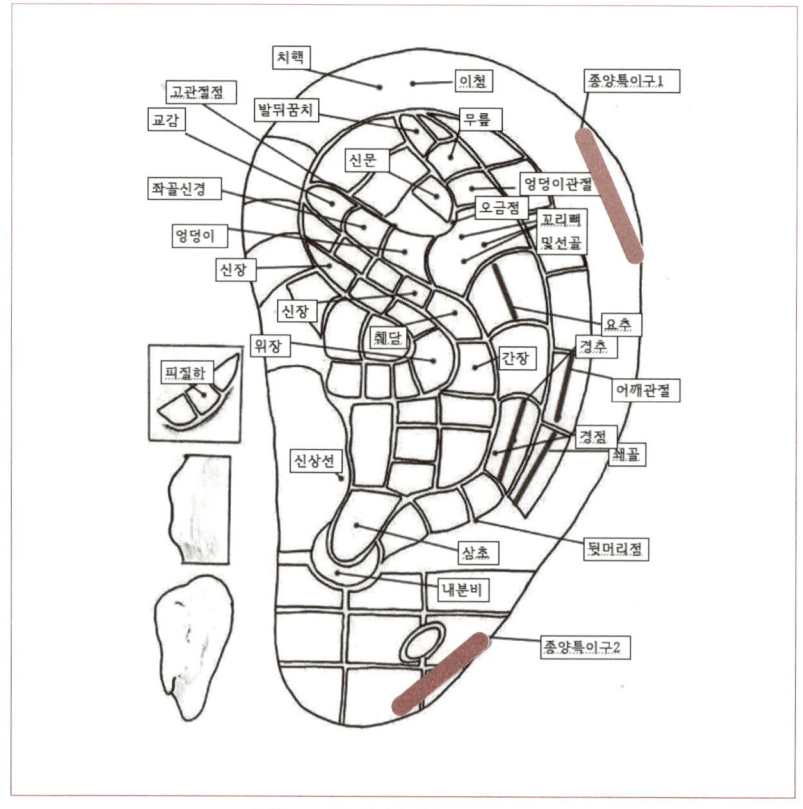

출처 : 소정룡, 《귀반사건강법》 참고, 그림과 처방은 저자 제공(이하 동일)

# 삶의 질을 향상시켜주는 통합종양마사지

세계보건기구는 인간의 삶의 질에 대해서 '자신이 살고 있는 문화와 가치 체계의 맥락에서 목표, 기대, 표준 및 관심과 관련해 삶의 위치에 대한 개인의 인식'으로 정의한다.[68] 광범위한 개념은 건강, 심리적 상태, 개인적인 관계, 사회적 관계 및 환경에 두드러진 영향을 미친다.

2016년 통증 의학(pain Medicine) 리뷰에서는 마사지가 암 환자에게 안전한 것으로 나타났다. 연구원들은 마사지를 받는 사람에게 보고된 부작용을 발견하지 못했다.[69] 저널 〈PLoS One〉 홈페이지에서 2019년 대체 보완의학의 체계적인 검토는 마사지와 같은 신체 기반 요법이 통증과 피로에 긍정적인 영향을 미친다는 것을 발견했다.[70]

이처럼 암 환자에 대한 마사지 치료는 효과 면에서 여러 연구 기관과 세계보건기구(WHO)에서 매우 긍정적으로 인정되어 치료 범주로서 진행되고 있다. 이 장에서는 통합종양마사지의 다학제적인 접근 방식으로 실제 의료현장에서 암 환자들에게 메디컬 마사지를 진행하는 사례를 소개하고자 한다.

## 1. 암 환자들의 삶의 질을 향상시키는 경락 경혈 마사지

경락 경혈 요법은 경혈과 경혈을 연결하는 생체반응계통 노선인데, 기혈(氣血)순환의 통로로써 내부로는 6장 6부(六臟 六腑), 외부로는 피부와 서로 관련성을 갖는 영위(營衛), 기혈(氣血)의 생리적 현상과 병리적 반응선을 말하며, 도구나 오일류를 사용하지 않고 골도법에 따라 개인에 맞는 맨손 수기로 경혈을 자극하는 건강 비법이다.

한의학에서 생체(生體)는 국소가 아니라 전체적 상관관계에서 병이 오는 것으로 보며, 신경적 상관, 체액적 상관, 화학적 상관, 심리적 상관에 의해 항상성을 유지하고 있으므로 이 항상성의 변조, 즉 전체적 기능 변조를 조정하려면 적당한 자극은 필수적이다.

이러한 경락 학설은 침구학의 기본이론이며, 한의학 이론의 중요한 부분을 차지하고 있다. 경락상에 있는 경혈을 자극하면 인체의 불균형을 조절할 수 있다. 경락 학설은 옛사람들이 오랫동안 임상, 실천한 과정에서 침이나 뜸, 그리고 다른 방법으로 자극했을 때 저리거나 아프고, 시원함과 뻐근한 감각이 방산, 전달되고 치료와 연계됨을 관찰함으로써 이론을 확립한 기초 위에 발전해왔다. 여러 가지 수기 동작에 따라, 시술 받는 대상에 따라 압의 강도, 시간, 횟수 등이 결정되어야 한다. 현재 외국에서 들어온 다양한 마사지 테라피들은 대개 오일을 발라 미끄러워 제대로 취혈(取穴)을 할 수 없지만, 한국형 마사지라고 할 수 있는 경락 경혈 요법은 언제 어디서든 옷을 입은 상태에서 가능하다는 장점이 있다. 물론 정확한 골도법(骨度法)에 의해서 받는 사람에 맞게 시행하는 것을 말한다.

신체의 경혈(經穴)은 6장 6부(六臟 六腑)의 12경맥과 정중선의 임맥, 신체 후면의 정중선인 독맥까지 365혈(穴)을 자극하면 뇌 안의 모르핀 분비가 활성화된다는 보고가 있다.

경맥(經脈)은 기혈을 순행하게 하고, 음양을 통해 전신을 영양하는 것이다. 그 유주(流注)는 중초(中焦)에서 시작해서 수태음(手太陰), 양명(陽明)으로 족양명(足陽明), 태음(太陰)으로 수소음(手少陰), 태양(太陽)으로 족태양(足太陽), 소음(少陰)으로 수궐음(手厥陰), 소양(少陽)으로 족소양(足少陽), 궐음(厥陰)으로 주입되어 다시 수태음(手太陰)으로 이어진다.

경락 중에 12경맥(十二經脈)은 수, 족부(手, 足部)의 삼음, 삼양(三陰, 三陽)에 6장 6부의 명칭을 배속했고, 12경별(十二經別)과 12경근(十二經根)은 장부의 명칭은 붙이지 않았으며, 수족(手足)의 삼음(三陰), 삼양(三陽)만 구분해 명명했다. 질병의 반응점이 피부 및 피하조직에 출현하는 부위로, 반응점이 연속되는 선(線)이다. 해부학적으로 표현할 수 없는 내장질환이 생겼을 때 그 장기에 해당되는 일정한 부위와 피부에 아픈 감각의 예민점이 생기는 것이다. 경락은 수삼음(手三陰), 수삼양(手三陽), 족삼음(足三陰), 족삼양(足三陽)의 12경(十二經)과 전신 정중선인 임맥(任脈), 배면의 정중선인 독맥(督脈)을 합해 14경(十四經)으로 이루어져 있다. 이 14경(十四經)은 음양(陰陽)의 진리, 즉 태극(太極)이 나뉘어 음양이 되고 이 음양(陰陽)을 삼음(三陰), 삼양(三陽)으로 나누어 수(手), 족(足)에 분배해 12경(十二經)이 된 것이다. 그리고 앞면의 임맥(任脈)과 후면의 독맥(督脈)을 합해 14경맥(十四經脈)이 된 것이다.

이에 임맥과 독맥에 연관된 혈(穴)자리를 정확한 취혈법으로 찾아서 자극하면 효과는 상상을 초월한다. 수기 동작에 있어서는 살찜과 야윔, 근육의 강직 정도, 장부의 허와 실을 잘 살펴서 수법을 결정해야 한다.

서울대 소광섭 교수는 "토끼와 쥐를 대상으로 실험한 결과, 경락과 경혈의 존재를 확인했다"라며, 온몸에 그물처럼 분포되어 있는 경락과 경혈은 '봉한계' 또는 '프리모관'으로 불리는데 한국, 중국, 미국 등 9개국에서 집중적으로 연구해서 곧 사람에게도 존재한다는 사실을 확인하게 될 것이라고 했다.

"몸에 상처가 나거나 고장이 나면 세포재생(갱신) 능력 덕분에 자연치유가 되는데 이것은 경혈·경락 작용 때문이며, 경혈은 외부에서 몸 안으로 빛이 들어오는 창이고, 경락은 광통신망과 같이 몸 구석구석에 빛을 전달해 몸 전체가 하나인 것처럼 일체성(coherence)을 느끼게 해준다"라고 했다.

골도법은 황제내경 영추의 골도 편에 기록된 취혈의 지침이며 기준이다. 남녀노소를 불문하고 각 등분의 방법이며 분촌법, 절량법이라고도 한다. 신체 부위를 등분해놓은 방법으로서 각 등분 단위를 편의상 촌(寸), 푼(分)이라고 부른다. 여기서 쓰이는 촌(寸), 푼(分)은 실제로 쓰이는 경척(鯨尺)과 다르니 주의해야 한다. 실제로 길이를 나타낼 때 쓰이는 척관법(尺貫法)에서의 1치는 약 3cm이고, 1푼은 약 3mm다. 골도법에서의 1치는 나누어진 등분을 말하는 것이다. 따라서 골도법에서 치의 길이는 키가 큰 사람과 작은 사람에 따라 다르고, 인체의 부위, 즉 머리, 팔다리 등에 따라서도 길이가 다를 수 있어 1치가 3cm를 넘는 경우도 있고, 3cm가 안 되는 경우도 있다.

## 골도법

전두발제에서 후두발제까지(前頭髮際~後頭髮際) … 12촌(寸)
대추혈에서 후두부발제까지(大椎穴~後頭部髮際) … 3촌(寸)
이마에서 후두발제까지(眉心(이마)~前頭髮際) … 3촌(寸)
양유두간(兩乳頭間) … 8촌(寸)
검돌(심와부)에서 제까지(劍突(心窩部)~臍) … 8촌(寸)
제에서 치골상련까지(臍~恥骨上緣) … 5촌(寸)
액전횡문에서 주횡문까지(腋前橫紋~肘橫門) … 9촌(寸)
주횡문에서 완횡문까지(肘橫紋~腕橫紋) … 12촌(寸)
대퇴골두에서 슬관절까지(大腿骨頭~膝關節 중심부) … 19촌(寸)
치골상련에서 슬개골상련까지(恥骨上緣~膝蓋骨上緣) … 18촌(寸)
둔하추문에서 괵횡문까지(臀下皺紋~膕橫紋) … 13촌(寸)
괵횡문에서 내과상련까지(膕橫紋~內踝上緣) … 14촌(寸)
괵횡문에서 외과상련까지(膕橫紋~外踝上緣) … 15촌(寸)

　　동양의학에서 말하는 경혈 자극 요법은 그 자극이 척추를 통해 내장과 뇌로 직접 전달된다. 척추에는 자극을 전달하는 신경계가 있다. 뇌로 향한 자극 신경은 뇌 안의 모르핀 분비를 촉진시키고, 내장과 기관으로 향한 자극은 혈액의 흐름을 개선시키는 것을 적외선 변화 측정을 통해 알 수 있다. 1970년대에 인간의 마음을 조절할 수 있다는 모르핀 호르몬의 효능이 밝혀짐에 따라 A10 신경에 대해 관심을 갖게 됐다. 인간의 뇌에서는 뇌간, 대뇌 변연계, 대뇌 신피질이 쾌감을 느끼게 하고 인간 정신을 관장하는 전두연합까지 연결되어 사고방식 여하에 따라서 A10 신경을 자유롭게 조절하는 열쇠가 되는데, 이것이 바로 $\beta$-엔돌핀이다. 만약 인간에게 대뇌 신피질이 없었다면 동물과 다른 점이 없었을 것이다. 한 차원 높은 사랑의 감정이나 자기실현 같은 욕구도 대뇌 신피질이 있기에 가능한 것이다. 인간은 성취감이 높아질 때 쾌감을 얻는데, 이때 뇌의 파장이 α(알파) 상태가 되고, 다량의 β-엔돌핀을 분비하게 된다.

동양 의학의 이론인 침구 경락에서는 인체의 14경맥에 365개의 침을 놓은 구멍을 경혈이라고 한다. 경혈 부위를 자극, 마사지하면 혈액의 흐름이 아주 원활해지고, 통합종양마사지로서 환자를 치료하는 비법으로도 전혀 손색이 없다. 골도법에 의해서 취혈이 가능해져 지각 신경에까지 자극이 도달한다면 그 효과는 극대화된다.[71]

필자의 논문에서도 밝혔듯이 피로감의 전후 비교에서 경락 경혈 마사지가 암 환자의 피로감에 미치는 영향을 알아보기 위해 단일군 무처치 대조군 디자인을 적용시켜 독립표본 T-검정(Independent T-test), 대응 표본 T-검정(Paired T-test), 일원 배치 분산분석(ANOVA) 방법을 사용해 처리군 간 유효성 평가 변수의 평균 차이를 검정했다.

경락 경혈 마사지 시술 후 피로도의 경감 정도와 삶의 질을 평가했으며, 피로의 강도와 빈도를 다이어리로 기록하게 했고, 임상시험에서 시술받는 경락 경혈 마사지 외에 스트레칭 방법을 설명하고 실행하도록 했다.

연구는 2007년 6월 27일~7월 28일까지 이루어졌으며, D광역시 한방병원에 입원한 암 환자와 외래 치료 중인 암 환자를 대상으로 했다. 피로가 극심한 암 환자로서 대상자 선정 기준에 적합한 환자에게 연구 목적을 설명하고 구두로 동의를 구한 후 1차 사전 조사를 실시했다.

사전 조사는 활성산소 검사와 CFS 검사를 했고, 무처치 전, 무처치 후 같은 검사를 각각 2회, 처치 전, 최종 처치 후 2회 실시하고 증상 개선 평가표는 경락 경혈 마사지에 처치 전후로 총 10회 실시했다. 시험군은 총 18명이었으며 1회당 30분씩, 총 5회의 마사지를 실시했고, 그 결론은 다음과 같다.

경락 경혈 마사지를 실시한 암 환자의 피로감은 무처치 대조군에 비해 현저히 감소한 것을 관찰할 수 있었으며, 이를 통해 경락 경혈 마사지가 암 환자의 삶의 질 개선에 일정 부분 기여한다는 것을 알 수 있었다. 확증형 임상시험이 아닌 탐색형 연구라는 점에서 향후 이 분야의 연구에 기초가 될 수 있는 척도를 설립할 수 있다. CFS(Chronic fatigue syndrome : 만성피로증후군) 중 신체적, 정신적 분석에 대한 결과는 무처치 전후와 2차 처치 전후에서만 유의하지 않았고, 모든 처치에서 유의한 결과가 나타났다. 통증 척도(VAS)에 대한 결과는 무처치군과 비교했을 때 처치군의 점수가 더 크게 감소했으며, 두 군 간의 평균 차이가 통계적으로 유의하게 나타났다($P<0.05$). 경락 경혈 마사지는 정확한 취혈(取穴)을 전제로 하는 수기 동작이기 때문에 장단기적으로 처치함에 있어서 피로 개선에 영향을 미쳐 암 환자들의 삶의 질까지도 향상시킬 수 있을 것으로 보인다.[72]

## 2. 부작용이 없으면서 효과가 탁월한 귀반사 요법

귀에 대한 관찰을 통해 건강을 관리할 수 있는 귀반사건강학의 체계적인 이론은 첫째, 구역 치료라고 불리며, 인체 내외의 문제가 발생하면 특정 부위에 일정한 반응을 보이는 것을 연구해서 진단과 치료에 응용한 학문이다. 1913년 윌리엄 피츠제럴드 박사가 구역 치료법의 개념을 발표했고, 1980년대 미국 UCLA의 테리 올슨(Terry Oleson) 박사는 이를 기초로 10여 년 동안 연구해 귀를 108개 구역으로 구분한 구역이론이라는 이론체계를 발표했다. 한국의 소정룡 박사는 이러한 이론을 기초로 태아가 생겨날 때 분화되는 배아의 내층(내엽)은 소화기, 호흡기 등 내장기관 - 상하갑개강 이륜근을 형성하고, 중배엽은 근육, 뼈, 비뇨, 생식기계 - 대륜, 삼각와, 주상와 등을 형성하며, 외배엽은 피부, 뇌, 척수 등 이수부분과 이륜의 일부를 형성한다는 사실을 증명했다. 또한 인체의 발생학적 과정이 동일한 부분은 상호연관을 가지므로 귀는 인체의 모든 부분과 연관된다는 원리에 근거해 귀반사건강법을 연구·개발하게 됐다.

둘째, 프랑스의 의사 폴 노지에(Paul Nogier)의 태아 역위 지도로서 귀의 각 부위에는 신체의 각 장기 신경관 근육 등과 긴밀하게 상응하는 반사구가 있다는 사실을 발견하고, 귀의 모양이 흡사 모태 속에 태아가 거꾸로 서 있는 현상과 같다는 태아 역위지도를 만들었다. 폴 노지에는 귀에 있는 반응점에 침을 놓으면 해당 장기가 본래 가지고 있던 최상의 상태로 돌아가기 위해 스스로 작용한다는 원리를 바탕으로, 다양한 연구와 임상실험을 통해 이혈의 정확한 분포와 위치를 체계화했다.

셋째, 경락이론으로서 귀 부위에 일정한 자극을 주면 경맥은 그 감응을 전도하고, 허(虛)와 실(實)을 조절하며, 인체 각 부위의 기능 활동이 조절 받아 상대적으로 평행을 유지해 질병을 치유한다는 이론이다.

넷째, 《유경도익》은 1624년에 중국 명나라 장개빈(張介賓)이 편찬해 간행된 전 11권의 의서(醫書)로 《침구경락》과 《장상학설》에서 '장은 속에 있고 상은 밖으로 드러나 살펴볼 수 있는 현상'이라고 했다. 장상 학설은 동양의학 이론체계의 중요한 부분이며, 인체의 생리현상과 병리

현상의 관찰을 통해 인체 장부의 해부 형태 생리기능, 병리 변화 및 그들의 상호관계를 연구하는 학설이다. 귀는 이 학설에 근거하는 모든 현상들을 포함하고 있다.

귀반사건강법은 귀에 나타나는 특유의 반응 구역과 반응점을 자극해 외부 환경변화에 신체의 각 기관이 잘 적응하도록 해주고, 면역력과 저항력을 높여주며, 신체에서 일어나고 있는 신진대사 활동을 원활하게 해서 더 건강하고 활력 있는 삶을 살도록 도와주는 건강 비법의 하나다.[73]

귀에 나타나는 반응점들은 중국에서 기원을 찾을 수 있다. 춘추 전국시대에 편찬된 것으로 추정되는 《황제내경》에서 귀를 이용한 기록을 살펴보면, '몸에는 손과 발에서 시작되거나 끝나는 12개의 경맥이 흐르는데, 그중에서 6개의 양경맥이 얼굴 쪽으로 흘러 수소양삼초경, 족소양담경, 수태양소장경이 귀에 직접적으로 작용하고, 족태양방광경, 수양명대장경, 족양명위경의 가지를 통해 귀에 작용한다'라고 나와 있다. 음과 양은 표리관계이므로 나머지 6개의 음경맥도 귀에 간접적으로 연결됨을 알 수 있다. 또한 '몸에는 12개의 경맥이 흐르는데, 귀에 직접적으로 작용하는 6개의 양경맥과 간접적으로 연결된 6개의 음경맥이 있어 결국에는 12개의 경맥 모두가 귀에 직간접적으로 연결된다'라고 한다.

손사막의 《천금요방》에서도 '귀의 염증이나 귀울림을 귀 뒤에 쑥뜸으로 치료한다'라고 했고, 이시진의 《본초강목》에서는 '열이 자주 나는 사람은 양쪽 귀에 뱀의 껍질을 넣어 치료한다'라고 했다. 민간에서는 열이 심해 헛소리를 하고 정신이 혼미한 경우 이첨에서 사혈을 해서 해

열했다. 그리스나 고대 이집트에서는 귀걸이를 이용해서 신체의 질환을 치료했고, 고대 페르시아에서는 서기 200년경에 귀의 일부분에 화상을 입혀 좌골신경통을 치료했던 기록이 있다. 귀를 분석·연구해 유럽 침술 학술지에 태아역위지도를 발표하게 됐는데, 1956년에 프랑스 의사인 폴 노지에가 집시 환자들의 귀의 화상을 보게 된 계기로 현대의 이침으로서 보급됐다. 1980년대 미국 UCLA의 테리 올슨 박사는 피츠제럴드의 '구역 치료법' 이론을 바탕으로 이중맹검 방식을 이용해 귀를 이용한 진단이 근육 및 골격계 질환에서 대략 75% 정도의 정확도를 가지고 있음을 밝혔고, 1990년에는 세계보건기구에서 91개의 반응점에 대해 효과가 있다고 인정했으며, 현재까지 밝혀진 효과적인 반응점은 200개가 넘는다.

캘리포니아 의대 교수인 테리 올슨은 환자들의 몸을 시트로 덮어 놓고, 검사 결과를 모르는 침술가에게 이들의 귀만 진찰하게 했다. 결과가 나왔을 때 귀 진찰이 기존의 의학적 진단과 75.2%나 일치한다는 사실이 드러났다.

이러한 선행연구의 결과들을 토대로 암 환자의 불면증에 대한 연구시험을 하게 됐다. 귀의 반응점을 이압하기 위해 사용된 기통석은 특수 광물질을 원료로 제조된 기능성 조성물로서 원적외선 방사량, 음이온 방출량, 항균력이 뛰어나며, 뇌의 알파파의 활동을 증가시켜주고, 베타 엔돌핀을 활성화시켜주며, 자율 신경 조정 및 통증 완화와 장부의 기능 변화 작용에 탁월한 효과를 보인다.

시험적 처지는 이압법으로서, 이압봉을 써서 이혈의 반응점에 테이프를 고정시켜 3일 동안 이압한다.[74] 여기에 근거해 귀반사건강법에서는 기통석이라는 알갱이를 불면증의 반응점에 부착하고 3일 동안 고정시킨 상태에서 안압하게 한다. 이 연구가 이압을 가한 불면증의 효과에 대한 반응점은 많이 있지만, 실제 시험군과 대조군에 적용한 반응점은 다음과 같다.

- 시험군의 반응점 : 신문, 전두구, 실면, 신경쇠약구
- 대조군의 반응점 : 삼초, 견배, 발치마취점, 쇄골

이 연구에서는 국제 귀반사학회 공식 추천 제품인 ㈜엔젤코리아에서 제조한 기통석을 사용했다. 인체에 무해한 테이프를 사용했으며, 불면증 암 환자에게 공통적으로 적용할 수 있는 신문, 교감, 피질하, 내분비, 신장, 간장, 심장, 비장, 경추, 신경쇠약구, 신경쇠약점, 반응구역이 있지만 이 중에서 신문, 신경쇠약구, 실면 반응점에 부착했다.

### (1) 귀반사건강법의 진행 순서와 요령

① 환자와 충분한 대화를 하고, 그 결과를 바탕으로 어떤 상황인지 판단한다.
② 귀를 씻거나 닦지 않은 상태에서 관찰한다.
③ 기통석 부착 시에는 먼저 알코올이나 아로마 화장수를 묻힌 솜(티슈, 거즈)으로 귀 표면의 청결 상태를 확인하고, 건조 여부를 확인한 후 기통석을 부착한다. 특히 귀에 피지 등 기름기 성분이 남아 있을 때는 기통석이 잘 부착되지 않기 때문에 귀에 남아 있는 기름기 성분을 완전하게 닦아내야 한다.
④ 기통석의 종류(1구, 2구, 3구)별 부착방법은 상황과 용도에 따라 적

용하는 사람이나 귀의 크기에 따라서 다양하게 부착할 수 있다. 일반적으로 1구짜리를 많이 사용하나 2구와 3구의 적절한 사용을 통해 효율성을 극대화할 수 있다.

⑤ 기통석을 통증이 있는 부위(특히 대이륜체)에 부착할 때는 3구짜리를 일직선으로 부착하거나 2구짜리를 가로로 부착한다. 이러한 경우 상응하는 부위의 기능이 좋지 않을 때 더욱 심할 수 있다.

⑥ 기통석을 부착할 때는 본인이 아픔을 느끼지 않을 정도로 눌러주고 부착 후 비비지 않도록 한다.

⑦ 기통석을 부착하는 기간은 상황에 따라 다를 수 있으나, 통상 부착 후 2박 3일 경과 후 떼어내며, 1일간 휴식을 취한 후 다시 2박 3일간 부착하기를 5회 반복하는 것이 적당하다.

⑧ 처음부터 어떠한 결과를 보기 위해 서두르지 말아야 한다. 간혹 3~5회 이상 부착 후에 효과가 나타나는 경우도 있다.

⑨ 특정인의 경우 기통석을 부착한 후 어지럼증 등 명현현상이 올 수 있다. 이 경우에는 즉시 기통석을 떼어내고, 공기의 소통이 잘되는 곳에 편안하게 눕힌 후 의복과 혁대 등을 풀어주고, 30분 정도 편히 쉬도록 한다.

⑩ 기통석을 떼어낼 때 기통석 알갱이가 귓구멍 속으로 들어가지 않게 주의한다.

⑪ 한번 부착한 기통석에는 자체에 노폐물이 배어 있으므로 재사용을 금지한다.

⑫ 여름철에는 귀에서 땀의 분비가 많아져 쉽게 떨어질 수 있으므로 오랜 기간 동안 붙이지 않는다.

⑬ 만약 옆으로 누운 상태에서 귀의 대이륜체 부착 부위에 통증이 있

으면 자극이 심한 상태이므로 즉시 떼어낸다.

> **귀반사 요법 적용 시 나타나는 명현반응**
>
> ① 반응구역, 반응점의 전기 통변감, 약간의 통증 및 미열 수반
> ② 해당 장기 및 신체 부위의 미동감
> ③ 관련 경락의 방사 감응 느낌
> ④ 기력이 왕성해지고 병에 대한 저항력이 강해지는 느낌
> ⑤ 위장 질환자의 경우 배고픈 느낌
> ⑥ 피부병 환자의 경우 덥거나 추운 느낌
> ⑦ 심장 박동 증가
> ⑧ 해열, 지통, 진통, 항염

### (2) 이침 요법의 이론적 배경

귀를 살펴보면 해부학적으로는 측두골 내에 위치하고 있으며, 기능적으로는 인체의 평형감각과 청각을 담당하는 기관으로 외이, 중이, 내이 세 부분으로 나뉜다. 외이는 소리를 모아서 중이로 전달하고, 외부에서 들어오는 이물질을 걸러주는 역할을 하며, 귀지샘이 있어서 먼지와 함께 귀지를 만든다. 중이는 전달된 소리를 고막에서 울림으로 변환시킨다. 내이에는 신체의 균형을 담당하는 세반고리관이 있다.

한의학적으로 귀를 살펴보면 크게 2가지 이론에 의해서 고찰되는데, 그것은 장상 학설과 경락 학설로 설명될 수 있다.

장상 학설로서의 귀는 오장육부와의 관계에 있어서 《영추(靈樞)》의 맥도 편(脈度篇)에는 신개규우이(腎開 竅于耳)라고 밝혀주고 있다. 또한 소문의 《금궤진언론(金匱眞言論)》에서 우이라고 해 심장의 생리와 병리 변

화는 모두 귀와 상통됨을 밝혀주고 있다. 이 밖에 소문의 옥기진장론(玉機眞臟論), 통평허관론(通評虛實論), 장기법시론(臟器法時論) 그리고 영추의 해론(海論), 청대의 잡병원류서촉(雜病源流犀燭)에서도 이부(耳部)와 각 장부와는 밀접한 관계가 있음을 설명하고 있다.

영추의 사기장부병형 편(邪氣臟腑炳形篇)에는 '12경맥(十二經脈)과 365락(三百六十伍絡)은 그 기혈이 모두 얼굴로 상행해 두정골의 속과 오관칠규(伍官七竅), 즉 귓구멍, 콧구멍, 눈, 입으로 유주하며, 그 별기는 이(耳)로 유주해 소리를 듣게 된다. 즉, 청(聽)하게 된다'라고 기록되어 있다. 영추(靈樞)에는 12경맥의 분포에 대해 더욱 상세히 기록되어 있다.

즉, 족태양방광경(足太陽膀胱經)의 분지는 이상각(耳上角)에 이르고 족양명위경(足陽明胃經)은 이(耳)로 상행하며, 족소양담경(足少陽膽經)은 이후(耳後)로 하행해서 그 분지는 이중에 이르러 이전(耳前)으로 빠지며, 수태양소장경(手太陽小腸經)은 이중으로 들어가고, 수양명대장경(手陽明大腸經)은 별락이 이중(耳中)으로 들어가며, 수소양삼초경(手少陽三焦經)은 이후(耳後)로 연계되어 이상각(耳上角)으로 빠져나가며, 분지는 이중(耳中)으로 들어간다고 했다.

이와 같이 경락(經絡)은 모두 이부에 이르러 유주 관계를 가지며, 양경맥(陽經脈)과 합쳐서 이부(耳部)와 서로 통하게 된다. 또한 소문(素門)의 류자론(繆刺論)에는 '수족(手足)의 소음경맥(少陰經脈)과 태음경맥(太陰經脈) 및 족양명경맥(足陽明經脈)의 다섯 경락은 모두 이중(耳中)에서 회(會), 즉 모인다'라고 적혀 있고, 기경팔맥(奇經八脈)에서는 '음교맥(陰蹻脈), 양교맥(陽蹻脈)이 이후(耳後)로 들어가고, 양유맥(陽維脈)이 두부(頭部)로 순행해 이(耳)로 들어간다'라고 했으며, 영추(靈樞)의 구론 편(口論篇)에는 '이위종맥지소취(耳爲宗脈之所聚)'라고 했다. 이는 체내의 모든 경맥이 이부와 밀접한 관계라는 것을 지적하는 것이다.

이침요법(耳針療法)은 이개상(耳介上), 즉 귀의 전면과 후면에 있는 반응점에 각종 질병의 효과를 목적으로 침을 놓고, 쑥으로 뜨는 등의 자극을 주는 것으로서 치료한다.

그리고 1957년 프랑스 의사 폴 노지에는 귀의 마이크로 시스템의 활성점을 검출하기 위해 혈관 자율 신호를 사용할 수 있는 매칭 공진의 원리를 이용했고, 이침 요법에 대한 논문이 계기가 되어 이침 요법을 새로운 단계로 개발함으로써 각종 상견병(常見病)을 치료할 수 있을 뿐만 아니라 침자마취(針刺痲醉)로서도 좋은 효과를 보이고 있다. WHO가 주최한 프랑스 리옹에서의 국제 학술대회에서 91개의 이침 반응점에 대한 세계 표준 침점이 만들어지게 됐다. 특히 금연, 금주, 비만, 여드름 치료 등 미용침(美容針)도 개발하게 됐다.[75] 우리나라에서도 금연효과를 위한 이침 요법이 임상에서 널리 사용되고 있다.[76]

### (3) 이압 요법의 효과

이침 요법은 그 자체가 많은 부분들이 장부경락과 함께 매우 어렵고 복잡해서 시술을 위해서는 많은 한의학 지식이 필요하다.

이침 요법의 혈(穴)자리도 200개 이상이며, 각각 몸 전체와 연결되어 그 작용이 심오하고 어렵지만, 중국 침구사에 의해 많이 적용되어 설사, 장 기능 실조, 월경 불순, 불면, 편두통, 공포증, 신경성 구토, 고열, 소화불량, 피부소양증, 유즙 부족과 같은 적응증에서 효과를 보이고 있다.

이혈(耳穴)의 자침방법(刺針防法)의 종류와 내용은 매침법(埋針法), 온침법(溫針法), 전침법(電針法), 호침법(毫針法), 수침법(水針法), 이온 도입법(導入法), 애구법(艾灸法), 함치 및 사혈 요법 등 매우 다양하고 복잡하다. 이

중에서 쉽게 접근할 수 있는 자침 방법은 매침법으로 이압 요법의 시술 방법이 된다. 매침법은 매점식 피내침을 써서 이혈의 반응점에 자침해 반창고로 고정시켜 3~5일간 매침한다. 매침 기간 중에는 환자로 하여금 이혈 피내침을 매일 수회씩 안압하도록 해서 자극을 강하게 한다. 하절기에는 땀이 나기 때문에 감염을 방지하기 위해 장기간 매침을 하지 않는다.[77] 이압 요법은 조작이 매우 쉽고 간단하며, 상응 반응점의 자리가 쉽고, 횟수가 적은 시술 방법으로 하기 때문에 혈점의 정확한 위치를 찾아 시침할 때 효과를 볼 수 있다. 하지만 귀반사건강법은 반응구역에만 기통석으로 자극을 주어도 효과가 탁월하다.

미래에는 질환을 치료할 때 환자에게 고통을 주지 않는 방법으로 발전할 것이며, 일상생활 속에서 활용할 수 있는 방법들이 개발되어 시간이나 장소에 구애받지 않고 자신의 건강을 유지할 수 있을 것이다. 특히 귀반사건강법은 부작용이 거의 없으면서 효과가 탁월한 기통석으로 자극을 줌으로써 건강을 손쉽게 관리할 수 있으므로 앞으로 널리 보급되리라 확신한다.

## 3. 인체에 강력한 영향을 미치는 색채 치유

인체는 무지갯빛을 발하는 존재임을 믿어와서인지 차크라 이론을 뒷받침해주는 인도의 아유르베다 의학의 경전을 세상에 내놓았다. 그들은 빛과 색에 삶의 지혜를 담아서 표현하고, 손과 발에 헤나를 칠함으로써 아름다움의 상징으로 표현했다. 이집트인들도 눈 주변을 남색으로 칠해서 영성을 밝혔으며, 우리나라의 선조들은 색동옷을 입혀 건강을 유지시켜왔고, 오방색(靑赤黃白黑)을 오장과 결속해 장부를 진단하는 데 활용했다. 세계의 각 나라마다 민속적인 규범은 달라도 색채를 신성시한 것은 사실이며, 건강과 행복을 추구하는 목적은 모두 같았던 것으로 유추할 수 있다.

 이렇게 모든 색은 고유의 진동과 주파수를 가지고 있다. 이처럼 장부와 색이 서로 같은 색을 받아들이고 공명한다는 사실을 뒷받침하는 이론이 있다. 1978년 독일의 물리학자인 알버트 포프(Albert Popp)는 바이오포톤이라는 빛을 발견했으며, 과학자인 로버트 키르호프(Robert Kirehoff)는 '물질은 자기가 발하는 빛과 같은 파장의 빛을 흡수한다'라고 말했다. 필자는 계절이 바뀔 때마다 나무와 꽃에서 에너지를 얻고, 유명한 화가의 그림이 아니더라도 화려한 꽃을 그린 작품 앞에서는 꼭 걸음을 멈춰서 한참 동안 감상했다. 이것이 색으로 인한 힐링이었던 것 같다. 필자는 일찍이 대체의학에 심취해 오행의 속성 중 오색과 오장의 장부론을 공부하면서 육부와의 관계를 색과 접목시켜 치유하는 박광수 교수님과 수많은 박람회 봉사활동을 했다. 그 과정에서 색이 가진 무한한 에너지로 현장에서 많은 효과를 체험하며, 5년 넘게 고생했던 고질적인 발목 염좌를 완치하기에 이르렀다. 해답은 지극히 간단했다. 이미 여러 학설에 근거하는 경락 이론 그대로 발목을 지나는 족삼음경과 족삼양경에 해당하는 색을 색채 치유펜(색채치유연구소 특허펜)으로 경락 순서대로 단 2회 칠했을 뿐이었다.

 이렇듯 컬러테라피는 색채가 가지고 있는 고유의 파장과 진동수를 신체와 마음에 적용해 자연적으로 치유되게 하는 방법이다. 배우기 쉽고 아프거나 고통스럽지 않으면서 그 치유 속도가 매우 빠르다는 것이 큰 장점이다. 이처럼 색채를 이용한 치료 방법은 오래전부터 대체의학의 한 분야로서 널리 사용되어 왔다. 하지만 색채가 가진 에너지를 어떻게 특정한 병과 연결시키는지, 어떤 방법으로 필터링해야 하는지의 측면에서 연구자들마다 의견이 달랐다. 따라서 단순히 타 요법의 보조수단으로서만 사용됐던 점이 색채 치유 분야의 숙제였다. 하지만 한국에서는 대체의학자인 박광수 교수에 의해 아유르베다와 경락 경혈 이론에 색채이론이 접목되어 뛰어난 치유법으로서 거듭났다.

색은 곧 빛이고 생명체가 빛의 존재라는 것은 인간을 포함한 어떤 생명체도 빛이 없으면 존재할 수 없다는 것을 의미한다. 자연에서 계절의 변화는 색을 통해 조절되고, 우리 인체는 자연이 내뿜는 조절 기능을 고스란히 받아들이면서 살 수밖에 없다. 정상적인 생명 활동에 필요한 특정 에너지가 부족해서 인체가 자율적인 조절 기능을 상실했을 때 우리는 '병들었다'라고 표현한다. 색채는 고유의 파장과 진동수를 가지고 있는 에너지 그 자체이기 때문에 만약 인체에 필요한 에너지(색채)만을 선별적으로 필터링해 받아들일 수 있다면, 인체의 조절 기능을 정상으로 되돌릴 수 있을 것이라고 유추할 수 있다. 염색체의 개체수가 분할해서 새 생명이 탄생할 때부터 컬러 에너지의 진동과 주파수는 모태 안에서 작동한다는 것이다. 즉, 자연의 원리로서 모든 생물이 그렇듯이 인간은 빛과 세상 만물의 에너지가 없이는 성장할 수 없다.

컬러테라피의 이론적 배경은 크게 3가지로 나눌 수 있다. 첫째는 동양의학 및 아유르베다의학 이론, 둘째는 전통적인 색채 치료 이론, 셋째는 수지침이나 이침에서 사용하는 프렉탈 이론이다. 컬러테라피는 앞에서 제시한 이론적인 배경을 바탕으로 색채 경락 이론을 활용해 인체에 직접 사용하거나 손발, 귀 등 특정 부위에 적용할 수도 있는데, 광범위한 테스트 결과 손에 사용했을 때 가장 효과적이었다. 육체에 작용하는 경락의 흐름이 방해 받으면 육체적 병증과 함께 해당 경락과 연계된 정신적 측면에도 영향을 미치게 된다. 또한 경락 시스템은 24시간 동안 12간지에 따라 음과 양의 조화로 매 2시간마다 스스로 우주의 영기와 합일해 지속적으로 필요한 에너지를 얻는다. 정신적 작용과 깊게 관련된 차크라(Chakra)가 막히면 해당 차크라와 관련된 정신적, 심리적 병증과 함께 해당 차크라가 분포하는 육체적 장기조직에도 병증을 일으키게 된다. 해당 차크라의 폐색 정보를 외부에 알리려는 의도다.

경락체계는 하루를 주기로 관리되는 반면, 차크라체계는 평생의 라이프 사이클을 주기로 관리된다. 즉, 차크라체계는 탄생 순간의 회음 차크라 가동체계부터 죽음 직전의 두정 차크라 가동체계까지 큰 주기로 작용한다. 동양 전통의 12경락 시스템은 객관적으로 존재하는 육체를 인정하고, 물질적인 육체를 컨트롤하는 기(氣)의 관점에서 소우주와 대우주의 관계를 바라보는 체계다. 반면 베다 전통의 차크라 시스템은 객관적으로 존재하는 육체보다 물질적 에너지에서 정신적 에너지로 진화해가는 신(神)의 통로, 영혼의 매개체로서 관조하는 체계다. 그 두 체계의 중심점에는 어떤 식으로든 육체를 존재할 수 있게 해주는 생명의 원천인 정(精)이 내재되어 있다. 신(神)을 중시하든, 기(氣)를 중시하든, 인체를 실체로 받아들이든, 매개체로만 받아들이든 생명이 구체적으로 표현되는 곳이 몸이기 때문에 육체가 존재하지 않는다면 신(神)과 기(氣)가 드러날 방법이 없을 것이다.

그러므로 12경락 시스템과 차크라 시스템이 합쳐지면 완전한 형태의 정(精), 기(氣), 신(神)의 구조가 만들어진다. 12경락 시스템에서 다소 빈약하게 여겨지던 6장 6부의 정신적 작용이 차크라 시스템에 의해 완벽하게 보완되는 것이다.

한의학에서는 차크라 시스템에서 인간의 생명체, 즉 인체를 구성하는 기본적 구성요소가 정(精), 기(氣), 신(神), 혈(血)이라고 보고 있다. 이 중에서 정은 원초적인 물질로 인식하며, 생명활동을 유지하는 필수 불가결한 요소로서 모태에서 받는 순간 형성되는 선천의 정과 음식물을 섭취한 영양물질로서 형성되는 후천의 정이 있다. 기는 부모에게서 받은 정기, 호흡을 통한 청기, 그리고 음식을 통한 곡기로서 순행해 삶을 유지한다. 신은 인체의 모든 생명활동 현상의 정화이며, 총괄자로서 심신 활동의 정상적인 표현의 총칭이라 말할 수 있다. 옛사람들은 정, 기, 신을 삼보(三寶)라고 하며 인체를 구성하는 정수로 이해했다. 혈은 전신을 순행하고 자윤(滋潤)시키는 작용을 하면서 장부와 기관 및 조직들이 활동하도록 돕는다.

한편, 인도의 정통의학인 아유르베다는 생명과학과 삶의 지혜를 배우면서 실행하는 몸과 마음의 수련법이다. 차크라는 산스크리트어로 바퀴, 또는 원형의 의미를 지니고 있다. 우리 몸의 모든 것은 둥근 형상이며, 지속적으로 움직이고 있기에 이 운동의 중심센터들을 가리켜 차크라라고 부르는 것이다. 차크라의 7개의 수레바퀴가 인체의 앞면과 뒷면을 소용돌이치듯 순환할 때마다 미세하면서도 부드러운 진동으로 빛과 컬러 에너지가 발산된다. 각각의 차크라는 고유의 색과 소리와 형태를 가지고 있으며, 인간의 생명 에너지의 근원이 되므로 육체와 정신의 교차점이라고 볼 수 있다.

첫 번째 차크라는 빨간색으로 회음 부위의 차크라(물라다라 차크라)이며, 인간의 원초적인 에너지, 즉 쿤달리니가 발현되는 곳이다. 척추의 맨 아래와 자궁경부 뒷면에 위치하며 생식계의 작용과 아주 깊은 관련이 있다. 최근 들어 불임증 환자나 미혼 여성들에게 자궁암이 증가하는 이유는 바로 빨강 에너지의 교란으로 해석될 수 있다. 치마의 길이가 자꾸만 짧아져 몸이 냉해지는 것이 원인일 수도 있고, 인체에 유해한 환경호르몬이나 식습관의 문제도 꼽을 수 있다. 우리 어머니 세대에서는 아궁이에 쭈그리고 앉아 불을 지폈기 때문에 자연히 따뜻한 빛과 컬러 에너지가 동시에 비춰져 회음 차크라가 건강했을 것이다. 이 에너지의 결핍으로 어렸을 때 불우한 환경, 부모의 이혼, 경제적인 어려움 등을 겪은 아이들은 성장하면서 강박관념이나 심리적인 안정감이 떨어져 우울증, 다중인격, 알코올 중독에 빠질 위험이 있다. 또한 생리불순이나 폐경기 증상에 빨간색 팬티를 입는 것은 생명의 원초적인 빨간 에너지를 회음 차크라에 전하기 위함이다. 연구에서 빨간색의 선호도는 젊은 층보다 노인들에게서 훨씬 높은데, 이것은 바로 회음 차크라의 빨간색 에너지의 고갈 때문임을 증명하는 결과라고 보면 정확하다. 이 물라다라 차크라가 약해지면 좌골신경통, 만성 요통, 정맥류, 암, 우울증, 하지 통증 등이 온다. 따라서 이 경우라면 제철에 나는 빨간색 과일을 충분히 섭취해야 하는데, 붉은 생고기를 날로 섭취하는 것은 혈관의 노폐물이 쌓이므로 바람직하지 않다.

두 번째 차크라는 단전 차크라(스바디스하나 차크라)의 주황색이다. 방광, 전립선, 부신호르몬, 대장, 요추에 관련되어 있다. 수련할 때나 호흡명상을 할 때 온전한 생각으로 몰입하는 자리이며, 인간과 인간, 자신을 둘러싼 환경과의 관계를 이끌고 외부세계와도 상호작용을 하기 때문에 현대사회에서 일어나는 불미스러운 일들은 모두 단전 차크라가 병들었기 때문이라고 할 수 있다. 단전에 힘을 주면 없던 힘도 용솟음친다는 말이 있듯이 삶을 살아갈 때 결단력을 주며, 생기발랄한 에너지를 주는 차크라다. 이 차크라에 병이 들면 감정적으로 심하게 충격을 받아 헤어나지 못하고, 자신감도 없어지므로 상처받기 쉬워져 타인과의 관계에서 부정적인 에너지를 형성한다. 한편, 가게의 인테리어에 주황색을 활용한다면 사람을 끌어들이는 힘을 발휘하므로 매출 상승에 도움이 되는 색상이다.

세 번째 차크라는 위장 차크라(마니 푸라 차크라)로 노란색이다. 이는 배꼽 뒤, 척추, 위장, 신장, 간장, 태양 신경총에 위치한다. 자신감과 안정감, 용기와 힘을 주는 태양 신경총으로서 명치 부위다. 스트레스에 민감하고 많은 사람이 위장병을 앓을 때 답답함을 호소하는 부위다. 이 차크라는 특히 심인성 질환으로 오랫동안 고통스러울 때 놀랄 만큼 효과가 빠르다. 즉, 자기 신뢰, 자기 존중감, 책임감, 믿음 등은 이 차크라의 에너지로부터 나온다. 여기에 문제가 있으면 급·만성 소화불량, 위·십이지장 궤양, 당뇨, 식욕부진이나 항진, 간 기능 장애가 올 수 있다. 결국에는 마음이 불안하거나 화가 날 때 위장과 간장의 스트레스로 인해 육체적인 질병이 오는데, 불안하거나 의심하고, 강한 두려움 때문에 자신감에도 문제가 생기는 것이다. 파릇한 잔디가 돋고 신록이 우거지는 봄철에 가족 나들이를 나가면 흔히 김밥이나 고기를 구워서 먹게 되는데, 아이들이 고기와 김밥을 먹고 체했을 때 좋은 방법이 있다. 여분의 단무지를 펴서 위장 차크라 위에 올려놓으면 신기하게도 좋아진다는 사실이다. 카레, 노란색 파프리카, 바나나, 참외 등을 많이 먹어두는 것도 좋다. 그리고 곧 봄볕에 나올 노란 병아리를 보며 명상한다면 자신의 복부에 평화가 깃들어 세상 모든 어려운 일들이 자연스럽게 풀릴 것이다.

네 번째 차크라는 가슴 차크라(아나하타 차크라)이며 초록색으로서 사랑의 에너지를 듬뿍 주는 차크라다. 심장, 척추, 흉선, 폐, 어깨, 팔, 손과 연결되어 가장 강력한 에너지를 발현시킨다. 가슴 차크라가 활발하면 심장마비나 협심증 등을 걱정할 필요가 없지만, 이상이 생겼다면 혈압부터 시작해서 심근경색, 심장마비, 오십견 등을 앓기 쉽다. 개인의 내면적 갈등보다는 모든 욕심을 내려놓고 신성으로 향하게 하며, 증오심보다는 사랑으로 용서하고 이해하게 하는 역할을 한다. 마음이 멍든 여자들의 어깨관절 질환은 거의 대부분이 초록색의 사랑 에너지의 교란 때문이다.

다섯 번째 차크라는 목 차크라(비슈다 차크라)이며, 파란색으로서 인체의 평형과 갑상선, 부갑상선 기능을 주관하고 목, 치아, 기관지, 발음기관 등에 영향을 미친다. 이는 의사소통 능력, 창의력, 분별력을 키워주며 감정의 초록색을 넘어 평화를 찾는 색이다. 침울한 감정이나 의기소침해 움츠러들었다면 가슴을 활짝 열고 바다처럼 넓은 마음으로 포용력을 키워야 한다. 몸이 허약해지면 감정통제가 어렵고, 변화에 민감하며, 쉽게 피로감을 느낀다. 하고 싶은 말을 못하면 기(氣)가 막혀서 갑상선에 암이 생기기 쉽고 기능에 빨간불이 켜진다. 바다는 시냇물이든 도랑물이든 깨끗하든 더럽든 모두 받아들인다고 해서 바다라고 한다. 바다처럼 파란 가을 하늘이나 강, 호수를 마음껏 쳐다보며 자연 명상을 하면서 직관력과 통찰력을 얻는 지혜가 필요하다. 파란 음식이 흔하지는 않지만, 블루베리, 푸른 자두, 월귤나무 열매, 바다의 해조류 등이 있다. 갑상선 기능에 문제가 있는 환자라면 파란색 목도리를 사서 밤낮으로 느슨하게 둘러줘야 한다.

여섯 번째 차크라는 미간 차크라(아즈나 차크라)이며 남색으로서 눈두덩과 송과선에 연관된 시각 및 청각기관을 비롯해 내분비계 기능을 담당한다. 영적인 의식을 밝게 해주며, 자연현상의 진정한 법칙을 통찰하게 하고, 명상하기 위해 자주 몰입하게 한다. 수면을 조절하는 송과선은 멜라토닌 분비를 조절해준다. 불면증이라면 균형이 깨져 저항력과 면역력이 떨어지고, 우울증 및 지나치게 내성적인 성격으로 미래의 불확실성에 대해 두려워한다. 12장기의 색 중에서는 무형의 장기인 심포의 색이다. 남색 음식은 눈, 귀, 코, 즉 얼굴에 생기는 질병과 폐 질환, 천식 및 소화불량에 효과가 있다. 종류로는 블랙 올리브, 블랙베리, 블랙 체리, 깐 포도, 까치밥나무 열매, 바닐라콩 등이 있다.

일곱 번째 차크라는 머리의 맨 꼭대기에 있는 두정 차크라(사하스라라 차크라)이며 보라색이다. 두개골 체계와 신경계통, 골격계통, 송과선 등 모든 신경 통로를 제어하며, 기도와 명상을 통해 몸 안에 있는 내재된 에너지가 우주와 합일되는 순간을 맛보게 된다. 이 차크라가 발달한 사람들은 영생을 얻을 수 있으며 진리, 존재, 행복 그 자체에 이르게 된다. 보라색은 빨강과 파랑의 혼합색으로서 가장 빠르고 현명해 영적인 에너지가 있으며, 빨간색의 에너지로서 생식기 차크라에는 활기차고 행복한 에너지인 쿤달리니가 발현되는 것이다. 두정 차크라의 조화가 깨지면 우울증이 오며, 몸에 이상이 없는데도 만성적인 피로감과 두통을 호소하게 된다. 또한 빛과 소리에 지나치게 예민해지며 공황 상태가 되기도 한다. 보라색 에너지가 많이 있는 음식으로는 가지, 포도, 오디, 보라색 브로콜리, 보라색 양파와 양배추, 비트가 있는데 이 음식들은 혈액을 정화시키고 종양의 성장을 억제하는 데 도움이 된다.

지금까지 살펴본 차크라들은 인체의 앞뒤에 각각 7개의 발전소가 있어서 매일 반복적으로 회전하는 것이다. 신체적·심리적으로 압박되거나 스트레스가 있다면, 발전소가 제대로 가동될 리 없다. 이러한 차크라 발전소에서 발현되는 에너지들은 고유한 에너지 파동을 가지고 서로 톱니바퀴처럼 맞물려져서 작용한다.

차크라는 물질적 혹은 정신의학적 관점에서 정확하게 규명될 수는 없지만 미세한 생명력이 활동하는 중심부다. 차크라는 교감신경계, 부교감신경계 및 자율신경계와도 상호 관계를 맺고 있으며, 우리의 온몸 구석구석과 긴밀하게 연결되어 있다. 따라서 7개의 차크라 안에 마음을 모두 담아 의식 속에서 생활한다면 자연스럽게 에너지의 흐름은 순조로워질 것이며, 7개 차크라의 삶 속에서 인간의 삶은 고행 그 자체에도 감히 행복이 숨어 있다고 말할 수 있을 것이다.

빛과 색을 과학적으로 입증한 여러 나라의 학자들이 있는데, 독일 하이델부르크 부근의 소도시에서 피터 만델(Peter Mandel) 박사는 1972년 질병에 따라 킬리안 사진의 패턴이 다르게 나타난다는 것을 알았고, 약 80만 명의 환자들의 사진을 찍어서 데이터베이스를 만들었다. 동양의학의 음양오행론, 침과 색채 요법에 관한 연구, 포톤에 관계하는 생물학적·물리학적 연구를 통한 색채 광선 요법을 개발하고 체계화시켰다. 1978년 독일의 물리학자 알버트 포프 박사의 연구에 따르면, 모든 생명체의 세포에서 생포톤(bio-photon)이라는 빛을 발견함으로써 인체 속에도 빛과 색이 들어 있다는 것을 입증했다. 생포톤은 아주 미세하게 무지갯빛 가시광선이 방출되는 것인데, 1920년대 옛 소련에서 처음 제시됐다. 최근에는 광증폭기로 100만 배 이상 빛을 증폭해 '생명의 빛'을 관찰하기 시작했다.

머리 부분에는 보라색, 얼굴 부위에는 남색, 목 부위에는 파란색, 가슴에는 초록색, 그리고 배(위장)에는 노란색, 배꼽(단전)에는 주황색, 생명체를 탄생시키는 회음과 성기 부위에는 빨간색이 서로 공명해 세포들에게 빛 에너지를 제공해준다. 인체는 소우주이고 자연은 대우주이기 때문에 장기마다 서로 다른 색채를 내는 것이며, 소우주인 인체의 생명을 유지하려면 대우주의 빛 체계와 공명해야 한다. 자연의 빛과 미토콘드리아에서 내는 빛이 서로 공명할 때 세포 속의 색소체가 이를 받아들이고, 이 빛깔을 염색체가 염색해서 세포를 증식시킨다. 우리가 흔히 알고 있는 염색체는 말 그대로 자연의 빛깔인 무지개 색을 염색한다는 의미를 가지며, 태양의 일곱 빛깔이 인체의 일곱 부위를 비추면 각 부위의 세포들이 그 빛을 받아 염색함으로써 인체가 생명을 유지하는 것이다.

이렇게 지구상의 모든 인간과 생물들은 태양 빛과 색으로서 호응하며 움직인다. 전 세계 인종의 피부색이 다른 이유를 생각해본 적이 있을 것이다. 적도 지방의 인종들은 태양 빛을 많이 받아야 하므로 피부가 검다. 강렬한 태양 빛에 세포들이 견딜 수 있도록 모든 색을 흡수하는 검은색 피부를 갖게 됐다. 반대로 북구 지역은 일조량이 짧기에 얼굴이 희다. 그들은 본능적으로 해변에 나와서 일광욕을 즐기며 산다. 또 사계절이 뚜렷한 지역에 사는 사람들은 황색의 피부를 갖고, 남미에 사는 사람들도 따뜻한 빛이 필요하므로 붉은 피부를 투과시켜 색을 맞춰 살아가고 있다.

식물도 햇빛을 보며 광합성하듯이 인간도 계절에 따라 흡수해야 하는 빛의 에너지를 조절하기 위한 작용이 몸속 깊은 곳까지 나타난다. 즉, 인간은 한순간도 빛과 색이 없이는 존재할 수 없으므로 빛과 색의 존재라고도 할 수 있다.

물리학자 아이작 뉴턴(Isaac Newton)은 "빛은 인간이 눈과 마음으로 색의 존재를 인식하는 데 없어서는 안 되는 필수적인 조건이며 색은 빛

그 자체다"라고 주장했는데, 볼 수 있는 감각의 인식으로만 봤을 뿐 강렬한 생명의 에너지나 힘을 가지고 있다는 것은 인식하지 못했다.

실제로 색이 우리 인체의 장기에 공명되는 주파수는 각각 다르다. 장부의 각 세포 하나마다 주파수 영역이 다르기에 빛을 통해 컬러 에너지가 전달되는 주파수도 다른 것이다. 위장 세포와 간장 세포는 서로 기능이 다르기에 주파수와 색도 다르게 공명된다. 어쩌면 색은 인체에서의 조명 필터 역할을 수행하는 일등 공신이다. 나무에 새싹이 돋고 잎이 무성해지다가 낙엽이 지고 고목이 되듯 색에 순응하기 위해 필터의 기능을 발휘하는 식물들도 대자연의 섭리대로 살면서 인간과 함께 공존하는 것이다. 색은 즉 빛이고, 생명체가 빛의 존재라는 것은 인간을 포함한 어떤 생명체도 빛이 없으면 존재할 수 없다는 것을 의미한다.

자연은 계절의 변화를 색을 통해 조절하고, 우리 인체는 자연이 내뿜는 조절 기능을 고스란히 받아들이면서 살 수밖에 없다.

어릴 적에 돋보기로 태양 빛의 거리와 초점을 잘 맞추면 종이가 타는 것을 볼 수 있었는데, 이것이 빛과 색이 빚어낸 과학이다. 피부가 햇빛을 받을 때는 그냥 종이 위에 빛이 쏘이는 것뿐이지만 특정 부위의 피부에 장부와 관계되는 색을 붙이면 강력한 에너지가 나오는 것이다. 즉, 종이에 햇빛을 모아 일정한 자리에 쏘여서 태우는 원리와 같다. 피부 위에 칠해진 색이 바로 돋보기와 같은 역할을 하기에 해당되는 장부에 컬러 에너지가 전달되는 것이다.

우리 몸의 귀, 손, 발, 홍채 등에는 인체 전체가 들어 있다. 이렇게 부분 속에서 전체를 볼 수 있다는 이론이 프랙탈 이론이다. 우주의 프랙탈 구조 속에서 사람은 하늘의 기운인 호흡과 땅의 기운인 음식물로 기를 얻어 6장 6부를 운행하며, 머리부터 발끝까지 통로를 따라 움직인다. 이것이 12장기와 연결되어 몸과 팔다리로 흐른다. 한편 장기가 각각 12개의 고유한 색과 공명하듯이 12경락 역시 12가지의 색깔로 변화하면서 몸과 팔다리로 흐른다. 각각의 장부의 색과 경락노선의 색이 서로 공명되기 때문에 이 에너지의 흐름에 교란이 일어나면 질병에 노출되는 것이다.

더 알기 쉽게 설명하자면 소리굽쇠의 공명 실험을 예로 들 수 있다. 같은 진동수를 갖는 한 쌍의 소리굽쇠 A, B와 다른 진동수를 갖는 소리굽쇠 C를 책상 위에 올려놓고 A를 망치로 쳐서 진동시키면, 이 진동은 공기를 매개로 전파하면서 같은 진동수를 갖는 B를 공명시켜 진동하게 한다. 그러나 진동수가 다른 C는 전혀 진동하지 않는다. 빛과 색깔 역시 소리처럼 각각의 고유한 진동수가 있다.

근대에 종종 활용되던 광선 치료 역시 빛과 색을 이용한 치료법이었는데, 이것으로 덴마크의 의학자 닐스 뤼베르 핀센(Niels Ryberg Finsen)은 노벨상을 받았다. 그는 결핵성 상처가 겨울철에는 많고, 여름에는 거의 생기지 않는 것에 초점을 두고 연구해서 빨간불을 사용하면 천연두 상처를 방지한다는 것을 알아냈다.

계획했던 일이 꼬이거나 믿었던 사람이 배신했을 때 명치끝이 답답하고 스트레스가 머리 꼭대기까지 올라가면 속된 말로 "뚜껑이 열린다"라고 한다. 이럴 때도 앞서 언급한 초록색이 마음을 진정시키는 효과를 준다. 컬러 힐링에서 초록색은 가슴 차크라에 해당되기 때문이다. 초록색은 사랑의 에너지를 가지고 있기에 남으로부터 받으려고만 하지 않고 남에게 베푸는 능력을 준다. 색은 인간이 생활하면서 지혜를 담아온 생활 의학이다. 색을 '색'으로만 보지 않고 빛과 함께 의학으로서 존재하는 가치는 헤아릴 수 없다.

예로부터 차크라가 정통의학으로 쓰이는 인도에서는 신생아 황달에 무조건 옷을 벗겨 빛을 쬐게 했다. 그들은 아무런 과학적인 입증 없이도 하늘의 파란색과 가시광선의 파란색이 공명된다는 사실을 알았기에 응용했던 것이고, 이로써 신생아의 황달은 대부분 치료됐다.

이에 영국의 크레머(Kreme) 박사는 1958년에 태양 광선에서 나오는 빛이 어떤 작용을 해 황달을 치료하는가에 대한 연구를 했다. 그 연구를 통해 마침내 파란색의 빛이 간의 빌리루빈 수치를 낮춘다는 사실을 규명할 수 있었다. 그 결과 오늘날 신생아의 황달은 다른 의학적 도움 없이도 파란색의 광선 요법만으로도 치료할 수 있게 됐는데, 이것이 곧 색채 치료의 효시가 됐다.

약 200년 전 괴테의 '색채론'은 당시 비과학적이라는 비판을 많이 받았지만, 오늘날에는 괴테가 '색채 치료'의 선구자라고 말할 수 있다. 색채는 인간이 느끼는 심리적인 면에서부터 정신적인 부분까지 끼치는 영향이 크며, 심신의학이나 면역론에 따라 심리적인 해방감이나 안정감을 주는 작용에 주목하고 있다. 이제는 현대의학의 조명으로까지 눈부시게 발전한 것을 생각해보면, 그동안 학계에서 고정된 패러다임이 빚은 결과들을 반성하고 색채의 불가사의한 결과들에 대해서 조금 더 폭넓은 시야를 가져야 할 것이다.

빨주노초파남보 7개 색의 차크라 시스템의 완벽한 조화는 인간의 몸이 태초에 부모로부터 물려받은 유전자 속에 빛의 공명으로 받은 색의 물질들이 들어 있는 것이다. 인간의 컬러 에너지는 인간으로 탄생하기 위한 순간부터 색으로 시작되는데, 난자와 정자가 만나는 순간 염색체의 미묘한 분할로 장부가 형성되고, 오색찬란한 프리즘을 통해 모태 안에서 성장해 태어난다. 그것이 염색체이며 색(色)으로 쓰이니 인체의 모든 장부는 빛과 색에 의해 삶을 영위하고 있는 것이다. 사람이 받아들이는 것의 약 70%가 시각에 의존한다. 그중에서도 색채 자극은 가장 큰 비중을 차지하는 것으로 알려져 있다. 어린아이일수록 색채 자극에 예민하기 때문에 어릴 때 아이의 성향이나 기질에 맞는 색채 치유법의 일환으로 음식이나 액세서리, 의류가 점점 더 각광받고 있다. 아이가 어떤 색을 접하며 성장하느냐에 따라 아이의 감각 발달에 큰 영향을 미치기 때문이다.

색채는 인체에 다양하고 강력한 영향을 미친다. 그중에서도 우리의 감정에 미치는 영향은 매우 크다. 색채 에너지가 균형을 잃을 때 인간은 질병에 노출된다. 물론 갑작스러운 사고나 재해로 인한 병증은 제외한다. 자신에게 맞는 색상의 속옷을 입는 것과 컬러 푸드에 관심을 갖는 것에는 이유가 있다. 색채는 우울증 같은 심리 치료에도 응용할 수 있다. 이러한 컬러 힐링의 기능이나 효과, 각 장부와의 상호 관련성에 대해 한의학에서는 《황제내경》의 '오색 편'에서 구체적으로 다루며, 안면의 피부색 등을 통해 병증을 진단하는 기준으로 삼고 있다. 컬러 힐링은 현재 전 세계에서 행해지고 있으며, 의료분야에서 또한 활용되고 있다. 칼 폰 라이헨바흐(Karl von Reichenbach) 남작은 빛과 색에 '오딕 포스(Odic Force)'라고 불리는 생명력이 있다고 했으며, "우리는 모든 것이 빛나고 진동하는 세상에서 살고 있다"라는 말로 그 현상을 설명했다.

인간이 색을 의식하고 그 힘을 인식하게 된 것은 선사시대부터라고 알려져 있다. 날씨가 생활에 절대적인 영향을 미쳤던 만큼 해와 달뿐 아니라 비가 내리고 난 후 뜨는 일곱 색깔의 무지개 역시 신성한 것으로 여겨졌다. 인간에게 태양과 빛은 곧 생명과 결부된 중요한 문제였다.

고대에는 의사들이 영혼까지 치유하는 종교적인 샤먼(shaman) 역할까지 담당했다. 그 과정에서 태양이 만들어내는 색채를 자연스럽게 주술 등의 치유책으로 받아들였을 것이다. 색채 치료, 즉 컬러 힐링은 과학 문명이 발달하면서 신비주의로 치부되기에 이르렀고, 점점 그 자취를 잃어가는 듯했다. 하지만 많은 과학자의 연구 덕분에 다시 웰빙 열풍이 불면서 컬러 힐링도 주목받고 있다.

많은 사람이 컬러 힐링이라고 하면 대충 짐작은 하면서도 제대로 된 대답을 하지 못한다. 미술 심리학 분야로 알거나 미용학에서 다루는 예술가들의 분야로 알고 있다. 컬러 힐링이란 말 그대로 색의 파장을 이용한 치료법이다. 서두에서 언급했듯이 인체의 조성물이 색으로 이루어져 있으므로 색채를 통해 신체의 면역력을 강화시켜 질병의 치료를 돕는 자연 치유법의 한 분야다.

빛의 광명으로 색을 볼 수 있으며, 만물의 이치가 색을 따라 입자와 파동의 형태로서 부족함과 넘침을 통해 순리대로 공평하게 인간의 마음과 육신을 지배하는 것이다. 지구상의 모든 사물은 색채를 가지며, 눈에 보이지 않지만 진동과 주파수를 따라 색을 나타내고, 인간의 시신경을 통해 뇌로 전달됨으로써 정신과 감정까지 색을 통한 자극을 받는 것이다. 빛은 눈의 망막에 도달해 자극을 발생시키고 그 자극이 시신경을 통해 대뇌에 전달되어 비로소 색을 인지하게 된다. 파장과 주파수에 따라 각각 다른 특유의 성질을 가지는 빛은 우주선이나 X-선, 레이저파나 전파 등 그 파장에 의해 나뉜다. 인간의 눈으로 볼 수 있는 빛이라는 뜻에서 대략 380~780nm 범위의 파장을 가시광선이라고 한다. 이 빛을 프리즘에 통과시키면 굴절 각도에 따라 빨강, 주황, 노랑, 초록, 파랑, 남색, 보라색의 7가지 스펙트럼을 형성한다. 빛의 일부분인 색에는 각각의 에너지와 파장이 있는데, 이 에너지와 파장을 이용해서 우울증과 같은 질병을 치료하는 것이다.

인체의 12장부에서 6개 장기 중 간장은 파랑색, 심장은 빨간색, 비장은 황토색, 폐는 흰색, 신장은 검정색, 심포는 남색과 각각 공명한다. 또한 6장부 중 담낭은 초록색, 소장은 분홍색, 위장은 노란색, 대장은 회색, 신장은 검정색, 삼초는 보라색과 각각 공명한다. 양자 역학이나 양자 이론 또는 나노 테크놀로지의 세계에서 인체는 소우주이기 때문에 실로 놀라운 컬러 에너지의 교란이 일어나고 있다는 것에 대한 설명이 가능할 것이다.

평소 쉽게 피곤함을 느끼는 사람은 대부분 간 기능이 약하다. 이런 사람은 파랑색 의상을 입고 파란 하늘을 보며 자연 명상을 한다면 도움이 된다. 예로부터 오래된 해수 천식이나 폐질환을 앓을 때 무엇을 달여 먹고 도라지나 배를 꿀과 함께 복용한 것 역시 폐가 흰색과 공명한다는 사실을 정확히는 몰랐을지라도 선조들의 지혜에 따른 민간요법이라고 할 수 있다. 심장과 소장이 약하다면 붉은 계열의 옷과 따뜻한 음식을, 위장과 비장이 약하면 노란색 의상과 파인애플, 바나나, 카레 등 노란색의 음식을 먹으면 도움이 된다. 신장이 약한 사람은 하의를 검정색으로 입고 검정콩이나 검은깨를 자주 먹으면 기능이 향상될 수 있다. 이처럼 자신이 가지고 있는 고유의 색채, 파장에 어울리는 옷을 입고 음식을 먹으면 몸의 면역력이 향상되어 건강을 다시 찾는 데 도움이 될 것이다.

이 세상의 모든 만물은 고유의 색채를 가지고 있다. 진동과 주파수를 가진 색은 그 자체로 세상을 더 아름답고 풍요롭게 하는 힘을 지닌다.

따라서 색채를 적절히 활용하면 색채에서 나오는 진동이 인체에 흡수되어 긍정적 에너지로 발산하게 된다. 이는 마음과 감정, 신체가 조화를 이루어 본래 인체가 가지고 있는 면역력과 치유력을 높여 질병을 이겨내도록 돕는 것이다.

평소 자신이 좋아하고 싫어하는 색채 에너지를 장부의 허와 실을 진단해 균형을 맞춘다면 삶의 활력은 절정에 다다를 것이다. 컬러 에너지의 넘침과 부족함의 균형을 맞출 때는 고정관념의 벽을 깨고 색을 있는 그대로 보는 지혜가 필요하다. 따라서 저마다 자신에게 맞는 고유의 색을 응용해서 일상의 스트레스와 질병을 스스로 극복할 수 있도록 이론에 근거한 색을 칠해주는 것이 좋다.

| 참고 자료 | 박광수의 경락/차크라 색채도 |

I 그림 11 I 박광수의 인체 경락 색채도(컬러 287페이지 참고)

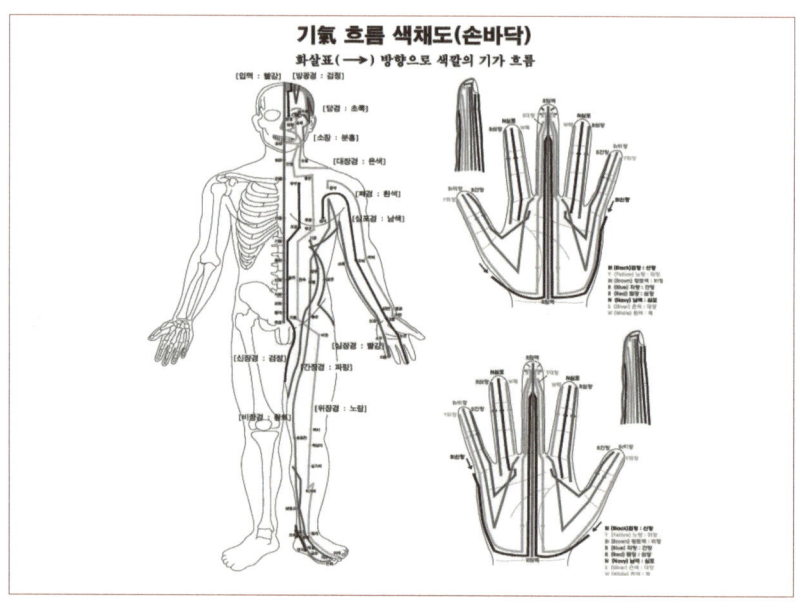

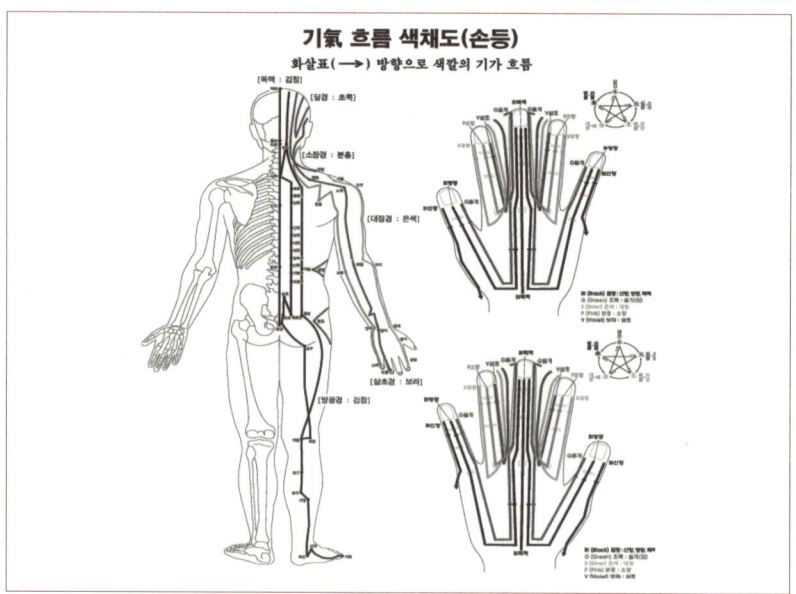

출처 : 박광수, 《SECRET, LIGHT & COLOR, 우주의 빛과 색으로 치유한다》(이하 동일)

| 그림 12 | 박광수의 손, 발 차크라 색채도(컬러 288페이지 참고)

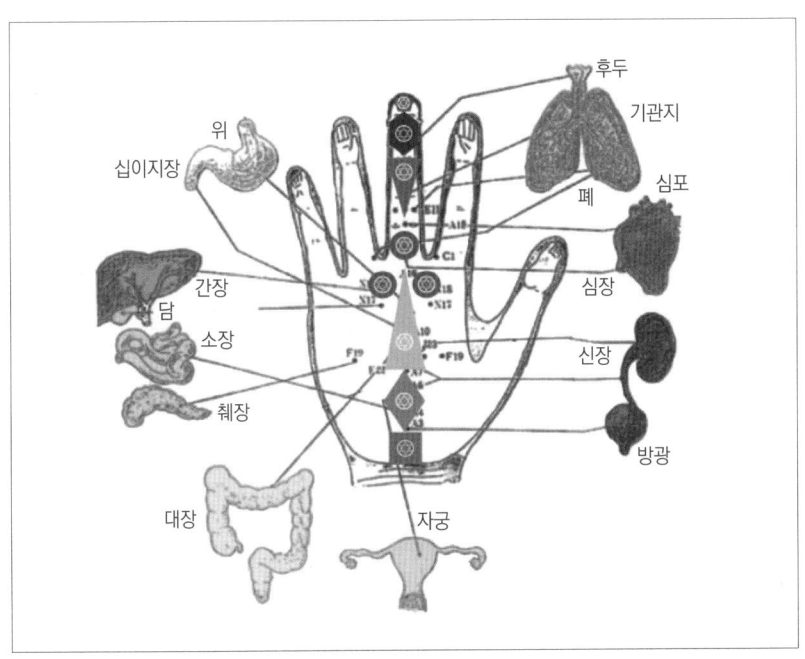

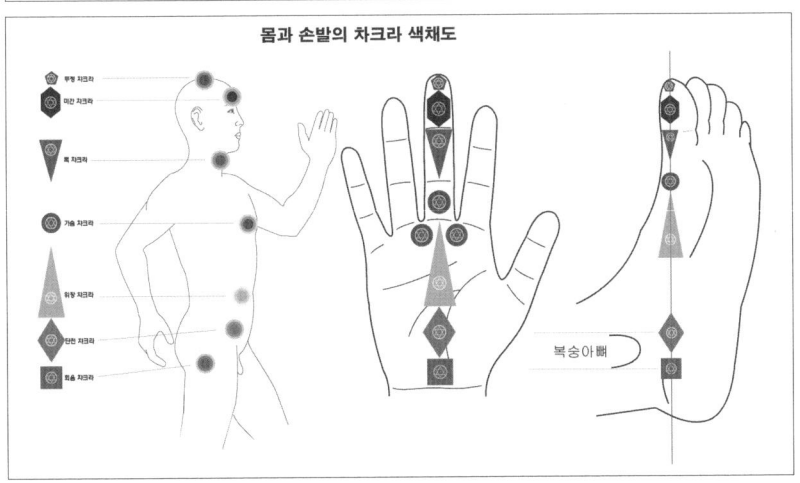

| 그림 13 | 박광수의 족부 차크라 색채도(컬러 289페이지 참고)

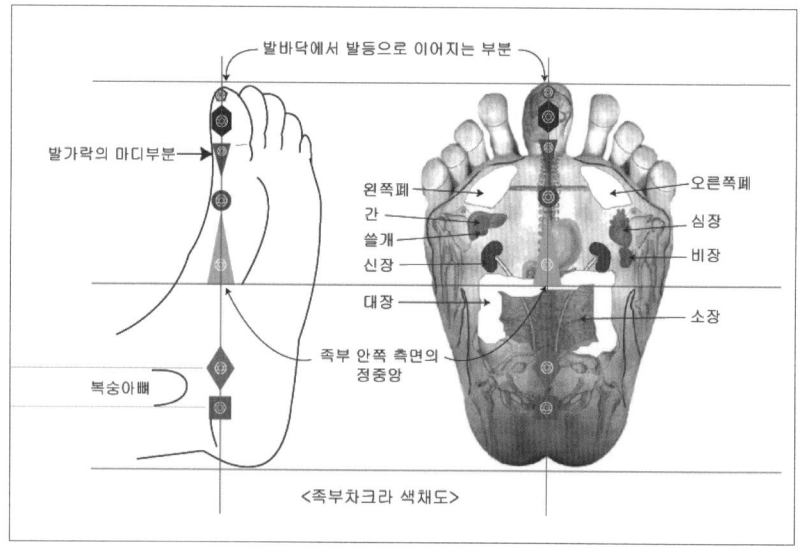

| 그림 14 | 박광수의 인체 경락 색채도(앞면)(컬러 289페이지 참고)

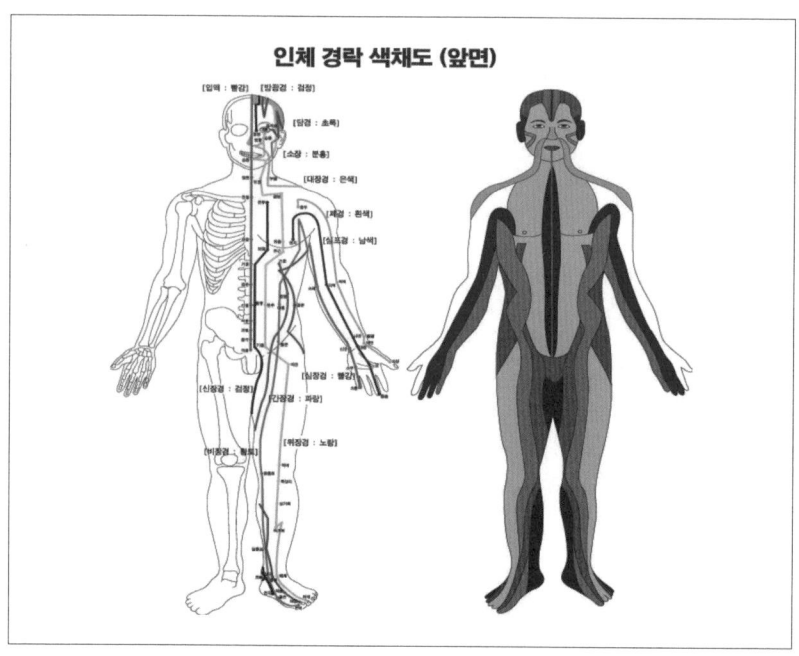

| 그림 15 | 박광수의 인체 경락 색채도(옆면)(컬러 290페이지 참고)

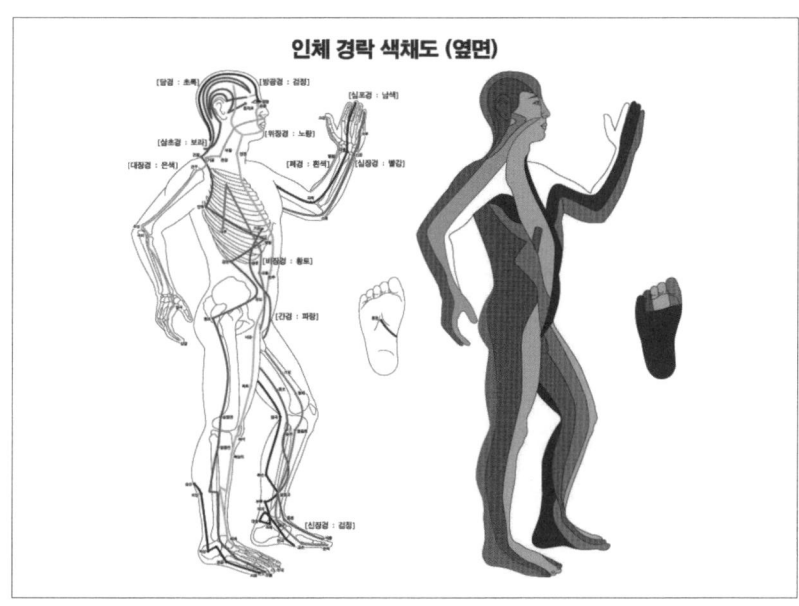

| 그림 16 | 박광수의 인체 경락 색채도(뒷면)(컬러 290페이지 참고)

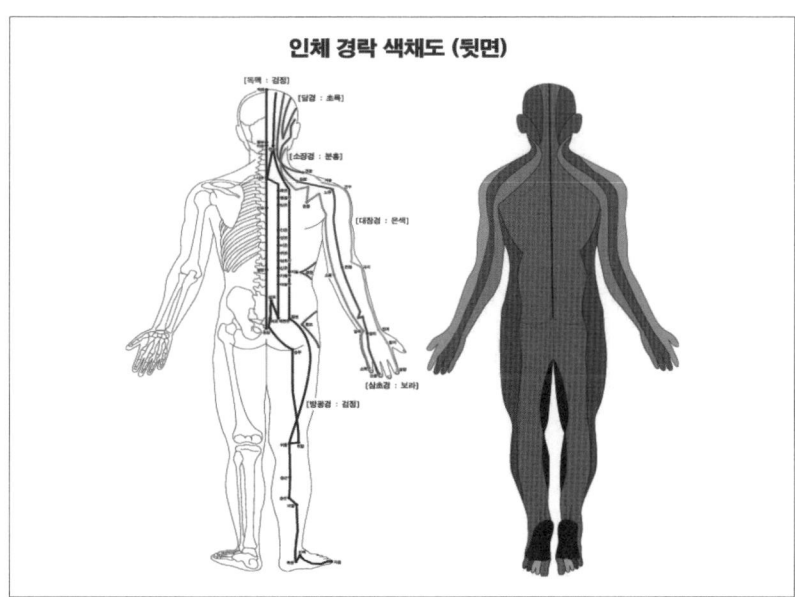

"우리는 모든 것이 빛나고 진동하는 세상에서 살고 있다."

- 칼 폰 라이헨바흐

"비정상적인 주파수 위에 고유 주파수를 맞추면 병인이 없어지며 질병을 자연치유할 수 있다."

- 로얄 레이몬드 라이프 박사

로얄 레이몬드 라이프(Royal Raymond Rife) 박사는 1888년 미국 네브라스카 주에서 태어났으며 24살 때부터 실험과 연구를 시작한 것으로 알려져 있다. 그는 오늘날의 '유니버셜 광학현미경'을 개발했고 이를 이용해 암 바이러스를 발견했으며, 암 바이러스를 퇴치할 수 있는 주파수를 방사하는 '라이프 주파수 발생기(Rife Ray Machine)'를 개발했다.

1920년 그는 자신이 개발한 고밀도 현미경을 통해 인간의 암 바이러스를 발견했다. 그는 이 바이러스를 배양해 쥐 400마리에 투입했고, 그 쥐들이 암 바이러스에 감염된 것을 확인했다. 이어서 이들 바이러스를 파괴하는 전자기적 주파수의 파장을 찾아냈다.

마침내 라이프 박사는 이들 바이러스를 퇴치하는 에너지 방사 기계를 개발했고, 1934년 미국 특별의료위원회(Special medical Committee)가 지정한 남부 캘리포니아 대학에서 말기 암 환자 16명에 대한 임상실험을 실시했다. 그 결과 16명 중 14명이 3개월 이내에 완치됐고 나머지 2명도 그로부터 1개월 이내에 완치됐다.

이후 NASA 선임연구원이자 천재 수학, 의학, 물리학 박사인 윌리엄 넬슨(William Nelson) 박사가 퀀텀-에이에이(Quantum-AA) 및 퀀텀-에이플러스(Quantum-APlus)를 완성했는데, 이것이 현재 전 세계에 보급된 저

주파 자극기의 전신으로서 가장 진보된 형태라고 할 수 있다. 또한 현재의 것은 라이프 박사의 이론을 구체적으로 발전시키고, 최신 양자의학 이론을 결집해 최상으로 업그레이드해서 개발해낸 첨단기기다.

'시니아 퀀텀밸런스'는 위대한 역사를 가지고 이루어진 테크놀로지의 산물이며, 라이프 박사가 개발한 '주파수 발생이론(Rife Frequency Generator)'에서 진보된 '양자파동의료기'다.

어떤 색의 옷을 입느냐에 따라 그날의 감정은 물론, 건강까지 영향을 받게 된다. 따라서 행복하고 건강한 하루, 인생을 살기 위해서는 자신에게 맞는 색깔의 옷을 입는 것이 중요하다.

자신의 개성에 맞게 옷을 잘 입는 비결은 책이나 패션 잡지 등을 통해서 접한다. 하지만 안타깝게도 사람들은 옷을 살 때 색상보다는 디자인을 더 중요시하는 경향이 있다. 물론 옷이 날개라는 말도 있지만 내 몸이 아프면 아무리 화려하고 멋있는 디자인의 옷도 귀찮기만 하고, 그저 건강하게 생활하고 싶은 소망만 가득해진다. 따라서 옷을 고를 때는 색상과 디자인도 중요하지만 그보다 더 중요한 것은 건강을 지키는 색상의 옷을 입는 것이다. 필자의 경험에 비춰보면 겉옷보다는 속옷의 색상이 더 중요하다. 신체의 가장 중요한 부분에 닿는 것이 속옷이므로 그 색채 에너지가 바로 신체에 작용하기 때문이다.

직장 업무나 생활고로 인한 스트레스에 시달리거나 지치고 외로울 때 빨간색 장미꽃 한 다발을 거실에 두고 바라보면 자신도 모르게 기분이 좋아지며 에너지가 솟는 것을 느낄 수 있다. 스트레스를 많이 받거나 화를 많이 내면 증상은 있지만 진단명이 없는, 한의학적 병명으로 '매핵기증'이 유발된다. 마치 매실 씨가 목에 걸린 것 같은데 삼켜지지도 않고 뱉어낼 수도 없이 답답한 증상을 호소하는 병이다. 심하면 혀에 하얗게 백태가 끼기도 한다. 이럴 때 빨간색의 옷은 독이 된다. 특히 목까지 올라오는 빨간색의 티셔츠를 입으면 자칫 한밤중에 응급실에 가는 상황이 벌어질 수도 있다.

색채 치료에서의 빨간색은 원초적인 에너지에 관련된 생식기 질환에 적합한 색이다. 장부에서는 심장과 상관되는 색이지만 무조건 심장이 약하다고 빨간색 의상을 입는 것은 아니다. 왜냐하면 혈액이 탁하거나 심근경색 등의 질환에는 오히려 해가 될 수도 있고, 성질이 급하거나 사소한 것에도 화를 내는 사람들은 더욱 악화될 수 있기 때문이다. 또한 열이 날 때나 화상을 입었을 때, 피부 발진, 염증이 심할 때도 빨간색 옷은 좋지 않다. 빨간색 자체에서 열을 많이 발생시키기 때문이다.

따라서 목과 관련된 질환들이라면 파란색이나 남색 의상을 입는 것이 건강에 도움이 된다. 사람에 따라 원인은 다양하겠지만 색의 파장이 가지는 에너지는 엄청나기 때문에 그냥 간과했다가는 큰일이 날 것이다. 여자들의 스트레스로 인한 질환들, 즉 울화병이나 가슴앓이가 있는 경우에는 초록색의 티셔츠를 입는다거나 초록색의 브래지어를 하는 것이 도움이 된다.

초록색의 사랑 에너지가 가슴에 머물지 못하면 울화병이나 스트레스로 인한 병은 결코 좋아지지 않는다. 사람을 살리는 초록색이야말로 남녀노소 할 것 없이 무난하게 가슴에 사랑의 에너지를 공급해준다. 길을 가다가 가로수의 푸른 잎을 잠시 바라보는 것도 도움이 된다. 만일 시간이 허락한다면 산이나 수목원 같은 곳에서 휴식을 취하면서 명상을 하는 것도 좋다.

초록색은 뛰어난 균형과 조화를 상징하는 색이다. 사람에게 초록색의 에너지가 많아야 타인에게 사랑을 베풀 수 있는 여유를 지닐 수 있다. 이제부터라도 초록 에너지가 충분히 넘칠 때까지 자연과 함께하고, 녹색의 야채를 먹으며, 초록색의 속옷을 입는다면 나를 힘들게 하고 짓누르는 증상들이 빠르게 호전될 수 있다. 단순히 어깨만 아픈 증상이라면 색채 처방이 달라져야 하지만, 울화병이나 스트레스 관련 질환이라면 꼭 초록색의 에너지가 필요하다는 것을 기억해야 한다.

이처럼 인체는 빛을 통해 삶을 영위하고 있다고 해도 과언이 아니다. 인간이 모태 안에서 수정되는 그 순간부터 빛을 통해 성장하고 발육에 필요한 양분을 공급받는 생리작용은 마치 온몸에 펼쳐 놓은 그물망과 같다. 빛은 이처럼 눈으로 볼 수 있는 시각정보를 알게 해주며, 밤과 낮의 구분을 알게 해준다. 우리 뇌에는 가장 깊은 곳에 위치한 체내 시계로서 시교차상 핵이 있다. 1만 개의 소형 신경세포로 된 핵은 생물학적 시계 역할을 하는 시상하부의 한 핵으로서 모든 포유류에게서 빛과 리듬에 관한 정보는 각각 눈의 망막과 교감신경을 거쳐 입력된다.

이에 대해 일본 교토 대학 약학 연구과의 오카무라 히토시(岡村均) 교수가 이끄는 연구진은 'RGS16'이라는 단백질이 주된 역할을 한다고 밝혔다. 생체 리듬에 따라 낮에는 쉬고, 밤이 되면 활동해 자극(impulse : 진전, 발달을 위한 자극)을 발생시킨다고 주장했다. 자극은 여러 개의 뉴런을 거쳐 신경절에 전해지는데, 이 중에서 약 10%가 아침에 일어날 때 활성화되어 전신의 리듬 형성에 선도적인 역할을 한다고 한다. 그리고 쥐 실험에서 'RGS16'을 결손시켰더니 아침에 늦잠을 잔다는 사실도 밝혀졌다.

생물은 24시간의 생체 리듬에 맞는 주기에 따라 수면을 유도하고, 호르몬을 분비하는 등의 신진대사가 일어난다. 해외여행을 하고 돌아오면 누구나 시차 부적응 현상을 겪게 된다. 이러한 시차 부적응은 앞에서 언급한 뇌 기전의 체내 시계의 균형이 깨진 현상으로서 밤과 낮이 바뀌는 것에서 비롯된다. 체내 시계가 눈으로 빛을 조절한다고 생각했지만 과학자인 미야모토와 아지스는 눈뿐만 아니라 피부나 뇌 등 전신 세포가 있는 모든 단백질에서 빛을 느끼는 광 수용체가 있다고 확신했다. 이러한 단백질이 그 유명한 '크립토크롬(cryptochrome)'이다.

크립토는 '숨었다', 크롬은 '색소'라는 뜻으로 오랫동안 그 화학적 성질이 밝혀지지 않았기 때문에 미지의 색소에 편의상으로 붙인 이름이다. 이 색소가 결핍된 변이종을 이용해서 색소 단백질의 1차 구조를 결정했다.

밤새 잘 자고 아침이 되면 눈이 떠지는 체내 시계가 정확히 유지되고 있다는 점에 착안해서 눈 외에도 빛을 느끼는 다른 기관이 있다는 가설을 세웠고, 광 조절을 하는 청색의 자외선 흡수 색소인 크립토크롬이 체표면에 많으며, 파란빛을 흡수한다는 사실을 밝혀냈다. 이 크립토크롬은 24시간 동안 뇌에서 주기적으로 증감을 되풀이한다고 증명됐고, 체내 시계도 태양주기에 맞춘 광 수용기의 역할을 한다.

피부로부터 발현되는 광 수용기도 빛의 파장을 지니고 있기에 색을 분류해서 흡수한다고 결론 내릴 수 있다. 크립토크롬이 있는 송과체는 자기장에는 반응이 없지만, 빛에는 반응하는 세포가 있어서 빛을 통해서 볼 수 있는 색을 흡수한다. 송과체가 가장 발달한 것은 조류로서 피부를 통과해 들어오는 빛을 직접 감수한다.

지구상에 존재하는 모든 생물체는 체내 시계의 역할을 한다. 체내 시계는 일주기성과 같은 생체리듬으로 자발적으로 작동되고, 유전적으로 내재되어 있다. 또 밝음, 어두움과 같은 명암주기를 갖고, 환경에 의해 반복되며, 지속된다.

식물도 발아 포인트라는 체내 시계를 가지고 있는데 산소, 물, 온도다. 발아되는 스위치를 누르는 동시에 식물의 사이클이 결정된다. 식물은 24시간 주기로 체내 시계가 움직이기 때문에 아침에 발아 스위치를 넣는 것이 좋다고 한다. 제대로 꽃을 피우거나 열매를 맺을 수 있는 것도 이러한 일주기성 리듬 때문이다.

이렇듯 체내 시계는 생물체의 수면 주기, 신체 대사율, 호르몬 분비 패턴, 호흡수, 심박수 등에 의해 그날의 바이오리듬을 말해준다. 이 리듬은 낮과 밤, 명암, 온도의 차, 개인의 외부 환경에 의해 영향을 받아 주기성이 변조되거나 동조화된다.

우리는 저녁이 되면 졸려서 눈이 내려앉다가도 아침이 되면 눈이 떠져 활동하며 자연스럽게 생체 리듬에 맞춰 살고 있다. 세상 모든 자연의 섭리와 더불어 생물체가 빛과 색을 어우르면서 살고 있다는 사실이 놀랍다. 아름다운 꽃을 보며 환호하고, 아프면 자다가도 눈이 떠지며, 저녁이 되면 몸이 나른해 눕고 싶은 반응들이 온다.

이 모든 행위에 대한 자유는 모든 생물체의 값진 보배인 체내 시계가 있기 때문이다. 오늘 자신의 크롭토크롬 단백질에서는 어떤 반응의 기전이 일어나는지 알 수 없지만, 중요한 것은 빛과 색의 조화 속에서 이것이 발현된다는 사실이다.

이 지구상에 진단받은 병명 없이 통증을 일으키는 사례는 무수히 많다. 그래서 사람들은 치료하기 위해 전전긍긍하며 여기저기 찾아다니지만, 정확한 원인을 모르니 호전되기 어려운 경우가 많다. 통증은 몸이 좋아지려고 하는 일종의 자정작용이라고 말한다. 즉, 통증은 신체가 스스로를 보호하기 위한 신호와 같다.

간혹 환자 중에서 통증은 있지만 병명이 없는 증상으로 고통스러워하는 사람이 있다. 이런 증상들은 다양한 원인이 있겠지만 대부분은 심인성인 경우가 많다.

지금 우리는 '울화통이 터지는 세상'에서 살고 있다. 뭔가 막혀 있고 답답해서 말이 통하지 않는다는 의미다. 화는 건드릴수록 커지는 속성이 있어서 세월이 흐를수록 작아지거나 없어지지 않고 마음속에 잔잔한 앙금으로 남는다. 이런 증상을 내버려두면 눈덩이처럼 커져서 자기 자신은 물론, 가족들이나 다른 지인들한테까지 영향을 미치게 된다.

자의든 타의든 모든 스트레스는 상대적인 것이기 때문에 자신의 본래 성품을 모르고 어떤 일에 욕심을 가지거나 집착하면 스스로 스트레스를 불러일으키게 된다. 그래서 욕심을 내려놓는 지혜가 필요하다.

우리 몸은 제멋대로 움직이는 것 같지만 마음먹기에 따라 달라진다고 한다. 같은 스트레스를 받아도 어떤 사람에게는 신선한 자극제일 수 있고, 어떤 사람에게는 치명적인 암세포를 키워내는 인자로 발전한다. 스트레스는 마음의 문제다. 아무리 혹독한 스트레스를 받았다고 해도 긍정적으로 생각하면 좋은 방향으로 승화된다. 스트레스를 극복하기 위한 각고의 노력을 위해서는 규칙적인 생활 습관과 긍정적인 마음 자세가 필요하다.

또한 스트레스는 절대로 마음에 담아두지 말고 풀어야 한다. 스트레스로 인한 질환들이 엄청나게 늘어나고 병명도 없는 경우가 많은데, 혼자서만 앓으면 해결되지 않는다. 친구든 가족이든 다른 사람에게 이야기해서 같이 해결점을 모색하는 것이 현명하다. 그래서 6장 6부가 경락의 유주 순서대로 순환될 때 저녁 7~9시 사이에는 하루를 잘 살았다고 감사의 심고를 올리는 심포경락이 유주하는 시간적인 의미가 있는 것이다.

질병과 통증은 인류 역사상 오랫동안 운명처럼 안고 가야 하는 숙제였다. 병명이 확진된 질병에 있어서는 항생제와 인간이 가진 자연 치유력이 서로 싸우며 늘 공존해왔다. 문명의 발달로 인해 병명이 없는 질환들이 늘어났지만 증상을 개선시키는 데만 총력을 기울이고 근치를 목표로 하는 것은 쉬운 치료 방법이 아니다.

통증은 생명 유지에 꼭 필요한 자극으로 일정한 세기를 넘어 몸에 해가 되면 통각 신경이 흥분되어 아픔을 느끼게 해준다. 일종의 경보장치인 셈이다. 통각 신경의 임계치가 지나치게 낮아지면 화상 후에 살짝 건드려도 아픈 것처럼 '통각 과민'이 된다. 반대로 지나치게 높으면 축구선수가 아픈 줄 모르고 뛰거나 전쟁 중에 총을 맞고도 이를 모르는 '통각 감소' 또는 '무통각'의 상태가 된다.

미국 샌프란시스코의 캘리포니아 주립대(UCSF) 연구팀은 통증이 염증을 조절해서 관절염, 대장염을 예방한다는 논문을 발표하기도 했다. 통증의 종류도 증세나 정도에 따라 여러 종류로 나타난다고 한다. 따라서 통증을 줄여주는 억제 물질도 양귀비를 비롯해 아편에서 추출한 모르핀류를 썼지만, 과학자들은 사람의 몸에서 천연 아편인 엔돌핀이 생기고 이 물질을 받아들이는 수용체가 있다는 것을 밝혔다. 같은 자극에 대해서 사람마다 통증이 다른 것은 수용체에서 엔돌핀을 얼마나 잘 받아들이느냐에 달려 있다. 미국의 국립보건원에서는 통증 억제 단백질을 방출하는 유전자를 바이러스와 결합시켜 몸에 주입해서 통증을 줄이는 방법을 연구하고 있다.

이렇게 사람들은 통증 앞에서는 그 누구도 호언장담할 수 없어서 어떤 강구책으로라도 통증을 피하고 싶어 한다. 손에 색을 칠해 치료하는 것은 온몸에 인체 장부가 모두 들어 있다는 경락의 이론적인 바탕 위에서 시작된다. 그리고 차크라와 경락 이론을 응용한 신체 전반에 걸친 힐링이 가능하다. 인체 중심을 놓고 볼 때 어느 쪽이 아픈지에 따라 아픈 쪽 손에 색을 칠한다. 수지 색채 이론에 근거해서 손등은 인체의 뒤, 손바닥은 인체의 전면을 나타낸다. 양쪽 가운데 중지가 몸통이며, 둘째와 넷째 손가락이 양팔이고 엄지와 새끼손가락이 양쪽 다리가 된다. 오른쪽 어깨에 문제가 있다면 오른쪽 손등의 넷째 손가락을 칠해주면 된다. 오른쪽 손가락을 처치할 수 없을 때는 왼손 등 쪽의 둘째 손가락이 오른쪽 어깨이므로 대장, 소장, 삼초 기맥에 각각 은색, 분홍, 보라색을 칠해준다. 이때 자기가 바라보는 시선은 손등을 놓고 봤을 때의 방향이다. 예를 들어 왼쪽 고관절이나 골반의 통증을 치료하고자 할 때는 왼쪽 손등의 새끼손가락이 꺾이는 부분이며, 왼손을 다른 이유로 처치하지 못할 상황이라면 오른쪽 손등에서 엄지손가락을 타고 올라오는 손목 부분이 왼쪽 고관절이나 골반에 해당된다.

과거에서 현재까지 현대의학에서는 색을 이용하는 치료법이 발달하지 못했다. 반면 한의학 등 전통의학에서는 인체의 병을 고치는 데 인체의 생리와 자연의 이치에 기반한 색채를 활용해서 단순하게 이를 자극함으로써 치료했다. 색이 인체에 영향을 준다는 믿음은 있었으나 구체적으로 어떤 색이 어떤 경락과 공명하는지 몰랐고, 어느 누가 연구하지도 않았다. 컬러 힐링은 나라마다 달라서 심지어는 탐색 봉을 가지고 이상 세포를 찾아서 수백 종의 색을 가지고 치료하는 방법도 있는데, 이러한 방법은 전문가가 아니면 어려워서 할 수가 없다. 이렇게 난해한 요법과는 다르게 한의학의 경락 이론은 12장부에 맞는 색으로 손의 정보체계를 이용해 손에 색채 처방을 한다. 경락 이론에서 사용하는 방식과 동일하게 손이 몸 전체를 반영한다는 상응 이론을 적용한 것이며, 손과 몸에 칠하거나 색 테이프를 붙이더라도 필요한 색채 에너지만 받아들이고 다른 색채는 받아들여지지 않는다는 이론을 바탕으로 한다. 이러한 컬러테라피는 급성 질환일수록 효과가 빠르다. 즉, 부족하거나 넘쳐서 혹은 교란을 일으키는 색채가 정상 궤도까지 올 때를 기다리면서 처치해야 한다. 인간은 염색체 자체가 색의 구조물로 형성되어 있기 때문이다.

어떤 특정한 질병으로 인해 세포 단위의 색 온도와 파장이 달라졌을 때 원래의 정상 세포처럼 컬러 에너지를 동일하게 맞춰주면 세포가 즉시 회복되어 힐링한다. 더욱 신비로운 것은 질병으로 인해 비정상화된 세포는 자신이 발하는 색에만 반응한다는 것이다. 따라서 컬러 힐링은 인체에 해가 없고, 누구라도 손쉽게 할 수 있으며, 시간과 공간을 많이 차지하지 않는다는 장점이 있다.

### 4. 원기 회복을 도와 자연치유력을 증가시키는 발반사 요법

발반사 요법은 인체의 생리 기능에 이상이 생기기 전이나 질병이 진행되는 중에 증상에 따라 도구나 손으로 체표면의 특정 점을 자극해 신체기능이 조화를 이루도록 조절해주고, 나쁜 기운을 제거하며, 원기 회복을 도와서 자연 치유력을 증진시키는 건강 비법이다.

발반사 요법의 기원은 약 5000년 전으로 《황제내경》의 소녀 편에서 관지법을 찾을 수 있으며, 한나라의 화타(華佗)가 '족심도'라는 명칭으로 《화타비지》에 소개했고, 서양에서는 1913년 미국의 내과 의사인 윌리엄 피츠제럴드가 '구역치료(Zone Therapy)' 학설을 의학계에 발표했다. 이후 유럽에 전파되며 스위스 간호사인 헤디 마샤프렛(Hedi Masafret)이 《미래의 건강(Good Health for the Future)》을 발표했고, 미국의 여의사였던 어니스 잉햄(Dr. Eunice Ingham)은 《발의 이야기》를 써냈다. 스위스에서 신부로 활동하던 오약석 신부는 자신의 고질병인 류머티스 관절염을 발반사 요법으로 치료해서 일반인들에게 널리 알려졌다.

인도에서는 BC 544년경 탄생해서 470년까지 살았던 석가모니(고타마 싯다르타)를 기리기 위해 그 당시 불교 신자들이 석가모니의 발바닥에 발반사구를 표시해서 돌에 새긴 불족적이 일본에서 발견됐고, 남인도의 아마라바티에서 출토된 2~3세기경 불족적에는 중앙에 법륜이 있고, 만자와 삼보표 등이 새겨져 있다.

이집트에서는 기원전 2330년경에 세워진 이집트 앙크마호르(Ankhmahor) 피라미드 벽화에 발반사 요법을 활용하는 모습이 새겨져 있다.

한국에서는 1980년대 초반에 독일의 커리큘럼을 도입하면서부터 시작됐으며, 1994년 마포구 공덕동에 위치해 있는 '사랑의 전화' 사회복지재단이 최초로 발 관리사 직업교육을 시작했다. '사랑의 전화' 사회복지법인 취업 정보 대학장인 김수자 선생이 발 관리 커리큘럼을 개발해 현재는 각 대학의 미용계열 학과에서 학과목으로서 학점 이수를 하는 전공과목이 됐다.

이처럼 세계 각지에서 인간의 삶에 깊숙이 자리 잡은 발 건강법은 그 효용성이 입증되고 있다. 발반사 요법은 말초신경을 자극해 각 기관을 조화롭게 하고, 안전하고 경제적이며, 효과적이어서 누구나 배울 수 있다는 장점이 있다.

발과 경락의 유주 관계는 족삼양경과 족삼음경이 머리와 발끝에서 시작하고 끝난다. 족삼양경은 족태양방광경, 족양명위경, 족소양담경이 있고, 족삼음경은 족궐음간경, 족태음비경, 족소음신경이 있다. 발반사건강법과 무의식 신경 시스템에서 합일되는 상용혈에 대해 설명하면 다음과 같다.

족양명위경은 위를 중심 장기로 하며, 그 흐름에 이상이 생기면 전체의 부조화로 두통이 생기고, 45개의 경혈로 이루어지며, 주로 하지에 분포된 상용혈은 복토, 양구, 상거허, 조구, 하거허, 풍륭, 해계, 내정, 여태 등이다.

족태양방광경은 방광을 중심으로 방광 및 생식 기능, 자율신경과 관련 있고 소속 경혈 수가 67개로 가장 많다. 하지에 분포한 상용혈은 승부, 은문, 부극, 위양, 위중, 합양, 승근, 승산, 비양, 부양, 곤륜, 신맥, 속골, 지음혈 등이다.

족소양담경은 담낭을 중심으로 담낭과 뇌신경 증세를 나타내는 경맥으로서 경혈 수는 44개다. 하지의 상용혈은 풍시, 양릉천, 양교, 외구, 광명, 양보, 현종, 구허, 족임읍, 지오회, 협계, 족규음 등이다.

족소음신경은 신장을 중심으로 신장과 부신, 생식선의 증상을 나타내는 경맥으로서 27개의 경혈 중 하지에 분포된 상용혈은 용천, 연곡, 태계, 조해, 복류, 교신, 축빈혈 등이다.

족태음비경은 비장을 중심으로 소화 분비 및 정맥 상태를 나타낸다. 총 21개의 경혈 중 하지에 분포된 상용혈은 은백, 대도, 태백, 공손, 삼음교, 지기, 음릉천, 혈해혈 등이다.

족궐음간경은 간장을 중심으로 간장 및 근골의 증세를 나타내는 경맥으로서 14개 혈중 하지의 상용혈은 대돈, 행간, 태충, 중봉, 여구, 중도혈 등이다.

인체의 감각기관에 주어진 자극이 의식과는 관계없이 특정한 근육이나 선 등의 활동을 규칙적으로 일으키는 것을 반사라고 하며, 반사 신경조직이 집중된 곳을 반사구라고 한다. 발에는 62개의 반사구가 있으며, 신종 반사구는 계속 연구되고 있다. 반사 원리란 인체의 전체적인 구조가 인체 일부에 투영되어 축소되어 나타난다는 이론이며, 반사 투영 부위는 손가락, 귀, 얼굴, 코, 발에 연결되어 있다.

발에는 좌우로 52개의 뼈가 있으며, 발의 피부 면적은 몸 전체의 2%에 불과하지만 나머지 98%의 신체를 지탱하고 있다. 심장에서 가장 먼 곳에 있는 발은 사람이 1km를 걸을 때마다 대형트럭 2대의 압력을 이용해 아래로 몰린 피를 심장으로 다시 뿜어주는 역할을 하기 때문에 제2의 심장이라고 부른다.

기초 반사구로는 신장, 부신, 수뇨관, 방광, 요도가 있으며 모든 질환에 필수적으로 자극해야 된다. 발을 자극하는 궁극적인 목적은 노폐물과 독소 제거에 있기 때문이다. 따라서 자극 후에는 반드시 미온수 500cc를 30분 이내에 마셔야 한다. 그리고 반드시 1차와 2차로 보는 소변의 상태를 관찰해야 한다. 직접 반사구는 신체 기관 중 어느 특정 부위에 이상이 생기면 그에 직접적으로 상응하는 반사구이며, 간접 반사구는 이상이 발생한 기관에 2차적인 영향을 미치는 반사구를 말한다. 또 손과 발의 대응 관계에서 발이나 손에 이상이 있을 때 서로 대응되는 부위를 같이 자극해주면 2배의 효과를 기대할 수 있다. 62개 반사구의 발을 자극할 때는 왼쪽 발부터 진행해야 하는데, 그 이유는 심장이 왼쪽에 치우쳐 있어서이며, 갑작스러운 쇼크를 방지하고, 심리적으로 편안한 상태에서 받기 위해서다.

"사지의 병은 머리나 몸통에서 치료하고, 머리나 몸통의 병은 사지에서 치료한다"라고 했듯이 대응되는 부위가 서로 상호 유기체적인 반사구다. 발에 자극을 가하는 힘은 깊이, 시간 횟수, 손 또는 도구 사용 여부를 결정해야 하고 인체의 대소, 체질의 강약, 병의 길고 짧음, 절기의 냉, 열, 춥고 더운 지역 등의 요건에 의해 기준을 정해야 한다. 그리고 질병 부위에 따라 적절한 손기술로 실시해야 하며, 깊고 얕음이 구분되지 않고 질병 부위도 불분명하다면 상반된 결과가 올 수 있다. 특별한 환자를 제외하고는 족욕을 같이 병행하면 효과는 극대화될 것이다.

암 수술 후에 항암 치료와 방사선 치료를 받는 환자들은 대다수가 말초 신경병증으로 고통을 받고 있다. 잘못된 신발이나 양말로 인해 발가락의 변형이 심한 환자들일수록 병증이 심한 것을 알 수 있다. 특히 심장에서 가장 멀리 있는 발가락 끝이 저리고, 시리고, 무감각한 상태이거나 표피가 벗겨지는 쓰라린 고통을 감내해야 하는데, 치유되는 과정에서는 여러 가지 요법들을 다양하게 활용한다.

## 발 자극법 순서

(항상 왼발부터 시작한다.)

① 스트레칭 정맥 마사지
② 기초 반사구(부신, 신장, 수뇨관, 방광, 요도)
③ 발가락(대뇌, 소뇌, 뇌하수체, 3차 신경, 전두동, 눈, 귀, 코)
④ 발바닥 앞부분(승모근, 폐, 기관지, 갑상선)
⑤ 족심(좌 : 위장, 췌장, 십이지장, 횡행결장, 하행결장, 소장/우 : 상행결장, 횡행결장, 맹장, 회맹판, 소장)
⑥ 발바닥 뒤꿈치(생식선 : 남자는 고환, 여자는 난소)
⑦ 발 내측(척추)
⑧ 발 외측(어깨, 무릎, 생식선)
⑨ 발등(성대, 인후 기관, 가슴 흉부, 평형기관, 늑골근, 견갑골근, 횡격막, 임파선)
⑩ 기초 반사구(부신, 신장, 수뇨관, 방광, 요도)

"발은 인체공학상 엔지니어링이 빚은 최고의 걸작이자 예술품이다."

― 레오나르도 다빈치(Leonardo da Vinci)

## 참고 자료 — 발반사구 그림 자료

### | 그림 17 | 왼쪽 발바닥 반사구

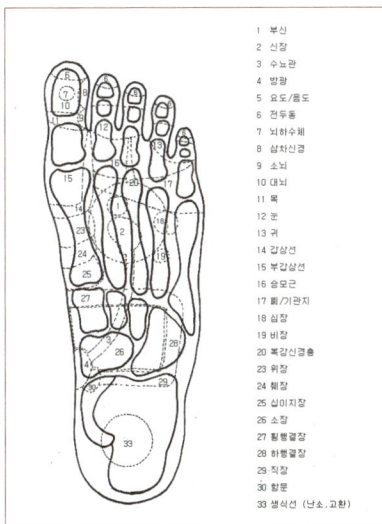

### | 그림 18 | 오른쪽 발바닥 반사구

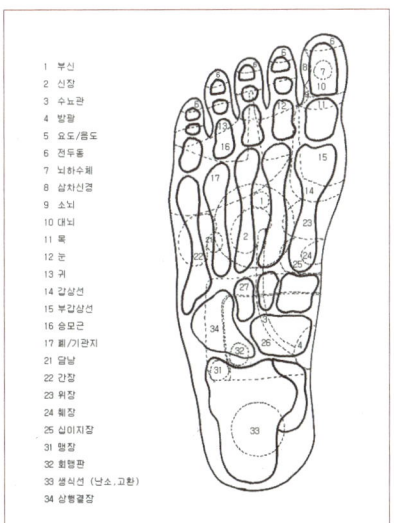

출처 : 소정룡, 《발반사건강법》 참고, 그림과 처방은 저자 제공(이하 동일)

### | 그림 19 | 발등 반사구

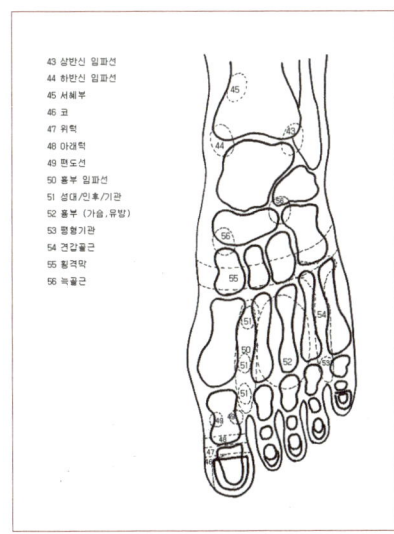

### | 그림 20 | 발 내·외측 반사구

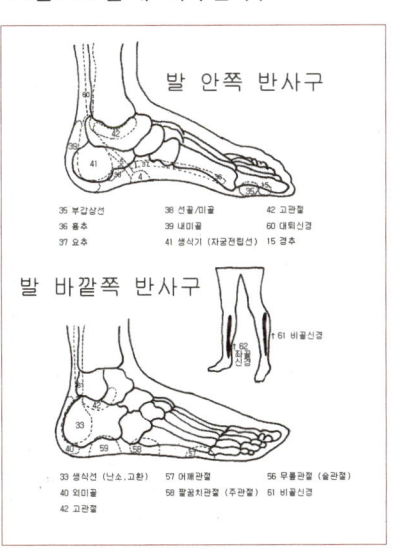

## 5. 자연과 인간의 조화로서 치유하는 아유르베다

아유르베다는 기원전 5000년경에 북 서인도 지방에 정착했다고 하며, 아리아 부족의 경전으로 천문학, 의학, 수학 등의 분야까지 아우르는 인도의 전통의학으로서 세계에서 가장 유서 깊은 치료체계 중 하나로 간주된다. 아유르베다는 인더스 문명과 인도 베다(veda) 초기의 주문과 의식, 약초와 향료를 통한 의료적 형태에서 출발해서 베다 시대 때 4가지 베다(리그베다, 야쥬르베다, 아타르바베다, 사마베다) 중 아타르바베다의 한 부분으로 체계화되기 시작했다.

생명과 삶을 의미하는 '아유르(ayur)'와 지식, 지혜를 의미하는 '베다(veda)'의 2개 어원에서 나온 아유르베다는 삶에서 구현되는 진리의 과학, 생명의 과학이라고 불린다. 아유르베다에서는 자연과 인간을 분리하지 않고 몸과 마음, 영혼을 전체적으로 생각하는 전일적 치료 방법이자 삶의 한 방법으로 이해한다. 아유르베다의 가르침은 인간 삶의 모든 부분이 전체적인 건강에 영향을 미치므로 질병의 원인은 국소적인 어떤 부분에 있는 것이 아니라 환자의 삶의 모든 패턴과 연관된다고 본다. 따라서 예방을 통한 건강 증진을 위해 적절한 섭생법, 올바른 생활습관 및 자세, 육체, 기운, 마음, 의식의 균형을 위한 요가 수행으로 질병을 치유할 수 있도록 했다. 즉, 아유르베다는 종합적인 치유 기술로서 삶의 조화와 행복을 목적으로 삼는다. 인도 역사에서는 고전주의 시대인 기원전 3세기경에 삶의 과학으로서 중요하게 발전됐다. 이 경전들은 차라카(Charaka), 수스흐루타(Sus hruta), 바그브하타로(Vagbhatta) 내과와 수술을 다뤘다. 독소학, 위장 수술(장의 천공 봉합과 탈장 치료), 신경 수술로서 두개공술과 일종의 성형 수술인 융비술(코를 예쁘게 하는 수술), 신생아학, 소아학까지 권고사항을 포함하며 발전했다. 하지만 몽골의 지배와 함께 영국 식민 지배로 쇠퇴했으며, 1947년 인도의 독립을 계기로 인도의 정통의학이 다시 주목받게 됐다.

아유르베다는 대우주인 자연과 소우주인 인간이 서로 다르지 않다는 철학적인 원리에서 출발한다. 즉, 인간의 육체와 육체에 대한 감각 경험은 우주 에너지가 5가지 기본 요소인 땅(地), 물(水), 불(火), 바람(風), 공간(空)으로 나타난 것으로 보며, 이는 어떠한 물질에나 내재되어 있고, 우리 인체에도 5가지 요소가 그대로 적용된다고 본다. 2000년 전에 구분된 아유르베다의 8개 치유 항목은 내과, 외과, 머리와 목의 질환, 부인과 산과학, 소아과, 독물학, 정신의학, 노인의 간호 및 성적 활력이었다.

5가지 요소는 서로 작용을 일으켜 바타(vata), 피타(pitta), 카파(kapha)의 3가지 기본적인 성분과 기질로 나뉘는데, 이를 트리 도샤(tridosha)라고 이른다. 예를 들어 공간과 공기가 결합하면 바타(Vata)라고 불리는 요소가 형성되는데, 이는 신체의 운동을 관장하므로 신경자극, 혈행, 호흡 및 배설을 관할하는 힘의 형태로 발현된다. 불과 물이 결합하면 피타(Pitta)라는 요소가 형성되며, 신진대사를 관장해서 음식물이 영양분으로 변화해 신체가 흡수할 수 있도록 한다. 또한 물과 흙이 결합하면 카파(Kapha)라는 요소가 형성된다. 카파는 성장을 관할해 생체조직을 늘리며, 보호 기능을 가진다. 트리도샤는 육체를 구성하는 기본적인 성분과 더불어 마음, 의식의 모든 생물적, 병리적, 정신적 기능을 조절한다. 개인의 트리도샤의 차이에 따라 육체의 생성과 유지, 소멸이 달라지며, 음식, 환경, 대인관계 등 좋고 싫음의 심리적 성향까지 관여한다.

3가지 성분이 균형을 이룰 때 육체는 건강한 상태에 놓이고, 셋 사이의 균형이 깨지면 여러 가지 질병을 유발하는 원인이 된다.

아유르베다에서는 아마(ama)라고 불리는 체내의 독소가 생성되어 질병이 유발된다고 했다. 아마는 외부에서 유입되거나 음식물과 이를 소화시키는 소화기관의 문제, 노폐물의 비정상적인 증대, 도샤(체질)의 혼란 등으로 나타난다. 특히 심신을 잘못 사용한 경우, 감각기관의 과잉 또는 부족, 시간과 계절의 영향 및 이를 무시하는 행위는 질병 유발의 가장 큰 원인이 된다. 아유르베다 치유는 인도에서 계속해서 행해지고 있다. 약 80%의 인구가 독자적 또는 서양의학과 혼합해서 사용하고 있으며, 인도의 도시에는 대부분 아유르베다 관련 대학이나 병원이 있다. 또 방글라데시, 스리랑카, 네팔, 파키스탄에서도 빈번히 이용되며, 2007년 미국 국민건강 면접조사(NHIS)의 연구 설문에 의하면 전년도에 20만 명 이상의 미국 성인이 아유르베다 치유를 이용했다고 조사됐다.

### 아유르베다의 건강 유지 조건

① 몸과 마음, 의식의 조화와 균형 유지
② 소화에 관여하는 불의 성분인 아그니(agni)의 균형 유지
③ 육체의 구성 성분인 바타·피타·카파가 평형 상태를 유지
④ 소변·대변·땀의 3가지 배설물이 정상적으로 배설되는 것
⑤ 감각기관이 정상적 기능을 유지

"아유르베다는 우리 존재의 모든 수준을 온전하게 만드는 데 엄청난 자원인 위대한 요가의 영적 전통을 가진 인도의 비범한 마음-몸 의학이다."

– 데이비드 프롤리(David Frawley)

# PART 03

## 여정의 동반자
## 호스피스 마사지

# 한국형 통합종양마사지의 미래

## 1. 암 환자의 재활 마사지를 위한 새로운 지침서

현재 한국의 종양 환자들은 다양한 치료를 받고 있다. 암 진단부터 수술, 항암(화학 요법), 방사선, 고주파 온열 치료, 면역 치료, 기타 대체 요법 등 환자마다 각기 다른 형태의 암에 따라 삶의 질을 높이기 위해 부단히 노력했음에도 불구하고 여전히 암 발병률은 줄지 않고 있다. 예전에 비해 생존 기간이 다소 늘어나기는 했지만, 임상을 갖춘 증례들이 다수의 다른 암 환자들에게 포괄적이지 않다는 단점을 배제할 수 없다. 수술도 하지 못하고 항암만 하다가 생을 마감하게 되는 경우를 보면, 암 치료는 현대의학이 극복할 수 없는 난제이며, 아직도 세계 인류의 공통 과제인 것 같다.

인류가 암으로부터 해방되려면 무엇보다 예방이 최우선이겠지만, 만약 암 진단을 받는다면 3가지 생활 습관과 긍정적인 사고가 무엇보다 중요할 것이다. 제때 먹고, 제때 자고, 제때 배설하는 것이 기본 틀이 되어야 하며, 거슬러 올라가 유추해본다면 아마도 이러한 자연의 현상과 진리 안에서 역행하는 삶을 살았으므로 몸속에서 암세포가 발현됐을 것이라는 생각을 하게 된다.

치열한 삶의 굴레에서 밤잠을 자지 못하고 일해야 하는 사람, 항상 자기 체중보다 무거운 것을 나르며 일하는 사람 등 각자 처해진 상황에 따라 식사를 제때 하지 못하고, 수면의 리듬이 깨진 상태에서 매일 반복되는 일상이다. 세월이 흐르며 질병에 노출되는 것이 당연하게 여겨지고, 결국은 병원 생활을 시작면서 소위 만성질환자로 굴복하게 되는 삶을 산다.

노화로 인해 병원 문턱을 밟는 것은 삶의 순서로 받아들여야 하겠지만, 한창 젊은 나이에 암 진단으로 병원에 가게 된다면 그 삶의 고뇌는 그 누구에게도 하소연할 수가 없다.

암과 건강에 대한 정보를 잘 알지 못한 채로 살아온 터라 오래된 관습이 고쳐지고 개선되기까지는 많은 시간과 노력이 필요할 것이다. 따라서 건강할 때 건강을 지키고 유지하려면 남녀노소를 불문하고 건강식에 관심을 가지고 실천해야 하며, 나이에 맞는 운동도 필요하다. 전 국민이 암 예방 교육과 식생활 개선을 위한 지침을 실행하고, 건강을 유지하기 위해 통합건강마사지(Integrated Health Massage) 및 통합종양마사지(Integrated oncology Massage)를 필수적으로 받도록 해야 한다. 부모가 건강마사지를 교육받고 유아기 때부터 대대로 그 가정 안에서 가족끼리 실천하거나, 또는 학교에서 필수과목에 넣어서 전공자에게 배우게 해야 한다. 또 의료 기관에서도 암 예방 차원의 교육과 치료 마사지 기법이 법제화되어야 한다. 암 환자들은 몸 안에 쌓이는 활성산소를 낮추고 피로물질이 굳어지지 않게 해야 한다. 정서적인 측면에서도 소외되지 않도록 소통의 장을 마련하고, 전염성이 강한 코로나19 같은 질환에서만 백신 개발에 앞장설 것이 아니라, 암 예방 면역 항체 백신이 연구되어 통합 암 예방 시스템이 구축된다면 자연히 암 발생률은 큰 폭으로 감소될 것이다.

자연의 법칙 속에서 인간이 24시간 동안 먹고, 자고, 배설하는 것이 왜 그토록 중요한지를 깨닫고, 장부 경락의 유주가 12개로 짝을 지어 운용되는 생체 리듬을 배워야 한다. 또한 밤에 잠을 못 자면 왜 조혈 기능에 방해가 되는지를 일깨워야 한다.

무조건 잘 먹고 운동하는 것만이 암 예방이 아니며 건강의 비결은 더욱 아니다. 문제는 잘 걷게 만들어진 발의 균형이다. 걸을 수 있는 최적의 조건을 만들 때만이 비로소 인간이 직립보행을 할 수 있는 준비가 완벽해지는 것이다. 인간이 죽을 때까지 직립보행을 하는 전제 조건으로 발가락 10개의 힘이 중요하다. 그 힘이 균형을 잃게 되면 먹는 것도, 자는 것도, 배설하는 것도 모두 균형이 무너지기 때문이다. 암 예방에서 제일 중요한 첫 번째는 발가락 10개가 땅을 딛는 힘이 결정하는 것이다. 인간만이 10개의 발가락으로 온몸을 받치고 있으며, 직립보행이 가능하기 때문이다. 이렇게 중요한 자연의학의 법칙을 다수의 사람이 모르고 살아갈뿐더러 의학적인 시스템 안에서 발전시키지 못해 인류가 온갖 질병의 테두리에서 벗어나지 못하고 있다. 자연의학의 뿌리는 태초부터 인간이 맨발로 직립보행을 시작할 때 이미 시작된 것이었지만 첨단의학이 눈부시게 발전했다고 해도 무의식 신경의 발전은 이룩하지 못하고 있다. 수많은 환자가 수술대에 오르기 전에 자연의학의 기초를 제대로 정립해서 실천에 옮긴다면 건강증진은 물론, 암 예방도 충분히 가능할 것이다.

### 암 예방을 위한 실천 지침

① 발가락 10개의 힘을 키워 균형을 맞춰 걷도록 한다.*
- 개인별 매일 과제(1~5단계) : 1단계는 발가락 10개의 힘 키우기, 2단계는 발목의 활성화와 균형, 3단계는 고관절과 좌골신경의 전체적인 근막의 활성화, 4~5단계는 개인별 맞춤형 과제 실천과 규격에 맞는 맨발처럼 편한 신발, 양말 착용

② 제때 잘 먹고, 제때 자고, 제때 배설하는 습관으로 마음과 몸을 적응하기 위해 실천한다.

③ 골고루 먹되 해가 되는 음식은 배제하고 직접 요리해서 섭취하며 자연에게 감사함을 배운다.

④ 피로는 누적되지 않도록 개인의 특성에 따라 통합건강마사지 관리를 주기적으로 받는다(적절한 활성산소 유지).

⑤ 지나치게 육체적인 무리를 하지 않는다.

⑥ 정신적으로 너무 힘든 고민이나 슬픔은 마음속에 담아두지 말고 바로 비워지도록 노력한다.

⑦ 날마다 감사 일기를 작성한다(무형의 장기인 심포, 삼초가 활발한 저녁 7~11시 : 술시~해시).

---

* 자세한 방법은 필자의 다른 저서에서 다룰 예정이다.

⑧ 정신, 육신, 물질 등 무엇으로든지 남에게 베푸는 봉사를 자주 실천한다.
⑨ 몸에 이상을 발견하기 전에 검진 기관에서 정기적으로 검사를 받는다.

## 암 예방을 위한 통합건강마사지의 예시

다음에 설명한 경락 경혈 마사지의 순서는 방법은 기본적인 예시이며, 암 환자마다 모두 다르게 진행된다. 예를 들어 같은 흉근 이완 마사지라고 해도 폐암 환자와 유방암 환자는 완전히 다르다. 주어진 시간과 병의 정도도 달라서 환자 상황에 맞는 통합건강마사지를 진행해야 한다.

## 복와위 자세

### (1) 좌측 상지(左側上肢)

① 손바닥을 위로 가게 해서 제4·5지 사이에 있는 장측골간근의 소부혈(少府穴: 수소음심경, 手少陰心經)과 단무지 외전근 부위에 있는 적백육제(赤白肉際)의 안쪽 백측(白側) 어제혈(魚際穴: 수태음폐경, 手太陰肺經)과 제2·3지 사이에 있는 장측 골간의 노궁혈(勞宮穴: 수궐음 심포경, 手厥陰心包經)을 무지복(拇指腹)을 사용해 압박 마사지하는데, 시원하면서 뻐근한 느낌이 들도록 시술한다.

② 팔의 하완(下腕)은 수궐음심포경(手厥陰心包經)의 극문(郄門), 간사(間使), 내관(內關), 대릉혈(大陵穴) 등을 짜릿하면서도 무지근한 느낌이 들게 마사지한다.

③ 수태음폐경(手太陰肺經) 중에서 손목의 태연혈(太淵穴)은 엄지로 부드럽게 풀어주고 열결(列缺), 경거(經渠), 공최혈(孔最穴)은 무지복(拇指腹)을 사용해 지안법(指按法)으로 리드미컬하게 시술한다.

④ 상완(上腕) 뒷부분 수소음심경(手少陰心經)의 청령혈(靑靈穴)과 상완 이두근 내외에 있는 비노(臂臑 : 수양명대장경, 手陽明大腸經), 노회(臑會), 소락(消濼), 청냉연(淸冷淵), 천정혈(天井穴 : 수소양삼초경, 手少陽三焦經) 등을 날법(捏法)과 유법(揉法)을 병행해 시술한다.

피시술자에게 '득기(得氣)', 즉 시큰거리고 뻐근하며, 무감각한 느낌이 오면 누르던 힘을 멈춰 몇 초 동안 있다가 점차 느슨하게 한 다음 다시 동작을 반복한다.

### (2) 좌측 견관절(左側肩關節)

① 환자의 어깨 부위로 가서 삼각근의 기시점과 견봉 돌기단 사이에 견우혈(肩髃穴 : 수양명대장경, 手陽明大腸經)과 견료혈(肩髎穴 : 수소양삼초경, 手少陽三焦經)을 무지와 식지로 압박 마사지한다.

② 쇄골 끝의 견봉단 뒤쪽에 있는 거골혈(巨骨穴 : 수양명대장경, 手陽明大腸經)과 견외유(肩外兪), 견중유혈(肩中兪穴)을 무지단으로 마사지한다.

### (3) 승모근(僧帽筋)

① 승모근의 강직 정도는 환자마다 달라서 10개 발가락의 힘이 주어지는 상태에 따라 두피 근막의 경혈 마사지를 먼저 진행한 후에 목과 어깨 근육의 경혈 마사지를 시행한다. 두피 근막의 경혈 마사지는 족태양방광경락, 독맥, 족소양담경락, 수태양소장경락 위주로 마사지한다. 사각근과 견갑거근, 상부 승모근을 전후 비교할

수 있다.
② 승모근 중에 있으며, 제7경추와 견봉 돌기단과의 중간으로 가장 높이 융기되는 지점의 견정혈(肩井穴 : 족소양담경, 足少陽膽經)을 무지 단으로 5회 지압해 강직된 승모근 부위를 날법(捏法)으로 마사지한다.
③ 견갑골(肩甲骨) 정중앙에 있는 천종(天宗), 병풍(秉風), 노유(臑兪), 견정(肩貞), 곡원혈(曲垣穴 : 수태양소장경, 手太陽小腸經) 등을 점법(點法)과 곤법(滾法)으로 리드미컬하면서도 압력이 고르고 부드럽게 시행해서 마찰 부위가 떨어지지 않도록 한다.

**(4) 우측 상지(右側上肢)**
좌측 견관절과 동일하게 시술한다.

**(5) 우측 견관절(右側肩關節)**
좌측 상지와 동일하게 시술한다.

**(6) 승모근(僧帽筋)**
우측 상지와 동일하게 시술한다.

다만, 환자가 외상의 오래된 흉터나 관절 장애가 있을 때는 압을 강하게 하지 않도록 사전에 느낌을 물어봐서 압 조절을 하고 수법을 결정하는 것이 중요하다. 승모근 주위는 피로물질이 많이 쌓이고 환자들이 불편함을 많이 호소하는 곳이므로 좌, 우측 상지를 마사지할 때마다 반복해서 진행해야 한다.

### (7) 환자의 두부(頭部) 쪽에서

① 좌우(左右) 견정(肩井), 거골혈(巨骨穴)과 견관절(肩關節) 부위의 견우(肩髃), 견료혈(肩髎穴) 제1흉추~3흉추를 중심으로 각각의 추골(椎骨) 옆 양방(兩方) 1.5촌 부위에 대저(大杼), 풍문(風門), 폐유혈(肺兪穴 : 족태양방광경, 足太陽膀胱經)을 양 엄지복으로 압박 마사지한다. 5회 이상 리드미컬하게 점법(點法)과 곤법(滾法)으로 시술한다.

② 제7경추 추골(椎骨)및, 요함처의 대추혈(大椎穴)을 시작으로 도도(陶道), 2추하(二椎下), 신주(身柱), 신도(神道), 지양혈(至陽穴 : 독맥, 督脈)을 엄지복을 사용해 양 엄지 교차 마사지로서 약하고 부드럽게 마사지한다.

③ 환자의 경추 부분에서 아문(瘂門), 풍부(風府 : 독맥, 督脈)를 양쪽 중지를 겹쳐서 시술자 쪽으로 당겨 올려 3초간 지그시 눌렀다 떼어주고, 다시 눌렀다가 천천히 이완시키는 동작을 5회 반복한다.

④ 천주(天柱), 풍지혈(風池穴)은 검지와 중지를 사용해서 시술자 쪽으로 향해 올려 3초간 지그시 눌렀다가 떼어주고, 다시 눌렀다가 이완시켜주는 동작을 10회 반복한다. 이때 강하게 압박해서 너무 아프지 않도록 주의해야 한다.

⑤ 경추 부위의 두판상근(頭板狀筋)과 승모근(僧帽筋)을 마사지하면서 견정혈(肩井穴) 부분에 있는 강직된 근육을 풀어준다. 이때 견정(肩井), 거골혈(巨骨穴)을 정확히 취혈(取穴)하는 것이 마사지의 기본이다.

⑥ 제1흉추의 양방(兩方) 1.5촌(寸) 옆에 대저혈(大杼穴), 제2흉추의 양방(兩方) 1.5촌(寸) 옆에 풍문(風門), 제3흉추의 양방(兩方) 1.5촌(寸) 옆에 폐유혈(肺兪穴 : 족태양방광경, 足太陽膀胱經)을 마사지하는데, 기법은 양지날법(兩指捏法)을 사용한다. 족태양방광경(足太陽膀胱經) 제2

선에 있는 부분(附分), 백호(魄戶), 고황(膏肓), 신당혈(神堂穴) 등까지 마사지해준다.

### (8) 배(背) : 등 부위

① 독맥경(督脈經)을 중심으로(흉추(胸椎)1~미추(尾椎)까지) 양방(兩方) 1.5 촌(寸) 옆에 있는 제2선(線)의 경혈(經穴)들을 양 엄지 무지복으로 압박 마사지하는데, 환자의 둔부 옆에서 무릎을 꿇은 채 양팔에 힘을 빼고 시행한다. 강직된 척추의 기립근을 이완시키는 것은 마사지의 기교에 달려 있다고 볼 수 있다. 족태양방광경락의 근막이완술은 장부의 모혈이 있기에 환자마다 포인트가 달라진다.

② ①항의 동작들을 시행한 후, 오지점법(伍指點法)으로 혈(穴)자리의 정확한 취혈(取穴)을 해서 '득기(得氣)'할 정도로 시술한다. 피시술자의 체질과 경락(經絡)의 민감도를 살펴서 압을 조절해야 한다.

③ 하지로 내려가는 방광경락 1, 2라인을 마사지한 후에 고관절의 질변(秩邊), 팔료혈(八髎穴 : 상료, 차료, 중료, 하료)과 둔부 근육의 활성화를 겸비한 마사지를 병행하는데, 뼈로 전이된 환자는 배제하되 근육 위주로 아주 약하게 진행한다.

④ 하지의 승부(承扶), 은문(殷門), 부극(浮郄), 위중(委中), 합양(合陽), 승근(承筋), 승산(承山), 비양(飛陽), 부양(跗陽), 곤륜혈(崑崙穴)을 점법과 날법으로 환자 상태에 따라서 적절하게 혼합해 마사지한다.

## 앙와위 자세

### (1) 좌측 하완(左側上肢)

① 완관절(腕關節)의 양지(陽池), 양계(陽谿), 양노혈(養老穴)을 두 엄지손과 집게손가락으로 잡고 환자의 손을 앞뒤로 털어 긴장을 풀고 각 손가락 끝에 있는 정혈(井穴)들을 자극해 톡톡 뽑아준다. 강도의 정도는 환자마다 다르게 해야 한다.

② 환자의 팔을 든 채로 수양명대장경(手陽明大腸經)의 합곡혈(合谷穴)을 지그시 3회 정도 누른 다음, 손등에 있는 액문(液門), 중저혈(中渚穴:수소양삼초경, 手少陽三焦經)을 무지단으로 마사지한다.

③ 손바닥을 바닥 쪽으로 향하게 한 다음 상완척골두(上腕尺骨頭)에서 단무지신근(短拇指伸筋)에 이르는 사독(四瀆), 삼양락(三陽絡), 회종(會宗), 지구(支溝), 외관혈(外關穴:수소양삼초경, 手少陽三焦經)을 양손의 무지단으로 찌릿한 느낌이 오도록 마사지한다. 특히 상지의 순환이 좋지 않거나 손끝이 저린 환자들은 유념해서 시행해야 한다.

④ 손바닥을 위로 향하게 한 다음에는 극문(郄門), 간사(間使), 대릉혈(大陵穴:수궐음심포경, 手厥陰心包經), 영도(靈道), 통리(通里), 음극(陰郄), 신문혈(神門穴:수소음심경, 手少陰心經) 등을 마사지하고 척골(尺骨)이 바닥에 향하도록 옆으로 세워서 수삼리(手三里), 상렴(上廉), 하렴(下廉), 온유(溫溜), 편력혈(偏歷穴:수양명대장경, 手陽明大腸經)을 조금 뻐근한 느낌이 들도록 엄지로 마사지한다.

⑤ 팔꿈치를 약간 구부려서 상완이두근(上腕二頭筋) 말단 부위의 외측 수태음폐경(手太陰肺經)인 척택혈(尺澤穴)을 무지단(拇指端)으로 지그시 누르는 동시에 팔을 쫙 펴고 구부리기를 3회 반복하고 수궐음

심포경(手厥陰心包經)인 곡택혈(曲澤穴)도 앞과 같은 방법으로 자극한다.

### (2) 좌측 상지 상완(左側 上肢)

① 상완이두근의 중간지점에 수태음폐경(手太陰肺經)의 천부(天府), 협백혈(俠白穴)이 뻐근하면서도 시원하도록 날법(捏法)을 응용하며 마사지한다.
② 팔을 옆으로 수평이 되게 들어 견우(肩髃), 견료(肩髎穴)를 지압 마사지한다. 이때, 무지단(拇指端)에 힘을 약간 줘야 정확히 취혈(取穴)이 된다.
③ 수태음폐경맥(手太陰肺經脈)의 중부(中府), 운문혈(雲門穴)을 정확히 취혈해 약하게 자극하는 동시에 대흉근을 안쪽까지 마사지한다.
④ 팔을 위쪽으로 힘을 뺀 다음 뻗쳐서 수소음심경(手少陰心經)의 극천(極泉)을 무지근하게 2회 지압해준다.

### (3) 우측 상지 하완(右側 上肢)

좌측 상지와 동일하게 시술한다.

### (4) 우측 상지 상완(右側 上肢)

좌측 상지와 동일하게 시술한다.

### (5) 승모근(僧帽筋)

① 견정(肩井), 거골혈(巨骨穴)은 무지단으로 누르며 압박 마사지해주다가 오지(伍指)를 모두 사용해서 날법(捏法)으로 마사지한다. 강직

된 부분의 이완을 목적으로 하기에 정확한 기교가 필요하다. 환자에 따라서 압의 정도를 잘 조절한다.

② 견우(肩髃), 견료혈(肩髎穴)은 견관절 유연성에 매우 중요한 혈이므로 마사지를 약하면서도 짜릿한 느낌이 정확히 가도록 시술한다.

③ 경추의 기립근과 흉쇄 유돌근 등을 부드럽게 마사지한다. 후두부를 위로 쓸어 올리다가 후두융기 밑에 함몰된 곳의 천주(天柱), 풍지(風池), 아문(瘂門), 풍부혈(風府穴)을 사지를 이용해서 시술자 쪽으로 끌어올리면서 정확한 혈자리에 지압 마사지한다.

### (6) 두정부(頭頂部)

① 전두부(前頭部) 정중선상 전발제(前髮際)에서 5푼 들어간 곳에서부터 신정(神庭), 상성(上星), 신회(顖會), 전정(前頂), 백회혈(百會穴: 독맥, 督脈)을 무지단으로 지압해준다.

② 양쪽 무지단(拇指端)을 이용해서 신정혈(神庭穴)을 중심에 놓고 양쪽으로 미충(眉衝), 곡차(曲差: 족태양방광경, 足太陽膀胱經), 본신(本神), 두유(頭維), 함염(頷厭), 현로(懸顱), 현리(懸釐), 곡빈(曲鬢), 솔곡(率谷), 천충(天衝), 부백(浮白), 두규음혈(頭竅陰穴: 족소양담경, 足少陽膽經) 등을 지압한다.

### (7) 흉부(胸部)

① 족소음신경(足少陰腎經)의 유부(俞府), 욱중(彧中), 신장(神藏), 영허(靈墟), 신봉(神封), 보랑혈(步廊穴)등을 무지단 점법(點法)으로 약하게 자극한다.

② 족양명위경(足陽明胃經)의 기사(氣舍), 결분(缺盆), 기호(氣戶), 고방(庫

房), 옥예(屋翳), 응창혈(膺窓穴) 등을 무지단(拇指端) 점법(點法)으로 약하게 자극한다. 환자의 가슴 부위에 있는 경혈(經穴)을 이용한 경락마사지는 환자마다 조절해야 한다.

③ 흉부 정중선 임맥의 경혈들은 보법으로 천돌혈(天突穴)부터 선기(璇璣), 화개(華蓋), 자궁(紫宮), 옥당(玉堂), 전중(膻中), 중정(中庭), 구미(鳩尾), 거궐(巨闕), 상완(上脘), 중완(中脘), 건리(建里), 하완(下脘), 수분(水分), 음교(陰交), 기해(氣海), 석문(石門), 관원(關元), 중극(中極), 곡골혈(曲骨穴)을 향해서 롤링 마사지한다. 개복 수술 환자의 경우 대부분 임맥의 경혈에 상처가 있기에 어느 정도 시간이 소요될 수 있다.

④ 흉부의 마사지 중에서 집중적으로 관리해야 하는 환자는 폐암 수술 환자다. 흉식 호흡을 할 때 들숨의 깊이가 짧고 거칠다. 폐암 환자의 경우에 흉부와 늑간신경의 이완술이 병행되어야 한다. 구강암, 갑상선암 환자의 경우는 흉식 호흡의 중요성을 인지시켜야 한다. 수술 후 8개월 정도까지는 계단이나 오르막길을 걷는다거나 빠른 걸음으로 걷는 것은 피해야 한다.

**(8) 복부(腹部)**

① 복부 마사지는 정중선 임맥을 중심으로 족소음신장경락, 족양명위장경락, 족태음비장경락, 족궐음간경락의 분포된 경락의 유주에 따라 선행되는 기본 경락마사지로 진행할 수 있으며 환자의 수술 상태에 따라 기법이 달라져야 한다.

② 항암 후에 나타나는 오심, 구토 환자는 복부의 경락마사지만으로는 호전되지 않고 반사 요법과 컬러테라피를 병행해야 한다.

③ 복부 마사지는 근육의 형태와 환자의 상태에 따라 마사지 기법이

달라진다.
④ 횡격막과 늑골의 좌우 대칭이 맞지 않을 때 마사지의 기법이 다르다(좌췌우담의 병변 상태의 고려를 참고함).

### (9) 서혜부(鼠蹊部)

① 서혜부에 경락 마사지를 하려면 서혜부를 지나는 경락의 유주와 경혈을 이해해야 한다.
② 서혜부의 경락노선에는 림프가 많이 분포되어 있어서 마사지 압을 가장 약하게 하면서 간장, 신장, 비장 경락을 어우르는 마사지 기술을 요한다. 고관절의 비대칭 결함은 보행과 상호적인 움직임으로 습관적인 불편함을 초래하고, 골반강 안에서 장기의 활성화를 방해하는 요인이 된다. 서혜부는 림프 마사지에 있어서 림프 중심으로 하복부에서 아래로 대퇴부에서 서혜부 방향으로, 대퇴 외측에서 내측으로 아주 약하게 쓸어줘야 한다.
③ 서혜부에 유주하는 경락노선은 족궐음간장경락, 족태음비장경락, 족소음신장경락인데 골반의 유연성과 함께 양반다리 자세의 불균형이 초래되는 관점은 족오리(足伍里), 음렴(陰廉), 급맥혈(急脈穴)과 림프순환, 고관절 자세의 변형에 의한 요인이 많다.

### (10) 대퇴 하지부(大腿 下肢部)

① 대퇴부 경락 마사지의 주요 포인트는 족소양 담낭경락의 풍시(風市), 양릉천(陽陵泉), 광명혈(光明穴)과 족양명 위장경락의 비관(髀關), 복토(伏兎), 음시(陰市), 양구(梁丘), 족삼리혈(足三里穴) 등이다. 매우 중요한 신경 레벨이 분포되어 있어서 걷지 못하는 환자도 다리

힘이 생기며 보행이 가능하게 된다.
② 하지 내측은 간장, 신장, 비장 경락의 노선이 유주한다. 간장 경락의 중봉(中封), 여구(蠡溝), 중도(中都), 슬관(膝關), 곡천(曲泉), 음포혈(陰包穴)과 신장 경락의 태계(太谿), 대종(大鍾), 수천(水泉), 조해(照海), 복유(復溜), 교신(交信), 축빈(築賓), 음곡혈(陰谷穴), 비장 경락의 공손(公孫), 상구(商丘), 삼음교(三陰交), 누곡(漏谷), 지기(地機), 음릉천(陰陵泉), 혈해(血海), 기문혈(箕門穴) 등을 점법과 날법을 혼용해서 마사지한다. 주로 발목 주변에 있는 경혈들은 발가락 10개의 힘이 들어오게 하는 무의식 신경 레벨이 있어서 개인별 과제를 실행할 때 자연적으로 좋아지는 마력 같은 힘이 있다.
③ 하지 뒤쪽의 중앙선은 방광 경락의 유주로서 승부(承扶), 은문(殷門), 부극(浮郄), 위중(委中), 합양(合陽), 승근(承筋), 승산(承山), 비양(飛陽), 부양(趺陽), 곤륜혈(崑崙穴)을 환자의 상태에 따라 마사지한다. 하지 관리에 있어 항암 후에 나타나는 부종 마사지와 근육의 경직을 풀어주는 마사지는 기교가 다르다.

## 2. 무엇이 암 환자를 위한 것인가

암을 진단받고 내원하는 환자에게는 저마다 다양한 사연이 있다. 죽음을 목전에 두고 병원에서 몇 달 남지 않았다는 시한부 선고를 받고도 몇 년 동안 잘 버티는 것을 보면 너무나도 희비가 엇갈린다. 진통 효과가 있는 타이레놀의 수백 배에 달하는 강한 마약성 진통제를 복용하며, 수술도 할 수 없는 상황에서 고통을 감내하는 환자에게 반사 요법과 경락 경혈 마사지는 통증과 복압으로 인한 고통을 호전시켜주는 비법이다. 필자의 병원에서 20여 년 동안 암 투병 후 폐렴으로 인해 닷새 만에 준비 없이 돌아가신 환자는 평상시에 철두철미하게 몸 관리를 잘하셨고, 다른 환자들에게도 거의 '암 투병의 모범생'이라는 말을 들을 정도로 생활 습관을 올바르게 해오신 분이었다. 이 환자분이 마지막 유언처럼 남기고 가신 말씀은 "욕심을 내려놓으세요"였다. 모두 다 같은 암 환자이지만 더 고통스러운 환자를 우선적으로 돌봐주시라고 했고, 항암 치료 날 병원에 가서도 그날 컨디션에 따라 의사에게 "오늘은 몸이 좋지 않아서 항암 쉴래요"라고 단호하게 거절하며 스스로 컨디션을 조절해왔다.

암 환자들은 육체적인 감정으로 결정할 일이 많을 때 고민하며 괴로워한다. 암 환자의 대부분은 인내하는 심성이 넉넉하고 착한 사람이라고 주위에서 평가받는 사람들이다. 자신의 주관적인 사고를 상대방에게 관철시키려는 것이 아니라 내가 참으면 된다는 생각으로 마음속으로만 삭히고 내색하지도 않는다. 항상 손해 보는 듯 살면서 책임감에 열정을 쏟고, 심지어는 하기 싫어도 주어진 일을 군말 없이 해내는 사람들은 늘 자신의 요구보다 가족이나 타인의 요구를 생각하는 경우가 많다. 이러한 생활 리듬이 계속되면 삶의 중심이 내가 아닌 타인이 되어버리고 자신을 돌보는 데 소홀해지기 쉽다. 하고 싶은 말도 다 못하면서 과묵하리만큼 인내하고 사는 것만이 인생의 정답이 아님을 알고 나서 후회해도 지난 세월은 다시 오지 않는다. 특히 경제적인 문제에서 유난히 스스로에게 냉철하고 야박하다. 암 진단을 받은 후에도 자신보다는 가족들에게 관대하기 마련이다. 삶의 끝자락에 닥친 암 치료 과정은 공포와 불안감이 엄습해오고, 몸을 어떻게 보살펴야 하는지 난무

하는 정보의 홍수 속에서 갈등하게 되는데, 이럴 때는 스스로를 배려하고 따뜻하게 다독이는 연습을 통해 치유의 발걸음을 내딛는 것이 현명하다.

암의 원인이 발암물질이라고만 하지 못하는 이유는 암은 몸과 마음이 지칠 대로 지쳐 스트레스가 작용하면 발생하기 때문이다. 과도하게 일하며 불규칙적으로 생활하는 습성이 오래 지속되면 면역력이 감소하면서 당연히 신체 적응 능력이 떨어지고 신진대사의 불균형이 초래된다. 이러한 각자의 환경에서 감당할 수 없는 질병이 발견됐을 때 원망으로 가득해서 '왜 하필 나일까?' 하고 부정하며, 암이라는 사실을 믿지 않으려고만 한다. 그리고 도대체 암이 왜 생긴 것인지 그 원인을 알고 싶어 한다.

암의 주식인 설탕의 소비와 암 증가율의 그래프도 정확히 일치한다. 설탕을 많이 먹는 사람은 당뇨병과 암에 걸릴 확률이 높으므로 아이들에게 너무 단 음식이나 탄산음료, 과자 같은 인스턴트 음식을 먹이지 말아야 한다. 현대인은 정제당과 흰 밀가루, 동물성 기름 등으로 에너지의 절반 이상을 섭취한다.

독일의 생화학자 오토 바르부르크(Otto Warburg)는 암세포의 신진대사가 포도당 소비와 큰 연관이 있다는 것을 밝혀냈다. 바르부르크 효과는(Warburg effect) 종양 또는 암으로 보이는 조직을 판단하는 에너지 대사 현상으로 포도당의 대사 경로의 비중이 비정상적으로 커짐으로써 포도당의 대사 반응이 시트르산 회로나 전자전달계로의 정상적인 흐름으로 제대로 이어지지 못하는 것이다. 그는 이러한 효과에 대한 연구로 1931년 노벨 의학상을 받았다.

요즘 암 진단에는 MRI보다 PET이 더 많이 활용되고 있다. PET의 원리를 보면 암의 발생과 치료에 대한 힌트를 찾을 수 있다. 건강한 세포가 하나의 포도당을 사용할 때 암세포는 엄청난 세포분열을 하기 위해서 18배 많은 포도당을 소비한다. PET의 원리는 암세포가 포도당을 좋아하는 원리를 이용한 것이다. 포도당 유사체인 방사성 의약품 F-18-FDG를 한 끼 금식한 인체에 주입하면 이것을 가장 먼저 가져다 사용하는 것이 암세포다. 이때 암세포 주위에는 포도당이 많이 모이게 되는데, PET은 이 포도당 내의 양전자가 보내는 신호를 3차원 영상으로 나타낸다. PET으로 볼 때 다른 곳보다 포도당 소비가 과도하게 일어나는 부분이 나타난다면, 그 부분이 암일 가능성이 높다. 암뿐 아니라 당뇨병 연구자들에 따르면, 인슐린의 증가는 염증과 암세포의 증식을 직간접적으로 자극한다.

한국은 위암 발병률이 높은 편이다. 이에 한국에서 미국에 입양된 아이들을 대상으로 역학조사를 한 적이 있는데, 당시 한국인의 위암 발병률은 미국의 위암 발병률과 동일했다. 예전에는 한국에 대장암이 별로 없었지만 서구화된 육식 위주의 식습관, 특히 삼겹살을 불에 구워 먹는 회식 문화 때문에 OECD 국가 중 대장암 발병률 1위라는 오명을 얻게 됐다. 이 2가지 사례만 보더라도 어떤 음식을 섭취해야 하는지는 너무도 중요하다.

스웨덴의 카롤린스카 연구소의 발표에 따르면 약 8만 명의 성인 남녀를 대상으로 평소에 섭취하는 음식과 췌장암 발병률을 조사한 결과, 탄산음료와 설탕이 많이 들어 있는 음식을 먹는 그룹이 그렇지 않은 그룹에 비해 발병률이 2배 가까이 높았다. 신약 개발이나 새로운 암 치료

법도 중요하겠지만, 평소의 식습관이 더 중요한 문제임을 알 수 있다.[78]

　암을 생활 습관병이라고 일컫는데, 이때 제일 문제 되는 것은 역시 식습관이다. 아무 때나 아무 음식이나 배가 잔뜩 부를 때까지 먹는 것이다. 위장은 마치 양파 자루에 양파를 빼곡하게 담는 것처럼 식욕이 당기면 마구 들어가고 위장이 늘어나기 마련이므로 제때 적당한 양의 음식을 골고루 먹어야 한다. 과일, 채소 위주의 편중된 식단은 바람직하지 않을뿐더러 저항력이 약해져 암세포가 침입하고 증식하는 것에 일조하게 된다. 무엇보다 세포나 조직을 강화해서 최고의 방파제 역할을 함으로써 정상 세포가 저항력을 갖고 튼튼하고 강인해져 암세포가 파고드는 기회를 차단해버리는 것이 중요하다. 일본의 저명한 의사인 곤도 마코토(近藤誠)의 《암의 역습》이라는 책의 내용에 의하면, 의학적으로 증명된 '암을 사라지게 하는 식사법'은 없으며, '암에 걸리지 않는다, 암이 사라진다, 암이 치유된다'라는 요법들도 현실적으로 있을 수 없다고 한다. 암은 정상 세포의 유전자가 변이해서 생기는 '유전자 질병'이다. 분자의 배열이 바뀐 유전자를 식품 성분으로 원래대로 되돌리는 것은 무리다. 암이 유전자 질병이라고 하는 전제는 어떤 좋은 식품을 먹는다고 하더라도 암세포는 완전히 변화되는 것이 아니라는 뜻이다.

　암세포가 좋아하는 것은 산성과 포도당이다. 정상 세포에 비해 에너지 공급원을 포도당에 의존할 수밖에 없다. 이것은 암세포의 경우 세포에 있는 미토콘드리아가 기능 부전 상태가 되는데, 미토콘드리아의 기능을 사용할 수 없는 세포는 에너지 공급원으로 포도당밖에 사용할 수 없기 때문이다. 에너지를 만들어 발전소 역할을 하고 생물체는 살아가기 위해 ATP(아데노신 3인산)라는 에너지 물질을 만드는데, 미토콘드리아는 세포 하나에 수천 개 정도가 존재한다. 즉, 에너지를 만들어내는 발전소 같은 역할을 하기에 인체에서 필요로 하는 대부분의 ATP를 생산해낸다. 또 정상적인 세포 자살을 유도하는 단백질과 종양 억제 유전자 단백질을 분비하는데, 세포들은 수명이 다 되면 스스로 사멸하고 새로운 세포가 생기는 구조로 되어 있어서 신체의 유전자는 세포 분열을 촉진하는 종양 유전자와 세포 분열을 억제하는 종양 억제 유전자가 서로 유기적으로 활성화되며 정상적인 세포 분열을 유지한다. 그런데 만약 종양 유전자가 활성화되고 종양 억제 유전자가 비활성화된다면 분열이 빠른 암세포가 퍼지기 시작한다. 다시 말해, 미토콘드리아의 기능 부전으로 인해 제 기능을 상실하면 정상적인 세포 자살을 유도할 수 없기 때문에 정상 세포가 암세포화되는 것이다.

암 환자를 위한 식단은 이러한 암세포가 좋아할 만한 구성은 배제시키고 영양소를 골고루 갖춘 건강개선 레시피를 개발해 면역력 향상과 해독력 증진에 도움을 주는 푸드 테라피다. 환자마다 다른 소화기의 기능이나 장의 불편함, 삼킴 장애, 혓바닥 염증 등이 있으므로 스프, 해독쥬스, 선식, 누룽지, 죽, 밥 등 다양한 반찬의 식사 차림으로 준비해야 한다.

암(癌)이라는 한자를 보면 질병을 뜻하는 부수 병질 엄(疒) 안에 입 구(口) 자가 3개 있고, 그 아래 뫼 산(山)이 있다. 입구(口) 3개가 병질 엄(疒) 안에 들어 있는 이유가 있다. 이 중에서 하나는 잘못 먹어서 병이 온다는 뜻이고, 다른 하나는 과도하게 담배를 피우거나 술을 마셔서 질병이 온다는 뜻이다. 즉, 모두 입으로 행해지는 잘못된 기호 습관이다. 나머지 입구(口)자 하나는 육근 중에 입을 사용해 남을 비난하거나 욕했을 때 암이란 질병에 노출된다는 것인데, 이때는 자연, 즉 산으로 가야 낫는다는 의미에서 뫼 산(山)이 있다고 한다. 이렇듯 한자어에도 선조들의 지혜가 담겨 있는 것처럼 암의 한자어에는 입구가 3개나 들어 있다. 암은 먹는 것과 관계가 깊은데, 실제로 산에 들어가서 암이 호전됐다는 사례도 매스컴과 책을 통해 종종 볼 수 있다. 이처럼 암은 '부정'의 씨앗처럼 마음가짐이 잘못된 발상에서 독버섯처럼 발현되는 개체들이다. 인간의 질병을 고치는 의사들의 영역 외에도 미지의 영역이 아주 많은데, 자연의 법칙을 배반하는 환자에게 통합된 마음의 정보체계와 자연치유력을 주는 보이지 않는 에너지 자기장이 있다. 검증되지 않아서 비과학적이라고 하지만, 서양처럼 거대하지는 않아도 유구한 역사 속에서 명맥을 유지해온 동양의학이 현대의학과 함께 통합의학으로 발전해야 한다.

암의 예방, 진단, 수술, 재발, 전이에 이르기까지 기존의 치료 방법은 수술과 항암, 방사선 치료에 중점을 두었는데, 이제는 암 환자를 위한 교육 프로그램이 함께 진행되어 많은 도움을 주고 있다. 한국에서도 미국이나 유럽처럼 암 치료 후 환자가 직장이나 일상으로 돌아올 수 있도록 시스템을 바꿔야 한다는 목소리가 커지는 만큼 암 치료의 목표나 관점이 달라져야 한다.

스위스는 직장인이 암에 걸리면 치료받는 1년의 기간 동안 유급 휴가를 주고 복귀를 돕는다. 이때 소요된 비용은 회사 50%, 정부 50%로 부담한다. 암 환자가 치료 후 정상적인 삶을 살 수 있도록 하는 것이 암 치료의 목표가 되어야 한다. 지금까지는 생존율과 전이 재발 방지에만 힘써 왔지만, 다양한 각도에서 암 환자 교육에 대한 질을 높여야 한다.

2008년 국내에서 처음으로 암 교육센터를 선보였던 삼성서울병원이 달라진 시대의 암 환자 교육을 고민하기 시작했고, 교육을 시도하면서 여러 프로그램을 선보였다. 특히 암 환자의 외모 관리 교육 프로그램, 암 환자 직장 복귀 프로그램, 처음 암 진단을 받은 환자를 위한 '암 병원 가이드' 등을 진행해서 화제를 모았다.

2008년부터 시작한 항암 치료 후 생긴 탈모, 피부 변화, 손발톱 등 달라진 외모에 대한 환자의 고민을 읽어낸 외모 관리 프로그램, 암 환자가 직장에 복귀할 수 있도록 돕는 프로그램들은 지금도 좋은 프로그램으로 평가받고 있다. 삼성병원 암 교육센터장인 조주희 교수는 우리나라도 건강보험심사평가원에서 진행하는 암 2주기 평가에서 암 환자 교육상담을 통해 '환자 스스로 자기 관리 가능'이 지표로 포함되어 그나마 다행이라고 말했다.[79]

현재 삼성서울병원 암 교육센터는 암 교육 자료 개발, 환자에게 교육 자료 제공, 암 증상 관리, 암 치료 후 관리, 심리·사회적 지지, 말초 중심정맥관 관리 등의 교육을 하고 있다. 조 센터장은 과학적 근거에 기반해서 환자 교육자료 개발과 프로그램을 운영했다는 점을 강조했다.

또한 조 센터장은 "과학적 근거를 바탕으로 프로그램을 개발한 덕분에 중국, 일본, 미국 등에서 삼성서울병원 암 교육센터 자료로 교육하고 있다"라며 자긍심을 보였다.

한편, 코로나19(COVID-19)를 겪으면서 암 교육에도 변화가 생겼다. 조 센터장은 "기존에는 면대면 또는 단체교육을 주로 했는데, 코로나 이후 줌이나 유튜브, 메타버스 등을 이용해서 교육했다. 줌을 이용하면 지방 환자들도 참석이 가능하다는 점 등 장점이 많다"라며, "책이나 리플릿 등을 사용하던 교육 자료도 오디오, 비디오, QR코드 등으로 변했다. 그래서 앞으로 암 교육을 어떻게 해야 할지 고민이 많다"라고 말했다.

또한 달라진 환경에 적응하기 위해 메타버스를 이용한 교육도 준비하고 있다고 전했다. 조 센터장은 "암 환자들이 하고 싶어도 하지 못했던 일을 메타버스를 이용해 할 수 있고, 일상생활이나 직장생활 복귀 프로그램도 메타버스를 이용할 수 있을 것이다"라고 말했다.[80]

중앙대병원에서는 엔씨소프트와 암 환자 개인 맞춤형 헬스케어를 위한 디지털치료제 개발에 관한 업무협약을 체결한 이후 암 관련 디지털 정보 데이터베이스를 구축하고, 암 시기별 개인 맞춤형 헬스케어 서비스 프로토콜을 개발해서 암 관리 디지털시스템을 구축했다. 암 환자 개인 맞춤형 암센터에서는 스마트폰으로 진단·치료·케어 등 개인 맞춤형 헬스 케어 통합 서비스를 제공하고, 암 환자의 진단 및 수술 전후, 항암·방사선 치료, 심리 치료, 치료 후 케어 등 암 유형별 치료 단계 및 시기별 개인 맞춤형 헬스케어 통합 서비스 역시 스마트폰을 통해 실시간으로 제공한다. 이를 통해 성공적인 최적 암 치료 효과를 구현하고 환자의 웰니스(wellness)를 증진하는 것이 목적이다. 디지털 맞춤형 애플리케이션 암 매니저(CAMA : CAncer MAnager) 서비스를 통해 유방암 환자가 자신의 스마트폰의 앱에서 암에 대한 신뢰할 수 있는 맞춤형 의학 정보와 치료계획 및 일정, 복약 정보 등을 한눈에 확인할 수 있다. 무엇보다 환자에게 1:1 전담 매니저가 있어 치료 스케줄 관리, 치료 관련 부작용 관리 및 커뮤니케이션을 통한 온라인 헬스케어 서비스를 제공함으로써 환자의 상태를 지속적으로 관리해 유방암 치료를 위한 최적의 도움을 받을 수 있다.[81]

이처럼 여러 가지 프로그램이 시행되고 있어도 매년 환자가 급증하는 현실에서 모든 암 환자가 교육 서비스를 받기에는 역부족이므로 전국 대학 병원 범주의 통합의학 시스템에서 환자 치료에 앞장서야 할 것이다. 선 항암 치료만을 고집하며 진행한 결과 환자가 부종에 시달리고, 산소포화도가 떨어지며, 폐에 물이 차서 전신부종과 피부조직에 괴사가 생기고, 응급실에 실려가면 관을 삽입해서 복수를 빼내는 횟수가 많아진다. 이러한 사례는 진정 암 환자 치료의 핵심이 무엇인지 생각해 보게 된다. 또 항암만 진행하다가 내성이 생기거나 혈구 세포들의 감소된 숫자만을 가지고 항암이 지연되는 과정에서 다른 곳에 암세포가 퍼지는 경우도 많다. 수술, 항암, 방사선 치료 중에 암 전문병원에서의 병원 생활에 대해 반대하는 의사들도 있지만, 진정 무엇이 암 환자를 위한 것인지에 대한 해결책을 거시적인 안목으로 함께 고민해봐야 할 것이다.

환자마다 환경적인 이유 또는 가족들의 지지기반에 따라서 집 안에서만 암 투병을 하게 되는 것은 영양과 식이 부분에서도 스스로 해결하기 어려우며, 체력이 더욱 소진되기 때문에 건강이 악화될 수 있으며, 병원에서처럼 대처할 수 없으므로 암 전문병원에서의 요양은 필요하다고 본다.

서울의 큰 병원에서 암 수술을 받은 후 항암 방사선 치료를 위해 가까운 암 전문병원에서 요양하게 되면, 대부분 스케줄에 따라 편의를 봐주며 암 환자 식단으로 식사를 제공받게 된다. 또한 의료실손(실비) 보험이 적용되어 경제적으로 부담이 없다는 장점이 있다. 특히 여성들은 집에 있을 경우 자신을 위해 날마다 장을 봐서 식사를 해결하기가 힘들고 그때마다 오심, 구토와 전쟁하다 보면 집안일까지 겹치면서 스트레스로 작용한다. 병원에서는 영양사가 암 환자 개개인의 특성에 맞춰서 식단을 챙겨주기 때문에 올바른 영양소 섭취를 할 수 있다. 그리고 항암과 관련된 치료도 할 수 있다. 영양제 및 수액 등을 투여 받을 수 있고, 면역 치료나 고주파 온열 치료도 받을 수 있으며, 의료진이 상주하고 있어서 즉각적으로 대응할 수 있기 때문에 환자 본인은 물론, 가족들이 심리적으로 걱정을 덜 수 있다.

1997년 멕시코의 아카 풀코 허리케인 생존자들의 심리적 불안을 치유하는 작업 중 루시나 아티가스(Lucina Argatis)가 개발한 방법을 '버터플라이 허그(Butterfly Hug)'라고 한다. 가슴 앞에 두 손을 X자 모양으로 교차시켜 올리고 손바닥으로 번갈아 가볍게 자신을 토닥거리면 나비가 살랑살랑 날갯짓하는 것처럼 보이며, 안정감과 행복감이 생겨 기분이 진정된다.

암과 투병하다 보면 검사 결과를 듣기 위해 의사와 마주 앉는 순간, 혹은 몸에 다른 증상이 나타났을 때 마음을 잡기 힘든 경우가 닥쳐온다. 부정적인 염려와 걱정, 불안으로 무슨 일이 생기든지 암과 연관지어 생각하게 되는데, 이때 심리적인 안정감이 중요하며, 자신의 마음이나 기분을 다스릴 수 있는 능력을 갖는 것이 좋다. 자신을 안아주고 다독여 주는 간단한 방법만으로도 과거의 좋지 못했던 경험이나 불안을 가라앉힐 수 있다. 당장은 진정되지 못할 만큼 심한 스트레스 상황에 놓여 있다고 하더라도 유연한 동작과 함께 자신의 따뜻했던 기억을 되살려 떠올리면 안정감을 얻을 수 있다. 사는 동안 행복했던 순간만을 기억하고 어머니의 품처럼 따뜻한 느낌을 떠올리는 것은 뜨거운 열기를 북돋아 준다. 6장 6부의 기능 중 심포를 무형의 장기라고 일컫는 이유는 실제 있는 장기가 아니고 쓰임만 있으며, 인간의 마음 작용을 나타내고, 생각과 감정의 에너지가 육체와 정신에 결부되어 있기 때문이다. 마음과 몸에서 열정이 식지 않는다면 뜨거운 것을 싫어하는 암세포의 발현이 그다지 왕성하지는 않을 것이다. 인간은 눈에 보이는 것만을 믿으려 하고, 생각하며, 추론하지만, 눈에 보이는 암세포가 생기기 이전의 몸 상태는 부정적인 올가미에 갇혀 있었을 것이다. 마음속에서 올바르고 뜨거운 감정이 생기면 눈에 보이지 않았던 감정이나 생각들도 제대로 보이게 되어 스스로 자성 반조하게 되고, 어느덧 암세포를 만드는 중심적인 센터 역할의 세력이 약해질 것이다. 자신을 위한 치료는 스스로 돌보는 치유 중심으로 깊은 심지를 가지고 조화롭게 진행하다 보면 암세포를 공격할 강력한 힘도 키워지게 된다.

## 3. 자연의학과 통합마사지의 개념

자연 현상을 순리라고 할 때 인체의 생체 리듬이나 신진대사 역시 자연의 순리대로 되는 것이 마땅하다고 본다. 이를 역행하면 언젠가는 반드시 질병에 노출되고 그에 따르는 대가는 생각 이상으로 혹독하다. 대개 사람들은 이러한 자연의 섭리를 무심하게 생각하다가 삶의 여정 동안 치열하리만큼 정신적인 여유도 없이 달려온 인생을 허무하다고 느낄 때야 비로소 몸에 이상 신호가 오는 것이다.

자연의학은 사시 순환하는 계절, 1년, 하루, 시간, 낮과 밤의 주기에 따라 12개의 각 장부가 24시간 동안 2시간씩 배속되어 유주의 순서대로 음양의 이치에 따라 순행하는 이론이 뒷받침되는 한의학의 개념이다. 통합마사지는 이러한 한의학적 이론을 토대로 경락 경혈 마사지를 반사 요법과 무의식 신경의 균형과 조화를 갖춰 컬러 에너지와 함께 진행하는 마사지다. 이렇게 다학제적으로 접근해서 암 환자뿐만 아니라 반 건강인, 일반인까지도 건강을 증진할 수 있도록 도와주는 비법이 한국형 통합건강마사지라고 할 수 있겠다. 통합건강마사지는 경락이론을 토대로 컬러테라피, 발반사 요법, 귀반사 요법, 무의식 신경 이완 요법으로 암 환자들의 심신 건강은 물론이고, 암을 진단받기 전부터 앓고 있던 증상이나 불편함을 완화시켜주며, 수술, 항암, 방사선, 고주파 온열 치료 중에 나타나는 매우 힘든 증상(오심, 구토, 근막 유착, 복부팽만, 설사, 소화불량, 불면, 두통, 부종 등)을 완화시켜준다는 특징이 있다. 환자에 따라서 만성질환이나 사고 후에 나타나는 후유증으로 인해 장기간에 걸쳐 복합적으로 고통을 감당하기 힘든 상태로 암 투병을 한다. 특히 항암으로 인한 후유증 중 탈모, 말초신경 병증, 부종, 오심은 대표적인 증상인데, 항암 환자의 대부분에서 나타나는 힘든 과정이므로 통합의학의 큰 틀 안에서 반드시 갖춰야 할 배경인 것이다.

오심 환자들은 산쿠소 패치나 맥페란(주), 에멘드 같은 진통제를 사용하지만 차도가 없다고 하소연한다. 그나마 아킨지오라는 약물이 차도가 있지만 금액이 고가다. 환자들이 가장 바라고 원하는 것은 통증으로부터 해방되는 것이다. 그리고 먹고 싶을 때 잘 먹고, 잘 자며, 배설을 잘하는 것이기에 주변 환경과 개인이 가지고 있는 병적인 특성으로 인해 기본적인 생체 리듬의 균형이 중요한 것이다. 특히 위암 수술 후 항암 치료를 받는 환자들의 오심 증상은 상상을 초월할 정도다. 한 모금의 물도 마실 수 없는 상태로 침대와 한 몸이 되어 며칠 동안 수액만 맞고 있을 때 컬러테라피에서 수지침과 인도의 정통의학인 차크라의 원리를 접목시킨 노란색은 지구상에서 최고의 진가를 발휘한다. 눈도 뜰 수 없는 고통 속의 환자를 누룽지라도 삼키게 하는 신비의 치료제가 되는 것이다. 이러한 효력의 이론은 노란색의 컬러 에너지가 음양오행의 속성상 위장과 공명하는 위력 때문이다.

마사지 치료사는 병을 가진 상태 또는 현재 신체적 불구가 아닐 때 부드러운 마사지의 진정 효과에 대해 환자에게 알아듣기 쉽고 간단하게 설명한다. 마사지에 대한 것뿐만 아니라 향후에 진행될 스케줄도 알려주며, 마사지로 인해 느낄 수 있는 신체적 감각을 결합시켜서 친밀하고 신뢰할 수 있는 관계 형성이 필요하다. 또한 모든 일들을 지켜보는 경청자로서 행동해야 하며, 의사가 반드시 알아야 할 사실을 환자가 치료사에게 마음을 열고 이야기할 수 있도록 환자를 격려해야 한다.

마사지 치료가 항상 안정감을 주는 것은 아니기에 심리적으로 마이너스 효과가 발생할 수도 있으므로 불안해하고 염려하는 환자를 진정시키는 데 귀를 기울여야 하고, 치료에 대한 오해가 있다면 바로잡아주어야 한다.

한국형 통합종양마사지는 아직 시작에 불과하다. 필자는 오랜 시간 동안 마사지를 하면서 17년 전에 암 환자 임상시험으로 석사 논문을 작성했으며, 박사 논문은 경락 마사지를 메타분석으로 규명해냈고, 지금까지 지속적으로 암 전문병원에서 통합종양마사지를 해오고 있다. 거시적인 안목으로 다학제적 관점에서 여러 가지 대체 요법을 접목해 암 환자들을 돌보면서 길이 보이는데도 갈 수 없는 안타까운 상황들을 많이 관찰했다. 암 환자가 무엇을 요구하는지 파악하는 것이 제일 중요하다. 수술이든 항암이든 방사선이든 환자마다 처한 상황에 따라 제일 아프다고 호소하는 곳을 먼저 호전시켜주는 것이 한국형 통합종양마사지의 근본이다. 항암, 방사선 치료 후에 나타나는 제 증상들(오심, 구토, 부종, 근막의 유착, 근육경련, 저림, 부종, 불면, 두통, 복부팽만, 피부 발진)에 대해서 호전될 수 있는 프로그램을 활성화해서 의료현장에서 포괄적으로 환자들에게 맞는 의료서비스가 제도적으로 시행되도록 해야 한다.

### 4. 무조건 걸어야 하는 건강법의 잘못된 비밀

현대의학의 관점에서는 수술을 했던 환자이든, 항암을 하는 환자이든 무조건 잘 먹고 열심히 걸어야 건강해진다고 강조한다. 의료인은 인간으로서 잘못된 직립보행의 방법을 알기 쉽게 설명해줘야 하고, 다양한 신발의 문제나 잘못 만들어진 양말, 제대로 보행할 수 있는 발가락 10개의 힘의 활성화에 대해 구체적인 환자 교육이 이루어져야 한다. 인류가 두 발로 디디고 걷는다는 것은 신체의 대사활동이 정상적으로 되고 있다는 증거지만, 정상적으로 걷는 사람은 극소수에 불과하다. 즉, 정상적인 직립보행이 될 수 있도록 발가락의 조건을 갖추고 걸어야 한다는 것은 지금까지 아무도 몰랐다.

그런데 독일 자연의학 분야의 고(故) 김세연 교수의 저서 《새로 발견된 자연의학의 기초》가 전 인류의 건강에 관해 많은 시사점을 주고 있다. 지금부터라도 전 세계 인류를 위해 의학의 제도권 안에서 권고되어야 한다. 겉으로 보기에 예쁘고 키가 커 보이도록 굽이 높은 신발을 신게 됐고, 등산화처럼 무겁고 딱딱한 신발을 신으면서 잘못된 직립보행으로 인해 체형이 변형되고 온갖 질병에 노출됐다. 살기 위해 걸어야 한다는 사명감 내지는 욕망으로 시작해서 결국은 산이 좋아 산을 오르는 사람들치고 무릎이 건강한 사람이 거의 없으며, 끝내 시술이나 수술까지 받게 된다. 발가락 10개가 신발 안에 갇혀 자유를 잃으면 로봇 발처럼 되어 그만큼 몸 전체를 움직이게 되고, 특히 암 환자들은 체형 변화는 물론이고, 활성산소만 많이 쌓이게 되어 면역력을 키우려다 그 반대의 상태가 되는 경우가 빈번하다. 산에 오를 때는 대부분 발을 조이는 등산 양말과 딱 맞는 등산화로 인해서 발의 힘과 신경의 균형이 맞지 않아 무릎이나 허리 등에 무리가 간다. 필자가 일하고 있는 암 전문 요양병원 환자들의 대부분은 발이 아주 극심하게 변형되어 있었고, 환자는 처해진 상황에 따라 다양한 치료를 병행하며 자신의 상황에 맞는 질환에 따라 걷고 싶어 한다. 하지만 수술 후에 정상적으로 도보를 한다는 것은 재활 치료를 어떻게 하느냐에 따라서 결정되는 것은 아니다. 발가락 뿌리의 무의식 신경 시스템이 어떻게 작동하는지가 관건이다. 자신은 도무지 알 수 없는 무의식 신경의 작동 시스템에 브레이크가 걸리면 두 발이 전신을 받치고 있는 몸 전체의 균형이 깨져서 걸을 때 힘의 부하가 달라지며, 어느 한쪽으로 기울게 된다. 이러한 시간이 오래 지속될수록 체형은 점점 변화되고 무리된 쪽에 질환이 생기는 것이다.

특히 암 환자들은 항암 후에 말초 신경 병증에 시달리게 된다. 이 기간이 오랜 기간 동안 진행되기에 간과하기 쉬우며, 불편한 증상을 치료해보지만 원인을 알지 못했기에 다른 치료를 찾아 헤매다가 치료시기를 놓치는 경우가 많다. 물론 환자들뿐만이 아니다. 남녀노소를 불문하고 신발을 신고 보행하는 모든 사람들이 변형된 발가락 끝의 정맥피를 위로 뿜어 올리는 무의식 신경 시스템의 힘이 약해질 때 결정적으로 문제가 된다. 발과 다리의 힘은 작은 손수건 하나 정도의 무게에도 힘의 차이가 엄청난데, 이것은 뇌의 지시와는 무관한 무의식 신경 시스템의 결과다. 최근 신발을 신었을 때 맨발의 느낌이 들며 오히려 힘이 생기는 신발을 개발해서 제조하고 있다는 사실은 참으로 다행스럽고 벅찬 일이다.

'내 몸을 살리는 신발'은 발에 있는 내재근을 강화시켜주는 매우 가벼운 소재이며, 혈액순환을 돕는 압력 지지대가 있기 때문에 마치 맨발 같은 느낌이다. 이때 최적화된 신발의 크기는 남녀노소를 불문하고 발의 앞뒤는 2cm, 양쪽 볼은 1.5cm 정도의 여유가 있어야 발이 신발 안에서 제대로 힘을 쓸 수 있다. 이러한 조건을 갖추는 신발을 신고 맨발 걷기가 토착화되는 것이 중요하다.

요즘 맨발 걷기가 좋다며 접지 이론이 부각되는 어싱(Earthing)에 관심이 많아지면서, 많은 사람이 황톳길을 걷고 있다. 맨발로 걷는 일이야말로 발을 자연의 상태로 돌아가게 도와주어 발가락 10개가 힘의 역할을 다할 수 있다. 발가락 10개에 자유를 주는 행위야말로 천상천하의 자연의학 치료법이라고 감히 말할 수 있는 것이다. 하지만 맨발 걷기 역시 발가락 10개의 힘이 균형을 갖추는 것이 매우 중요하며, 특히 발에 부종이 있거나 당뇨로 인한 상처가 있다면 파상풍을 조심해야 한다. 인도인들은 신분이 높은 사람들은 정장을 입고 구두를 신고 다니지만, 나머지 사람들은 대체적으로 맨발로 걸어 다니기 때문에 근·골격계 환자가 많지 않다고 한다. 인체의 골격구조와 역학적인 힘의 균형이 변형된 발가락에 미치는 영향의 비밀을 제대로 알고 실천하는 의료인들이 많지 않은 것이 서글픈 현실일 뿐이다. 세계 인류의 건강을 위해서 제대로 된 통합의학적인 사고를 갖고 과학적으로 충분히 근거 있는 자연의학의 기초에 대해 나라마다 제도권 안에서 체계적으로 연구해야 할 것이다. 고정관념의 틀을 벗어나 인류의 건강을 위해서 충분히 가치 있는 통합의학과 대체 보완의학의 기초를 정립해야 한다.

# 홀리스틱 마사지로
# 최고의 안정감 찾기

## 1. 통증의 완화를 위한 마사지

암 환자들의 암성 통증은 환자의 64%가 겪는 통증으로서 치료 과정 중이나 암에 따라 통증이 발현되며 환자마다 다르다. 암을 진단받기 전에 사고로 다쳤거나 지병이던 두통이나 근·골격계 질환 관련 통증도 있고 암세포가 다른 장기나 신경을 압박해서 통증이 올 수도 있다. 또한 암세포가 뼈에 전이되거나, 항암 치료의 부작용으로도 통증이 발현된다.

암 환자의 절반 이상은 암성 통증에 대한 인식 부족과 치료 중에 나타나는 부작용에 대한 걱정과 염려로 인해 아픔을 어쩔 수 없이 견뎌야 한다는 과정으로 인식해서 관리를 제때, 제대로 받지 못하는 경우가 많다. 특히 마약성 진통제 중독과 부작용에 대한 걱정 및 통증에 대한 이해 부족으로 더욱 힘든 삶을 살고 있다. 통증 자체가 지속되면 난치성으로 악화되기 때문에 통증의 강도나 동반 질환의 유무, 환자 개인의 특성에 따라 다양하게 통증 완화 치유를 할 수 있다. 필자가 일하는 병원의 환자들은 이러한 암성 통증의 완화 요법으로서 발반사 요법, 경락 경혈 마사지, 귀반사 요법(이압 요법), 색채 치유(컬러테라피)를 받고 많이 호전되어 실제로 암 치료 적응에 도움이 되고 있다. 특히 뼈에 전이된 경우나 폐암, 갑상선암, 두경부암, 유방암 수술 환자의 경우 대부분의 환자들이 심한 어깨통증을 호소한다. 제일 빈번하게 호소하는 증상은 항암으로 인한 말초신경 장애인데, 글루타치온을 주사해도 그다지 차도가 없다는 것이다. 발끝과 손끝의 신경 장애는 저리거나 쑤시거나 무감각해지고 피부가 벗겨져서 진물이 나기도 하고, 피부색도 검게 변색된다. 발끝의 모든 통증에 대해 감각은 느끼지만, 고장난 무의식의 신경작동은 환자 자신이 인지할 수 없어서 결국 다른 보행 수단을 의지하게 된다. 발가락 변형이 심한 환자일수록 말초신경 병증의 통증이 극심하다. 반면에 발가락 변형이 비교적 양호한 환자들은 소화기 장애를 많이 호소한다.

  암의 종류마다 통증을 호소하는 부위와 정도가 다르고 같은 환자라도 매일 다른 통증을 호소한다. 마약성 진통제, 수면제, 해열제, 항암제 등 이 모든 약물과 환자들 몸속 암세포들과의 쟁투가 벌어지는 것이다. 따라서 환자들의 특징적인 상태에 따라 재활 치료를 다양하게 진행하는데, 특히 통합건강마사지 요법은 몸과 마음이 연결되고, 긴장을 극복하며, 중요한 이동성을 유지하고, 치료의 모든 단계를 통해 안전하게 재활하는 방법을 더 잘 이해하는 데 도움이 된다. 암 환자는 질병이 자신의 정체성과 삶을 지배하는 것처럼 느끼기 쉬우나 사람을 돌보는 손길의 인간성은 육체적으로 쇠약해지는 치료를 극복하고, 여정 내내 계속해서 자신을 유지하며, 신체적으로 활동적인 상태를 유지하는 것이 가능하다.

암 환자의 통증 관리를 시행하는 것에 대한 포괄적인 설명을 하자면 경락 경혈 마사지는 통증 주변에 유착된 근막의 이완을 돕는 수기요법으로 골도법에 입각해서 취혈을 탐색하며 마사지하는 것이다. 대부분의 환자들은 통증 부위로부터 원근 구분 없이 타우트 밴드(Taut band)를 형성해 무감각하거나 통증을 수반한 찌릿한 느낌을 호소한다. 발반사 요법에서는 암 수술 후나 항암 후 오심, 구토 유발 증상이 심해질 경우 각 장기의 통증과 압박 및 통증에 대해 완화시켜줄 수 있는 윌리엄 피츠 제럴드의 구역 치료를 진행한다. 항암 후에 변비와 설사가 반복되는 경우에도 반사 요법과 컬러테라피를 병행하고 환자에 따라서 이압 요법을 병행한다. 컬러테라피는 경락 이론과 수지침 이론, 인도의 정통의학인 차크라 이론으로 컬러 에너지의 넘침과 부족함을 조절해주는 대체 요법으로서 전무후무한 치유법이다. 다만 상용화되지 못하는 점이 아쉬울 뿐이다. 위암, 대장암 환자의 경우에는 장기 마사지를 병행해서 좋은 효과를 보게 한다. 두통의 경우에는 가장 포괄적으로 경락 경혈 마사지와 발반사 요법, 컬러테라피와 귀반사 요법 등 두통의 원인이 무엇인지 알아보고, 과거 병력이 있었는지 다양한 각도에서 대화하면서 파악한다. 특히 편두통의 경우 과거 병력으로 꼬리뼈에 상흔이 있다면 오랜 시간 두통으로 불편감을 느꼈을 것이다.

통증을 완화시키는 마사지는 일시적으로 호전되게 하려는 의도가 아니므로 너무 강하게 진행하는 것은 바람직하지 않다. 그리고 특히 근막의 유착성으로 인한 강직 상태는 변형됐던 발의 힘이 호전되지 않는 한 장시간을 두고 관리해야 한다.

## 2. 호스피스 마사지

국립암센터의 자료에 의하면 호스피스·완화 의료 전문병원에서는 통증 등 말기 환자를 힘들게 하는 신체적 증상을 적극적으로 조절한다. 환자와 가족의 심리 사회적, 영적 어려움을 돕기 위해 의사, 간호사, 사회복지사 등으로 이루어진 완화 의료 전문가가 팀을 이루어 환자와 가족의 고통을 경감시켜주고 삶의 질을 향상시키는 것을 목표로 의료 서비스를 제공한다. 2022년 6월 기준으로 전국 87개 호스피스 전문병원이 보건복지부 지정을 받아 운영 중이다.

호스피스·완화 의료는 호스피스 전문병원에서 이용할 수 있고 일정한 인력, 시설, 장비 등의 기준을 갖춘 의료기관이 보건복지부장관에게 신청해서 심사를 통해 지정 받을 수 있다. 호스피스 전문병원이 제공하는 호스피스 서비스는 입원형, 가정형, 자문형으로 나뉜다.

입원형은 호스피스 전문병원의 호스피스 병동에 입원해서 서비스를 받는 것으로 2022년 8월 현재 87개소가 있다. 가정형은 집에 머무르면서 호스피스 전문병원의 호스피스팀이 가정으로 방문해 서비스를 제공하는 것으로 2022년 8월 현재 37개소가 있다. 자문형은 일반병동에 입원하거나 외래를 통해 서비스를 받는 것으로 2022년 8월 현재 35개소가 있다.

이 3가지 서비스는 유기적으로 연계되어 입원형 서비스를 받다가 가정형으로 전환할 수 있으며, 가정형이나 자문형을 받다가 필요한 경우 입원형 호스피스로 연계될 수도 있다.

호스피스·완화 의료 전문병원 지정을 원하는 기관은 인력, 시설, 장비 기준을 모두 충족한 다음 보건복지부에 호스피스 전문병원 지정에 관련된 서류를 제출하고 신청한다. 이후 호스피스 전문병원 평가를 위탁받은 중앙 호스피스 센터가 해당 기관의 서류 검토 및 실사 후 보건복지부에서 기관에 지정 여부를 통보한다.

호스피스·완화 의료 전문병원에서는 음악 요법, 미술 요법, 마사지 등 다양한 프로그램을 통해 환자들이 정서적, 신체적 도움을 받아 삶을 의미 있게 보낼 수 있도록 돕는다. 메스꺼움, 구토, 수면장애, 식욕부진, 숨 가쁨, 변비 등 환자들이 주로 호소하는 증상들이 상당 부분 완화되며, 일반 의료기관보다 호스피스 전문병원에서 통증이 더 잘 조절된다.

임종 돌봄은 환자와 가족이 마지막을 함께하는 임종이 더 뜻깊도록 서비스를 제공한다. 임종 후 남겨진 가족들을 위한 사별 돌봄 서비스도 제공한다.

완화 치료에 대한 세계 보건 기구의 정의에서도 완화 및 호스피스 치료에 적용되는 임종 철학을 제공한다. 완화 및 호스피스 치료는 통증 및 기타 고통스러운 증상을 완화시켜주며 삶을 긍정하고 죽음을 정상적인 과정으로 여긴다. 죽음을 서두르거나 미루지 않으며 환자 치료의 심리적, 영적 측면을 통합한다. 환자가 죽을 때까지 최대한 능동적으로 생활할 수 있도록 지원 시스템을 제공하고, 환자의 질병 및 사별 시 가족이 대처할 수 있도록 지원한다. 사별 상담을 포함해 환자와 가족의 필요를 해결하기 위해 팀 접근 방식을 사용한다. 역사적으로 질병으로 인한 사망은 일반적으로 집에서 발생했고, 임종 치료의 매우 짧은 역사 속에서 건강 및 질병 치료가 제도화됨에 따라 임종 치료가 병원으로 옮겨졌다. 급성 치료 시설은 죽어가는 사람들의 복잡한 요구를 처리할 수 있는 장비가 제대로 갖춰져 있지 않았다.

호스피스의 초기 발전은 손님과 주인의 2가지 기능을 뜻하는 라틴어인 hospes에서 유래됐는데, 1090년대 십자군 원정이 시작되며 불치병에 걸린 십자군을 치료하는 장소가 생겼다. 14세기 초반 나이츠 호스피탈러 성 요한 예루살렘(Knights Hospitaller of St. John of Jerusalem)과 로도스섬에서 아프고 죽어가는 사람들을 돌보기 위해 첫 호스피스를 시작했다. 호스피스는 종교적으로 교단에서 전파됐고 중세에 번창했다. 호스피스는 17세기 프랑스에서 성 빈센트 드 바오르의 딸들(Daughters of Charity of Saint Vincent de Paul)에 의해 다시 활기를 되찾았다. 프랑스는 1843년에 잔 가르니에(Jeanne Garnier)에 의해 오픈한 칼베어 협회(L'Association des Danes du Calvaire)가 호스피스 분야를 계속 발전시켰다.

호스피스는 다른 지역에서도 발전했으며 1900년 이전에 6개의 다른 호스피스가 생겼다. 19세기 중엽 영국의 의학 저널인 《Lancet》과 《British Medical Journal》에서 죽어가는 환자들에게 좋은 돌봄과 위생적인 조건이 필요하다는 기사를 작성했고, 죽어가는 환자들의 필요한 것들에 대한 관심이 생겨났다. 호주에서도 1879년 〈난치병을 위한 집(Home for Incurables)〉이 애들레이드에서, 1902년 〈평화의 집(Home of Peace)〉과 1907년 〈죽어가는 사람들을 위한 성공회인 평화의 집(Anglican Houce of Peace for the Dying)〉이 시드니에서 자발적으로 발전했다. 1899년 뉴욕에서 〈난치성 암의 구호를 위한 봉사단(St. Rose's Hospice by the Servants for Relief of Incurable cancer)〉이 오픈했고, 이 기관은 곧 다른 도시의 6개 지역으로 확장했다.

　호스피스의 초기 발전을 이끈 더욱 영향력 있는 기관들 중 한 기관은 아일랜드의 〈기독교수녀회(Religious Sisters of Chrity)〉다. 이 기관은 1879년 아일랜드 데블린 헤럴드 십자가(Dablin의 Harold's Cross)에서 〈성모님 호스피스(Our Lady's Hospice)〉를 오픈한 기관이다. 그곳은 주로 결핵과 암으로 고통받는 2만 명 정도의 호스피스 환자들로 인해 1845년부터 1945년까지 매우 바빠졌다. 사랑의 수녀회인 〈자선단체의 자매들(Sisters of Charity)〉은 세계적으로 확장했고, 죽어가는 사람들을 위한 〈신성한 심장 호스피스(Sacred Heart Hospice for the Dying)〉를 1890년 시드니에 오픈했으며, 뒤이어 1930년대에는 멜버른과 뉴 사우스 웨일즈에 오픈했다. 1905년 그들은 〈조셉 호스피스(St. Joseph's Hospice)〉를 런던에서 오픈했다. 1950년에 그곳에서 시슬리 손더스(Cicely Saunders)는 현대 호스피스 돌봄의 많은 핵심적인 원칙들을 발전시켰다.[82]

　호스피스 케어 운동은 1950년대 영국에서 시슬리 손더스 박사에 의해 시작됐다. 그녀는 전체 통증 완화를 위해 학제 간 팀 사용을 옹호했다. 엘리자베스 퀴블러 로스(Elisabeth Kubler-Ross)박사는 1969년 그녀의 저서 《죽음과 임종에 대해(On Death and Dying)》에서 "죽어가는 환자를 인정하고 돌보는 방법을 혁신했다"라고 했다. 오늘날 완화 치료는 맥길 대학교의 밸푸어 마운트(Balfour Mount) 박사가 1970년대에 시작한 혁신적인 운동이었다. 그는 만성 또는 생명을 제한하는 질병으로 생활하는 동안 신체적, 심리적, 사회적 또는 영적 고통을 겪고 있는 사람들에게 전인적인 치료를 제공한다는 것이 무엇을 의미하는지 보여줬다.[83] 이 센터들은 더욱 신속해졌고 1970년대부터 지금까지 그곳에서 많은 사람들이 여생을 보내고 있다.

건강 트렌드로서의 완화 의료는 비교적 새로운 분야이며 의사들은 최근에 영국에서 1987년, 미국에서 2006년, 캐나다에서 2013년[84]에 완화 치료에 대한 자격을 얻을 수 있었다. 인구의 고령화와 만성 질환의 증가율은 모두 인도적이고, 비용 효율적인 임종 치료에 대한 수요 증가를 보장한다. 연구에 따르면 일반의가 완화 치료에 대한 훈련과 지원을 받고 일차 치료가 잘 조화된 국가에서는 임종 시 병원 입원이 더 낫다.[85]

대규모 병원에서 제공하는 의료는 매우 비싸며 1인당 생애 마지막 6개월간의 병원비 지출은 USD18,500(미국), USD19,783(노르웨이) 및 USD9,342(네덜란드)[86]이다. 일반적으로 대규모 기관의 외부에서 제공되는 임종 치료는 인프라가 더 작고, 전문의 및 의료 치료 개입이 적기 때문에 비용이 적게 든다. 전문 치료를 받는 고용량 완화 병동은 환자를 비완화 병동에 유지하는 것보다 비용이 효율적인 것으로 밝혀졌다.[87] 중환자실 입원 및 재입원 횟수를 줄이는 것, 진단 검사, 근치적 치료 및 입원 기간이 비용 효율성의 주요 요인이다.[88]

완화 및 호스피스 치료의 종양학 마사지는 환자들의 요구에 맞게 조정되며, 약물의 부작용이나 병력의 변화로 인해 뼈에 전이됐다거나 갑자기 호흡 곤란이 발생하는 등의 변수가 생길 때 환자와 의사소통을 빨리 함으로써 두렵지 않도록 한다. 환자들은 임종이 가까워지면 타인에 대한 의존도가 높아짐에 따라 독립성 상실이 심화된다. 마사지 치료사는 환자의 목표를 평가하고 이를 안전하고 효과적인 치료에 통합하는 것에 대한 경험이 있어야 한다.

삶이 끝날 때 제공되는 마사지는 허약한 환자에게 두려움을 주는 격렬한 치료를 떠올리게 할 수 있다. 하지만 압력, 위치, 치료 부위 및 지속 시간의 조정을 설명하면 환자가 안심할 수 있다. 어디에서 어떻게 치료를 받을 것인지 명확히 설명하고, 일반적으로 옷을 벗고 마사지 테이블에 엎드려야만 할 수 있는 마사지가 아니라 다양한 옵션(예: 앉기, 옆으로 눕기, 완전히 옷을 입기)을 제공하면, 마사지가 변화하는 신체적 요구를 수용할 수 있다는 것을 이해하는 데 도움이 된다. 특정 질문을 하는 것은 개인의 지식과 경험을 나타낸다. 약물 및 부작용, 환자의 감정적 느낌, 새로운 스트레스가 있는지 묻는 것은 신뢰와 개방의 환경을 조성한다. 마사지 치료사는 환자가 극도로 연약한 경우에도 환자의 능력을 존중하는 강력한 관계를 구축할 수 있다.[89] 명확한 경계를 가진 치료적 관계에서 사용되는 언어적 및 비언어적 의사소통은 마사지 치료사의 환자에 대한 존중을 보여준다.

임종 간호 단계에서는 질병이 진행됨에 따라 그들의 사랑하는 사람들과 함께 일하려면 정서적, 육체적, 영적 필요에 대한 깊은 이해가 필요하다. 완화 및 호스피스 치료에 관심이 있는 마사지 치료사는 전문적인 고급 교육을 받아야 한다. 죽음에 대한 우리 자신의 태도에 대한 인식 증가와 지식과 기술, 그리고 죽음에 대한 믿음은 다른 사람들과 함께 또는 다른 사람들로부터 배움으로써 향상될 것이다.

수명 종료 단계에는 다양한 정의와 해석이 있는데 기능, 조기 쇠퇴, 후기 쇠퇴 및 죽어가는 4가지 말기 단계로 나뉘고 각 기간에는 다른 마사지 요법 조정이 필요하다. 호스피스 케어는 환자가 더 이상 치료 목적의 치료를 받지 않고 예상 생존 기간이 6개월 남짓일 때 시작된다. 질병의 진행과 통증은 지속적인 의료 중재를 통해 계속해서 조절된다. 이 인구를 위한 의료 및 지역 사회 서비스는 지역 옵션의 영향을 받으며 의사, 약사, 물리 치료사, 상담사 및 생명을 제한하는 질병을 가진 사람들의 필요를 충족하도록 훈련된 기타 많은 전문가를 포함할 수 있다. 환자들은 처음에는 약간의 변화로 계속 일하며 삶을 살 수 있다. 마사지 요법은 종양학 마사지를 고려한 정상적인 치료에서부터 골 전이, 심각한 신경병증 및 복잡한 감정적 반응을 포함하는 증상을 가진 사람과 협력하는 것까지 다양해야 한다. 이 단계의 사람은 치료를 위해 마사지 클리닉에 올 만큼 충분히 건강할 것이다.

 기능 단계는 완치 불가능한 암을 가지고 6개월 이상 생존하는 것으로 이 단계의 치료는 호스피스가 아닌 완화적 치료로 정의된다. 이정표를 설정해서 달성 목표를 세워 최대한의 삶을 사는 것이며, 삶에 대한 적극적인 참여가 가능하다. 마사지 요법은 일반적인 종양학 마사지 지침이며 압력, 부위, 위치 및 지속 시간에 적용되고 환자는 다양한 감정을 경험할 것이다. 새로운 환자의 경우 치료 초점의 일부는 관계 구축에 있다.[90] 이미 확립된 치료 관계가 있는 경우 역학이 바뀔 수 있고, 환자의 안정감을 높이는 경계가 유지되도록 마사지 치료사의 세심한 주의가 필요하다. 증상 완화를 위한 마사지에는 통증 관리, 이동성 유지, 신경병증 관리, 신체=마음 인식 촉진, 전반적인 이완이 포함될 수 있다.
 조기 쇠퇴는 다음과 같은 특징이 있다. 생존 기간이 6개월 이하이고, 통증이 악화될 수 있으며, 증상 관리를 위해 약물 변경이 필요할 수 있다. 약물의 부작용은 다른 어려움에 기여할 수 있고 부정, 불안 등의 감정이 증가할 수 있다. 식욕이 감소되고 의료 장비가 필요할 수도 있다. 이 단계에서 마사지 요법은 월튼 압력계(Walton Pressure Scale) 1~2단계로 통증이 있는 부분이나 조직/뼈가 부서지기 쉬운 부분을 부드럽게 잡아준다. 의료 장비, 조직 또는 뼈의 취약성, 신체적 불편에 대한 위치를 조심히 관리하고, 최적의 편안함을 위한 자세로 하며, 치료 중 환자가 불편하지 않게 자세를 변경한다. 필요한 경우에 마사지 장소를 변경한다(진료소에서 환자의 자택/병원/호스피스 센터로). 사람의 몸을 완전히 지탱하는 데 필요한 만큼의 베개, 지지대 및 담요를 사용한다. 마사지 치료사는 듣고 확인하지만 고치려는 충동에 무념으로 저항할 수 있기 때문에 더 짧고, 느리고, 부드럽게 치료한다.

건강이 쇠퇴하는 단계에는 다음과 같은 특징이 있다. 피로와 수면시간이 증가하는 반면, 식욕부진과 삼키는 어려움 때문에 체중이 감소하고 갈증이 증가하며 외부 세계와 관계에 변화가 온다. 생의 마지막 날에는 호흡이 느려지고 목에서 덜그럭거리는 소리가 날 수 있으며 피부가 파랗게 변하기 시작하고 손발이 차가워진다. 안절부절못하고 혼란스러워하며 의식 안팎으로 움직일 수 있다.[91]

죽음의 마지막 단계에는 사랑하는 가족과 작별하는 시간에 눈을 마주 보며 가볍게 터치해주고, 환자의 아주 작은 목소리에도 귀를 기울여준다. 이 시간에 마사지 치료사는 방을 나갈지, 치료를 중단할지 또는 부드러운 터치로 마사지를 계속할지 여부를 알기 위해 참석한 가족들의 의견과 지시를 따를 수 있다.

이 단계의 마사지 요법은 월튼 압력계(Walton Pressure Scale)의 최대 1단계로서 피부 손상 부위 및 의료 장비로 현장 예방 조치가 잘되고 있는지 점검하고 개방성 궤양, 뼈 돌출부, 통증 부위 및 의료 장비에 압력이 가해지지 않도록 한다. 여분의 베개와 지지대를 통해 신체적 편안함을 보장한다. 환자는 무게가 느껴지지 않아야 하며 위치 지정으로 인한 불편함이 없어야 한다. 부종을 감소시키고 통증을 관리하며 가능한 한 자율적으로 이동성을 유지하기 위해서 침대에서의 자세 변경 등을 부드럽게 한다. 간병인/가족은 마사지를 통해 피로를 관리하고 감정을 부드럽게 하며 근육 긴장을 완화할 수 있다.

클리닉 외부에서 제공되는 마사지 요법은 작업이 진행되는 환경에 적응해야 하며 환자를 위한 세부 사항에 대한 세심한 주의가 필요하다. 병원에서 완화 서비스는 일반적으로 학제 간 상담 팀이나 입원 환자 병동에서 제공된다.[92] 학제 간 팀은 환자가 모든 측면을 계획하고 관리하도록 협력하는 의사, 간호사, 사회복지사, 군목 및 자원 봉사자로 구성된다. 입원환자 병동은 조절하기 어려운 증상이 있는 환자에게 사용할 때 가장 보살핌과 비용 효율성이 높다고 밝혀졌다. 환자를 병원에 입원시키면 환자의 스트레스 수준과 급성 증상을 조절하기 위한 반복적인 재입원과 관련된 비용이 감소한다.

호스피스 케어는 6개월 미만의 생존 기간이 있다고 생각되는 사람들을 위한 임종 케어를 말한다. 호스피스 케어의 목표는 삶의 질 향상, 고통 완화, 신체적 증상 해결, 심리적 및 사회적 고통 관리 지원, 필요한 경우 영적으로도 필요한 해결책이다.[93] 호스피스 치료는 병원, 호스피스 센터, 장기 요양 시설 또는 환자의 집에서 제공될 수 있다.

죽음을 마주하는 것은 매우 힘든 시간이 될 수 있다. 진단에서 사망까지의 기간은 암의 유형, 연령, 인종, 성별 및 거주지를 포함한 다양한 요인의 영향을 받는다. 현재 통계에 따르면 모든 암의 5년 생존율을 합하면 67%다.[94] 이것은 암에 걸린 대부분의 사람들이 진단 후 최소 5년 동안 살았음을 시사한다. 개인과 그들의 사랑하는 사람들에게 미치는 영향은 헤아릴 수 없다. 수년간의 테스트, 치료, 좋은 소식, 나쁜 소식, 부작용 및 삶의 모든 측면에 대한 변화는 피로를 가져오고, 때로는 삶의 마지막 주를 살아감에 따라 안도감을 준다.

죽어가는 사람의 가족과 친구들은 아픈 사람을 몇 달 또는 몇 년 동안 돌보며 지쳤을 뿐만 아니라 저마다의 다양한 감정을 경험하고 있다. 임종 환자와 함께 일하는 마사지 치료사 또한 가족의 존재와 감정에 영향을 받는다. 슬픔은 가장 힘든 감정이고 두려움, 분노 및 안도감도 나타날 수 있다. 따라서 치료적 관계를 관리하는 것은 내담자뿐만 아니라 관련된 다른 사람들과의 관계이기도 하다. 가족 구성원의 삶이 거의 끝나가는 것과 같은 위기 상황에서 대인 관계는 매우 감동적이고, 매우 어려운 방식으로 심화되어 나타날 수 있다. 내부 서클에 있는 모든 사람에게 마사지를 제공하면 사랑하는 사람이 죽는 것을 지켜보는 것에 따른 스트레스를 관리하는 데 도움이 될 수 있다.

환자 스스로 의사소통할 수 없게 되면 가족 구성원이 환자에 대한 최신 정보를 대신 알려 줄 수 있다. 반대로 마사지 치료사는 환자의 신체 상태에 대한 가족의 지식과 인식을 높일 수 있다. 환자가 자신의 필요를 구두로 또는 신체적으로 전달할 수 없게 되면, 마사지 치료사는 정보에 입각한 동의를 간병인에게 의존해야 하는데 이것은 때때로 충돌을 일으킬 수 있다. 이러한 유형의 윤리적 및 관행 딜레마에는 신중한 대처와 방어적인 가치관이 필요하다.

통합 암 치료는 사람의 임종에서 생의학 전문가의 역할로서 주로 증상 관리, 특히 통증에 중점을 둔다. 그러나 죽어가는 사람의 필요는 광범위하며 어떤 면에서는 복잡하면서도 매우 단순하다. 통합의료 종사자는 증상을 관리하는 동시에 건강과 기능을 최적화하는 데 귀중한 동반자다. 영양 섭취 개선, 통증 관리, 신경병증 대처, 마음 건강 유지, 정서적 요구 및 기타 과다한 요구 해결은 정신 건강 종사자, 영양사, 자연요법 의사, 중국전통의학(TCM) 개업의, 물리치료사, 영기치료사 및 기타 전문가의 영역에 있다. 환자가 가능한 최상의 건강을 유지하고 일어나는 변화를 수용하도록 도울 수 있는 완화 및 호스피스가 케어의 맥락에서 가장 중요한 요소가 된다. 마사지 요법은 임종을 맞은 사람들의 삶의 질을 높이는 데 중요한 역할을 한다. 고요한 환경에 기여하고, 휴식을 유도하는 마사지를 제공하며, 신체적 불편함을 완화하는 것은 말 그대로 숙련된 마사지 치료사의 손에 달려 있다.

임종 간호에서 마사지 훈련은 이 작업의 신체적, 정서적, 영적 요구에 대해 치료사를 준비시키는 데 적극 권장된다. 경험이 풍부한 실무자로부터 배우는 것은 치료사들이 건강한 치료 관계를 유지하고 필요한 인식과 기술을 개발하는 데 도움이 될 것이다. 항상 도전적이지만 명확한 경계는 특히 중요하며, 유지하기 어려운 압력, 부위, 위치 및 지속 시간과 같은 마사지 치료 고려 사항을 해결한다. 마사지 치료사는 이 중요한 작업을 계속하는 데 필요한 지원을 주고받을 수 있는 전문가다.

### 3. 남은 생에 대한 애착심을 내려놓기

암이라는 병을 진단받고 투병하면서 외롭고 슬퍼했던 감정들과 상대방에게 위로받고 싶었던 순간들이 많았을 것이다. 왜냐하면 암을 진단받기 전에는 그 누구보다도 치열하게 사회 활동을 했을 것이며, 꿈과 욕망이 가득했고, 단란한 가족 안에서 사랑과 관심을 받았을 것이기 때문이다. 인간의 마음을 정신에 비유하면 개인적이고 소박한 의미로 사용되는 경우가 많다. 히포크라테스(Hippocrates)는 인간의 마음이 뇌수에, 플라톤(Plato)은 신의 정신은 뇌수에, 인간의 정신은 척수에 있다고 했다.

고대 이집트 왕조에서는 정신이 심장에 있다고 생각했고, 마음이 인간의 모든 것을 지배한다고 보면 심장이나 뇌수에 정신이 깃든 사람은 모든 면에 있어서 일관되지 않다.

동양에서는 심장에서 마음을 찾는 사고방식이 오랜 시간 계속됐다. '내 마음의 심포'는 마음 작용을 나타낸다. 심포(心包)는 심장을 둘러싸고 있는 것으로 해석하지만, 실제로는 마음 작용을 나타내는데, 마음 안에 있는 문고리는 절대 밖에 있는 것이 아니고 안쪽에 있다는 것이다. 마음의 문고리를 자신이 안에서 열어줄 때 비로소 상대방이 반응할 수 있다. 따라서 '병은 마음에서'라는 옛말은 의학적으로 타당하다.

일본의 명의인 하루야마 시게오(春山茂雄)는 이렇게 말한다.

"인간은 맛있는 음식을 먹거나 성행위로 쾌감을 느낀다. 스포츠나 학습을 통해서도 마찬가지다. 이 쾌락의 감정을 주관하는 것이 최근 발견된 에이텐(A-10)이라는 신경세포다. 그런데 이 신경이 사람의 뇌에서 정신을 관장하는 전두 연합까지 연결되어 있다. 이 신경은 사람이 동물과 다르게 이웃사랑이나 사회봉사의 지고한 행동으로도 쾌감을 느낄 수 있는 이유를 증명했다."

테레사(Teresa) 수녀는 지고한 차원의 뇌신경을 지니고 있던 사람일 것이며, 사랑을 베풀고 행복을 느끼는 아름다운 마음을 신에게서 부여 받았을 것이다.

한편, 하루야마 시게오에 따르면 전두 연합에서 관장하는 사회적 욕구가 강한 사람이 봉사의 욕구를 지니고 있으면 이 욕구 또한 남들보다 강할 것이라고 한다. 유명한 연예인이나 저명인사가 봉사에 힘쓰는 모습을 단순한 쇼맨십임을 넘어 설명하자면, 그들은 이런 종류의 뇌세포가 발달했을 것이라는 설명이 가능할지 모른다.

심포라고 하는 무형의 장기를 합해서 6장 6부가 되어 12경맥의 순행을 전신에 걸쳐 하는 것이 한의학의 기본이론이다. 어찌 보면 인간의 질병은 사고나 천재지변으로 다치지 않은 것이라면 마음에서 온다는 것도 일리가 있다. 그래서 저녁 7~9시에는 심포가 작용하는 시간이므로 하루를 반성하며 마음공부로 하루를 감사하게 마무리해야 하고, 심포와 함께 음과 양의 조화로 작용하는 삼초(三焦)의 기능이 잘되어 수면을 잘하게 되면 담낭과 간의 작용으로 조혈이 잘되어 다음 날을 활기차게 맞이할 수 있는 것이다. 암 환자의 하루는 매우 소중한 작은 일생이기 때문이다.

마음 작용은 가슴에 손을 대는 습관이 뿌리 깊게 있다(욕심을 내려놓지 못하면 마음이 답답해지면서 자신도 모르는 사이에 가슴에 손을 얹고 한숨을 짓게 된다는 의미). 현대를 살아가는 인간이라면 삼독심으로 항상 새로운 것에 도전하고, 부를 이루며, 갖고 싶어 한다. 이 3가지 욕심이 탐심, 진심, 치심인데, 모든 욕심은 스트레스의 원인이며, 이로 인해 자신의 존재가치를 높일 수 있는 기회를 놓칠 수도 있다. 탐심(貪心)은 탐욕(貪欲)·탐애(貪愛)·탐착(貪着)이라고도 하며 본인의 뜻에 맞는 일이나 물건을 애착해 만족할 줄을 모르고 욕심내는 것을 말한다. 곧 세간의 색(色), 재물들을 탐내어 그칠 줄 모르는 욕심을 뜻한다. 진심(瞋心)은 자기의 마음에 맞지 않는 경계에 대해 미워하고 분하게 여겨 몸과 마음을 편안하지 못하게 하고 선한 마음을 내지 못하도록 성내는 마음을 말한다. 치심(癡心)은 현상과 도리에 어두워서 사물의 진상이나 이치를 바르게 보고 정확하게 판단하지 못하는 어리석은 마음을 말한다.

암을 치료하는 동안만큼은 너무나 많은 일정으로 정신, 육신을 모두 소모하지 말아야 한다. 못다 한 일에 대한 지나친 욕심은 서서히 분간해서 내려놓고 앞에서 언급한 삼독심을 유념해서 자신의 처지나 입장을 고려해 남은 생애가 최대한 즐겁고 행복한 일상이 되도록 해야 한다.

### 4. 마지막 여정의 동반자

종양마사지 치료사는 암이 어떻게 발생하고 퍼지는지 이해하고 연구에 대한 인식, 적응증 및 금기 사항에 대한 이해가 필수적이다. 그러나 마사지 기술이나 의학 용어에 대한 친숙도만큼 중요한 것은 치료사의 존재 방식, 자신과의 관계, 환자와의 관계이며, 실무자가 경험에서 가져오는 또 다른 중요한 자원은 자신이다. 칼 융(Carl Gustav Jung)은 무의식이 사람들을 치유되는 쪽으로 끌어당긴다고 믿었다. 어떤 사람들은 사랑하는 사람의 죽음에 대한 자신의 슬픔을 치유하는 수단으로서 중병을 앓고 있는 사람에게 끌린다. 다른 사람들에게 그것은 영적 통로의 일부이며, 더 깊고 더 의미 있는 삶의 탐구, 또는 그들이 자신의 영웅적 본성을 경험하기를 원하기 때문이다. 가장 의식적인 동기는 남을 돕고자 하는 열망이다. 치료사가 암 환자와 함께 일하고 싶은 이유를 공유할 때 일반적인 대답은 육체적 고통을 완화하고, 진정시키며, 양육적인 존재가 되고, 지역 사회에 환원하거나 의료 분야를 변화시키는 것이다.

전체론적 실천에서 남을 돕고자 하는 열망은 일을 시작하는 좋은 일방통행의 출발점이자 고귀한 자세여야 한다. 이 접근법에서 치료사는 조력자이고 환자는 도움을 받는 사람이다. 이것은 전체론적 관계라기보다는 계층적, 선형 관계다. 한편 치료사는 돕는 자, 유용한 자, 주는 자, 강하고 건강하고 활기찬 자로서 우월하다고 여겨지는 특성이 있다.

보디워커*가 시간을 내어 수면 아래로 잠수해서 암 환자와 함께 일하게 만드는 덜 의식적인 동기를 조사하는 것이 중요하다. 이것이 자신 및 환자와 완전한 관계를 가질 수 있는 유일한 방법이다. 이 탐색을 통해 더 깊은 능력과 특별한 타고난 재능에 대한 완전히 접근할 수 있다. 치료사는 환자들이 받는 것 그 이상으로 서로가 마사지 파트너가 되고, 그들의 여정은 함께 시간을 달리고 있다. 중병은 세상에 존재하는 새로운 방식, 새로운 정체성, 고요함, 의존성 또는 '하는 것'이 아닌 '존재'와 같이 건강한 시기에 종종 나타난다. 마지막 여명의 초점은 안쪽으로 향하면서 가면을 벗어버리고, 본인의 가치는 더 이상 세상에서 생산되는 것으로 측정할 수 없도록 인식한다.

마사지는 잠재적으로 궁극적인 전체론적 양식 중 하나이지만, 의식적인 노력 없이도 마사지의 훈련과 실천 방법은 이원적이고 위계적인 방식으로 수행될 수 있다. 보디워커는 자신도 배우는 사람이고 치유 받는 사람이며, 그들도 받고 있다는 사실을 잊고, 전문가, 도우미, 제공자

---

* 대체의학에서 몸이 제대로 기능할 수 있도록 치유하는 작업인 보디워크를 시행하는 사람

또는 주는 사람의 입장에서 태도를 취할 수 있다.

계층 구조는 다른 방향으로도 작용할 수 있다. 치료사가 환자를 받침대 위의 신성한 영웅, 이상화되어야 할 누군가로 놓는 것이다. 이런 식으로 환자를 높이면 치료사와 환자 사이에 거리가 생긴다. 암 환자에게 가족, 친구, 의사, 직장 동료 등 주변 사람들이 고통받지 않도록 함께 힘을 모아 달라고 요청한다. 때로는 치료사와 환자가 가장 훌륭하고 빛나는 자아가 되기도 하고, 어떤 날은 머리가 멍해져서 어떤 상황에 대해 명료하게 생각하고 판단하는 능력이 떨어지고, 참을성이 없어지며, 현재 닥쳐 있는 일보다 더 괴상한 것을 원하고, 갈망하기도 한다.

전체적인 관계에서 치료사와 환자는 협력자이며, 치료사와 환자 사이에 온전함이 생성되어야 하지만, 치료사 내부에서도 이루어져야 한다. 보디워커가 전체론적 경험을 제공하려면 활력이 넘치며 명랑, 평온, 건강한 부분뿐만 아니라 피곤, 우울, 혼란스러움, 상처 입은 부분까지 모든 부분으로 가져와야 한다.

치료사가 종종 피곤하거나 열정이 부족할 때 이러한 특성이 환자에게 스며들까 봐 두려워 환자를 만지면 안 된다고 잘못 생각한다. 그러나 치료사가 자신을 모두 인정할 때 환자도 그렇게 하도록 허락한다. 공간은 전체를 위해, 시도를 위해 만들어지고 흥미롭게도 피곤하거나 우울한 치료사가 환자를 마사지할 때, 그러한 감각을 있는 그대로 두었을 때 그 감정은 빠르게 높은 에너지와 감사로 바뀌게 된다.

멘토링의 필요성에서 《Care of the Soul》의 저자인 토마스 무어(Thomas Moore)는 다음과 같이 말한다.

"환자가 자신의 이야기를 해야 하는 것처럼 환자와 함께 일하는 사람들도 마찬가지다. 터치 전문가는 종종 고독한 직업 생활을 하며 정기적으로 상호 작용할 동료가 없어 고통을 겪을 수 있다. 치료사들이 자신의 이야기를 들려줄 수 있는 사람들을 갖기 위해서는 동맹을 형성하거나 멘토링 관계를 형성하는 것이 중요하다. 이야기를 통해 경험은 완전하고 전체가 되며 수행자는 자신의 삶에 사건을 더 잘 이해하게 된다. 듣고 이해할 사람이 없으면 경험에 고립된다."

보디워커는 자신의 이야기를 할 기회가 필요할 뿐만 아니라 다른 사람의 경험을 들을 기회도 필요하다. 신화와 같은 개인적인 이야기는 앞으로 펼쳐질 여정에 대한 이정표를 제공하며, 다른 사람들의 경험을 들음으로써 실무자는 효과가 있는 것과 피해야 할 것, 즉 새로운 가능성이 표면화되고 치료사에게 자신이 올바른 길을 가고 있다는 확신을 주는 방법을 배운다.

공유의 힘은 장수, 행복, 다양한 건강 변수의 개선에 대한 연구에서 분명해진다. 다비드 슈피겔(David Spiegel) 박사는 의료 요법을 받는 것 외에도 매주 지원그룹에 참석한 전이성 유방암 여성을 연구했는데, 지원그룹에 참여하지 않은 그룹보다 2배나 오래 생존했다. 애완동물과 삶을 공유하는 사람들은 혈압이 낮고 강한 공동체 생활을 가진 국가는 행복 척도에서 가장 높은 점수를 받았다. 치료사들도 나눌 곳이 있으면 수명과 행복이 늘어난다.

시간이 지남에 따라 질병의 영역에서 일하는 마사지 치료사는 세상을 인식하는 방식으로 변화하며, 그 영향은 도움이 되는 방식과 방해가 되는 방식 모두에서 그들의 삶에 영향을 미칠 수 있다. 그들의 작업으로 인해 치료사는 삶의 전체와 그에 상응하는 죽음을 볼 수 있는 능력을 개발한다. 그들의 마음은 상실과 함께 배우는 동시에 엄청난 기쁨과 연결로 확장될 수 있다. 종양마사지 치료사는 어려운 주제에 관해서 말하고 깊이 경청하는 법을 배운다. 그들은 위기에서 좋은 사람이 되어 가족, 친구, 환자에게 유용한 존재가 된다.

반면에 이러한 경험은 치료사의 개인 생활에 부정적인 영향을 미칠 수 있다. 그들은 다른 사람들의 고통을 자신의 몸에 고통으로 짊어질 수 있다. 고통받는 사람들을 돌보는 것은 육체적, 정신적 스트레스를 유발할 수 있다. 이 현상은 연민 피로, 대리 트라우마, 간접 외상 및 2차 외상 스트레스와 같은 다양한 이름으로 나타난다. 간호사, 경찰관, 군인, 동물 구조대원, 환경 보호론자에게도 이런 일이 발생할 수 있다. 중환자를 치료하는 데 상당한 시간을 할애하는 마사지 치료사는 직접적인 외상의 축적에 영향을 받을 수 있다. 또는 최근에 죽어가는 가족을 돌본 치료사 또는 의사가 불안한 자기 회의, 삶과 죽음에 대한 실존적 질문을 경험하거나 불공평함에 대해 불평하려는 의사에게 순간적인 반응이 발생할 수 있다.

암에 걸린 사람들을 지원하는 것을 목격하고 참여하는 치료사들도 지원이 필요하다. 사회 사업, 심리학, 음악 및 미술 치료와 같은 다른 지원 분야에는 '감독'이 필요한 공급 인프라가 있지만, 마사지 분야는 아직 멘토링 구조가 없다. 건강 관리 환경의 마사지 치료사는 종종 독립 계약자로 일하므로 직원 지원 서비스를 받을 자격이 없다. 코칭, 멘토링 및 감독을 제공하는 교육 구조도 아직 마련되어 있지 않아서 실무자는 자신의 멘토링 관계를 만들어야 할 수도 있다.

마사지 치료사에게는 병원 근무 후 또는 가슴이 뻥 뚫리는 마사지 세션 후에 계획과 브리핑을 받을 수 있는 동료가 있어야 한다. 암 환자를 지원하는 사람들에게 공통적으로 나타나는 강력한 기쁨과 엄청난 슬픔을 목격할 수 있는 동반자와 동행할 수 있도록 커뮤니티가 형성되어야 한다.

자가 관리로서 동료와 다른 전문가로 구성된 팀을 지원하는 것은 '셀프 케어'라는 더 큰 주제의 일부다. 다른 사람을 돌보는 것은 자신을 돌보는 것을 요구한다. 인기 있고 전문적인 미디어는 제안으로 가득 차 있다. 자기 관리에는 운동, 휴식, 창의성을 위한 시간, 좋은 영양 섭취, 놀이, 자연 속에서 보내는 시간, 진정한 점심시간, 슬퍼하고 기뻐하는 시간 만들기, 지역 사회 참여, 영적 또는 종교 활동 참여가 포함된다.

전통적으로 건강 관리, 심리학 및 기타 간병 전문직 종사자들은 환자와의 정서적 개입을 피하도록 했지만, 건강이 좋지 않거나 삶과 죽음의 상황에 직면한 사람들과 깊이 있고 친밀한 관계가 형성되는 경우가 많다. 간병인이 암에 걸린 환자, 친구 또는 가족과 함께 여행하는 동반자로서 연결될 수 있는 건강한 방법이 있다. 암에 걸린 사람의 '여행의 동반자'가 된다는 것은 진단이 달라지기를 바라지 않고, 있는 사실 그대로의 진단을 받아들인다는 의미다.

전체가 되기 위해 수련자들은 그들의 신체적, 정서적 건강에 주의를 기울여야 하며, 다른 사람들과의 관계에서 자신이 누구인지 끊임없이 탐구해야 한다. 자기 자신과 깊은 관계를 통해서만이 다른 사람과 더 완전해질 수 있다. 암 치료는 지속적으로 진행되어야 하며, 새로운 치료법이 등장하고, 유전학이 더 깊이 이해되어 새로운 절차가 연구·개발되어야 한다. 이에 따라 생존율이 향상되고, 마사지 연구체계도 확립될 수 있다.

# 주석 및 참고문헌

1) Gayle MacDonald, MS, LMT, Medicine Hands, FINDHORN PRESS, (2014) : 65

2) https://m.blog.naver.com/drsim71/221522293845

3) 국가 암 정보센터, www.cancer.go.kr

4) http://health.chosun.com/site/data/html_dir2022/12/28/2022122801863.html

5) 전세일, 보완 대체의학, 계축문화, (2004)

6) http://www.i-sbm.org Robert Todd Carrol of skeptic's dictionary, integrative medicine, (2015)

7) 미국 암 학회, '보완 및 대체의학-마사지', http://www.cancer.org/

8) 뉴사우스웨일즈 암 위원회(호주), '마사지의 종류와 터치 요법', http://cancercouncil.com.au

9) Macmillan Cancer Support(영국), '마사지 요법과 암', http://www.macmillan.org.UK/

10) 국립암연구소(미국), http://www.암.gov/cancertopics/cam/thinking-about-CAM

11) https://www.nccih.nih.gov

12) Jong M.C., Busch M., Baars, E.W. (2019), Intergrative medicine in Dutch curative and long-term healthcare centres : Mapping the fiellld. European Journal of Intergrative medicine, 28 : 14-19

13) christine Lambrechts(Oncology massage South Africa), (2020)

14) Wellness for Cancer, (2020), Available at : https://w4cancer.com/

15) Guerrero E.L., (2016), Interview with HLEANOR OYSTON, The

founder of oncology massage training in Australia : 'Hands and heart are one. Touch is vital to healing and peace.' Available at : https://coloringnursing.wordpress.com/2016/11/14/interview-with-eleanor-oyston-the-founder-of-oncology-massage-training-in-australia-hands-and-herat-are-one-touch-is-vital-to-healing-and-peace/comment-page-1/

16) Cassileth B. R., Vickers AJ. (2004), Massage therapy for symtom control : Outcome study at a major cancer center. Journal of Pain and Symtom Management, 28(3) : 244-9

17) Jannet Penny, Rebecca L Sturgeon, Oncology massage, Handspring Publishing : (2021), (1) : 285-294

18) http://www.canceranswer.co.kr

19) https://k-cure.mohw.go.kr

20) http://www.canceranswer.co.kr

21) URMC, (2019), After surgery : Discomforts and complications, Available at : https://www.urmc.rochester.edu/encyclopedia/content.aspx? ContentTypeID=85&ContentID=P01390

22) Smith N., Ryan C, (2016), Traumatic Scar Tissue Management. Massage Therapy Principles, Practice and Protocols. Edinburgh : handspring Publishing Limited

23) Andrews C. C., Siegel G., Smith S, (2020), Rehabilitation to improve the function and quality of life of sift tissue and bony sarcoma patients. Patient Related Outcome Measure, 10 : 417-25

24) Thompson D., Brooks M. (2016), Integrative Pain Management Edinburgh : Handspring Publishing

25) Smith N., Ryan C. (2016), Traumatic Scar Tissue Management. Massage Therapy Principles, Practice and Protocols. Edinburgh : handspring Publishing Limited

26) Alraiyes A.H., Alraies M. C., Abbas A, (2013), Radiation-associated airway necrosis. Ochsner Journal 13(2) : 273-5

27) The Royal Children's Hospital Melbourne, (2016), Clinical guidelines(nursing) : Sursical drains(non-cardiac). Available at : https://www.rch.org.au/rchcpg/hospitL_clinocal_guideline_index/Surgical_Drains_(Non_Cardiac)/

28) Imm N. (2015), Surgical drains : Indications, management and removal. Avail at : https://patient.info/doctor/surgical-drains-indications-management-and-removal

29) United Ostomy Associations of America, (2020), Emotional Issues. Available at : https://www.ostomy.org/emotional-issues/

30) Smith N., Ryan C. (2016), Traumatic Scar Tissue Management. Massage Therapy Principles, Practice and Protocols. Edinburgh : handspring Publishing Limited

31) Boyd C., Crawford c., Paat C, E., et al. (2016), The impact of massage therapy on function in pain populations-A systematic review and meta-analysis

32) ndomized controlled trials : Part Ⅱ, cancer pain populations. Pain Medicine, 17(8) : 1553-68. Available at : https://academic.oup.com/painmedicine/article/17/8/1553/2233186
Boyd et al., (2016) : Kukimoto Y., Oeo N., Ideguchi N. (2017), The effects of massage therapy on pain and anxiety after surgery : A systematic review and meta-analysis. Pain Management Nursing, 18(6) : 378-90. Available at : https://www.sciencedirect.com/science/article/pii/S1524904216301965

33) Ishiki H.E. (2018), Prevalence of myofascial pain syndrome in patients with incurable cancer. Journal of bodywork and Movement Theraoies, 22(2) : 328-32

34) van den Beuken-van Evetdingen M.H.J., Hochstenbach L.M.J., Joosten E.A.J., et al. (2016), Update on prevalence of pqin in patients with cancer : Systematic review and meta-analysis. Journal of pain and Symptom Management, 51(6) : 1070-90.e9

35) Engel G. (1977), The need for a new medical model : a cha : enge for biomedicine. Science,196(4286) : 129-36

36) Fillingim R. B. (2017), Individual differences in pain : understanding the mosaic that makes pain personal. Pain,158(Suppl 1) : S11-s18

37) Tick H., Nielsen A., Pelletier K.R., et al. (2018), Evidence-based nonpharmacologic strategies for comprehensive pain care. Explore, 14(3) : 177-211. Available at : https://reader.elsevier.com/reader/sd/pii/S15508307183000223?token=2F1761182046BFD83D57222F12CE-046DAD807CC3A98A81C3ABE6F4491C3100C8EA4

38) Matsuda M., Huh Y., Ji R.-R. (2018), Roles of inflammation, neurogenic inflammation, and neuro inflammation in pain. Journal of Anesthesia, 33(1) : 131-9

39) 38)의 자료와 동일

40) AMTA, (2018), Massage Therapy in Intergrative Care and Pain Manahement. Illinois : AMTA

41) 40)의 자료와 동일

42) MSKCC(Memorial Sloan Kettering CAncer), (2020), Intergrative medicine. Availablellllllll at : https://www.mskcc.org/cancer-care/diagnosis-treatment/symptom-management/intergrative-medicine

43) http://www.bosa.co.kr/news/articleView.html?idxno=2226819

44) Tick H., Nielsen A., Pelletier K.R., et al. (2018), Evidence-based nonpharmacologic strategies for comprehensive pain care.

Explore, 14(3) : 177-211. Available at : https://reader.elsevier.com/reader/sd/pii/S15508307183000223?token=2F1761182046BFD83D57222F12CE-046DAD807CC3A98A81C3ABE6F4491C3100C8EA4

45) Zia F.Z., Olaku O., Bao T., et al. (2017), The National Cancer Institute's Conference on Acupuncture for Symtom Management in Oncology : State of the Science, and Research Gaps. Journal of National Cancer Institute, Monographs. 2017(52) : lgx005

46) Jacques E, (2009), 10 common types of pain scales. Available at : https://www.verywellhealth.com/pain-scales-assessmenttools-4020329

47) Barnes PM, Powell-Griner E, McFann K, Nahin RL. Complementary and Alternative Medicine Use Among Adults : United States, (2002), Hyattsville, Md : National Center for Health Statistics : (2004), Advance Data From Vital and Health Statistics, No. 343

48) Ahlberg K Ekman T, gaston-Johansson F, Mock V. Assessment and mangement of cancer-related fatigue in adults. Lancet, (2003) : 362 : 640-650

49) 정인숙, (2008), 경락 경혈 마사지가 암 환자의 피로감에 미치는 영향, 대전대학교 대체의학 석사학위논문 : 15-32

50) Foldi M., Srossenreuther R. (2005), Foundations of Manual Lymph Drainage (Third Edition). Mosby

51) Zawieja D. C. (2009), Contractile physiology of lymphatics. Lymphatic Research and Biology, 7(2) : 87-96

52) Foldi M., Srossenreuther R. (2005), Foundations of Manual Lymph Drainage (Third Edition). Mosby

53) Hantusch B. (2019), Morphological and fundational characteristics of blood and lymphatic vessels. In : Fundamentals of Vascular

Biology. Cham, Switzerland : Springer

54) Cassileth B.R., Zee K J.V., Yeung K. S., et al. (2013), Acupuncture in the treatment of upper-limb lymphedena. Cancer, 119(13) : 2455-61

55) Delanin S., Lefaix J.-L., Pradat P.-F. (2012), Radiation-induced neuropathy in cancer survivors. Radiotherapy and Oncology, 105(3) : 273-82

56) 이 책에서 임상 활용한 귀반사건강법의 처방과 59개 반응구역 및 132개 반응점에 대한 모든 그림 파일은 소정룡 박사의 특허권이며, 직접 허락을 받아 발췌했고, 질환별 처방 방법은 필자의 내용임을 알려둔다.

57) Park SH, Seok SH, Kim GW, Koo BS. An improved case by operating the traditional oriental medical remedy with mindfullness to the Hwa-Byung patient suffering from insomnia and physical symptoms. J. of Oriental Neuropsychiatry. (2008) : 12(3) : 231-44

58) Gooneratne NS. Complementary and alternative medicine for sleep disturbances in older adults. Clin Geriatr Med. (2008) : 24(1) : 121-38

59) Sun JL, Sung MS, Huang MY, Cheng GC, Lin CC. Effectiveness of acupressure for residents of long-term care facilities with insomnia : A randomized controlled trial. Int J Nurs Stud. (2010) : Epub ahead of print.

60) Cao H, Pan X, Li H, Liu J. Acupuncture for treatment of insomnia : a systematic review of randomized controlled trials. J Altern Complement Med. (2009) : 15(11) : 1171-86

61) Cerrone R, Giani L, Galbiati B, Messina G, Casiraghi M, Proserpio E, Meregalli M, Trabattoni P, Lissoni P, Gardani G. Efficacy of HT 7 point acupressure stimulation in the treatment of insomnia in cancer patients and in patients suffering from disorders other

than cancer. Minerva Med. (2008) : 99(6) : 535-7

62) Oh, J, J, 등, (1998)

63) 정인숙, (2010), 이압요법이 암 환자의 불면증에 미치는 효과 : 무작위배정, 단일맹검, 위약 대조군 연구, 약침학회지 : 제13권 제2호 통권 43호

64) https://health.chosun.com/site/data/html_dir/2023/06/09/2023060901968.html

65) 캔서앤서(cancer answer), http://www.canceranswer.co.kr

66) 박광수, Secret Light & color, 색채치유연구소, (2022), 310-327

67) https://www.pharm21.com/news/articleView.html?idxno=32153

68) WHO, (2014), WHOQOL : Measuring qualitybof life. Available at : https://www.who.int/hea : thinfo/survey/whoqol-qualityoflife/en/

69) Boyd C., Crawford C., Paat C.F., et al. (2016), The impact of massage therapy on function inpainnnn populations- A systematic review and meta-analysis of randomized controlled trials : Part Ⅱ, cancer pain populations. Pain Medicine, 17(8) : 1553-68

70) Calcagni N., Gana K., Quintard B. (2019), A systematic review of complementary and alternative medicine in oncology : Psychological and physical effects of manipulative and body-based practices. PLoS One, 14(10) : e0223564

71) 하루야마 시게오, (1998), 뇌내혁명, 사람과 책, (1)90-99, (2)274-280

72) 정인숙, (2008), 경락 경혈 마사지가 암 환자의 피로감에 미치는 영향, 대전대 석사학위논문 : 73-94

73) 소정룡, 귀반사건강학. (최신 개정 증보판) 서울 : 진리탐구, (2009)

74) Lee, B. G., 1992 : Chae, (1994) : Acupuncture Meridian Department

in Oriental Medicine College, Korea

75) 전국한의과대학 침구, 경혈학교실, (1994)

76) Lee JD, Choi DY, Park DS. Clinical Research of the Auricular Acupuncture Therapy on Stop-smoking. The Journal of Korean Acupuncture & Moxibustion Society, (1992) : 9(1) : 17-29

77) 전국 한의과 대학 침구, 경혈학 교실, (1994) : 전통의학연구소

78) http://www.newsdy.co.kr/news/articleView.html?idxno=504117, 김동석, '백세 면역력 황칠의 기적'

79) http://www.monews.co.kr/news/articleView.html?idxno=316441

80) http://www.samsunghospital.com/dept/main/index.do?DP_CODE=CIC&MENU_ID=001001, 박선재 기자

81) https://m.blog.naver.com/cau_hs/222975570553, 중앙대학교병원 블로그

82) https://namu.wiki/W/

83) Loscalzo M.J. (2008), Palliative care : An historical perspective. Hematology, 2008(1) : 465

84) pilkey J., Downar J., dudgeon D., et al. (2017), Palliative medicine-Becoming a subspecialty of the Royal Co„ege of Physicians and Surgeons of Canada. Journal of Palliative Care, 32(3-4) : 113-20

85) Pivodic L., Pardon K., Miccinesi G.,et al., (2015), Hospitalisations at the end of life in four European countries : A population-based study via epidemioloogical surveillance networks. Journal of Epidemiology and Community Health,70(5) : 430-6

86) Bekelman J.E., Halpern S. D., Blankart C. R.,et al., (2016), Comparison of site of death care utilization,and hospital expenditures for patients dying with cancer in 7 developed

countries. JAMA, 315(3) : 272

87) Smith T. J., Coyne P., Cassel B.,et al., (2003), a high-volume specialist palliative care unit and team may reduce in-hospital end-of-life care costs. Journal of Palliative Medicine,6(5) : 699-705

88) Smith T. J., Cassel J. B. (2009), Cost and non-clinical outcomes of palliative care. Journal of pain and Symptom Management, 38(1) : 32-44

89) Elwyn G., Frosch D., Thomson R.et al., (2012), Shared decision making : A model for clinical practice. Journal of General Internal Medicine, 27(10) : 1361-7

90) Gee S., Spence C. (2018), Supporting the teansition the transition from curative treatment to end-of-life care. Society for Oncology Massage Summit

91) Cancer. Net, (2011), Care through the final days. Available at : https://www.cancer.net/navigating-cancer-care/advanced-cancer/care/through-final-days

92) Morrison R. S. (2013), Models of palliative care delivery in the United States. Current Opinipn in Supportive and palliative Care, 7(2) : 201-206

93) NCCN. (2020), Understanding hospice care
Available at : https://www.nccn.org/patients/resources/life_with_cancer/hospice.aspx.

94) Siegel R. L., Miller K.D., Jemal A. (2019), Cancer statistics, (2019), CA : A Cancer Journal for Clinicians, 69(1) : 7-34

# 부록

## 컬러 그림 자료

| 그림 1 | 위장질환

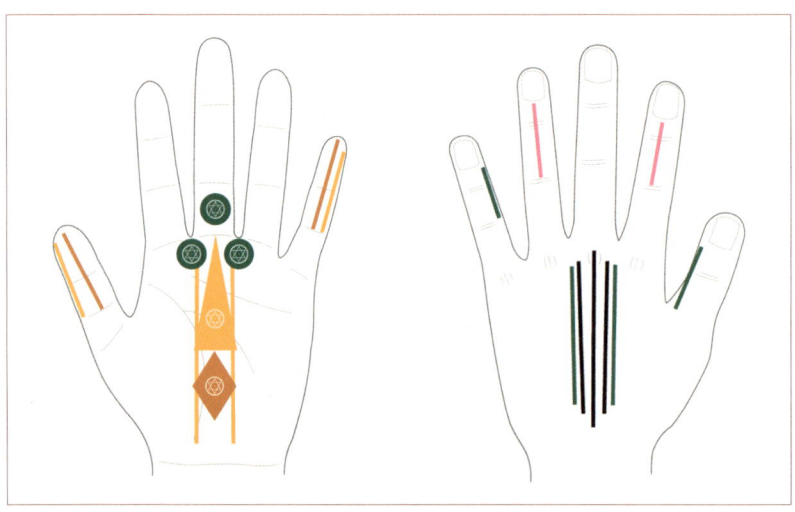

| 그림 2 | 비장질환

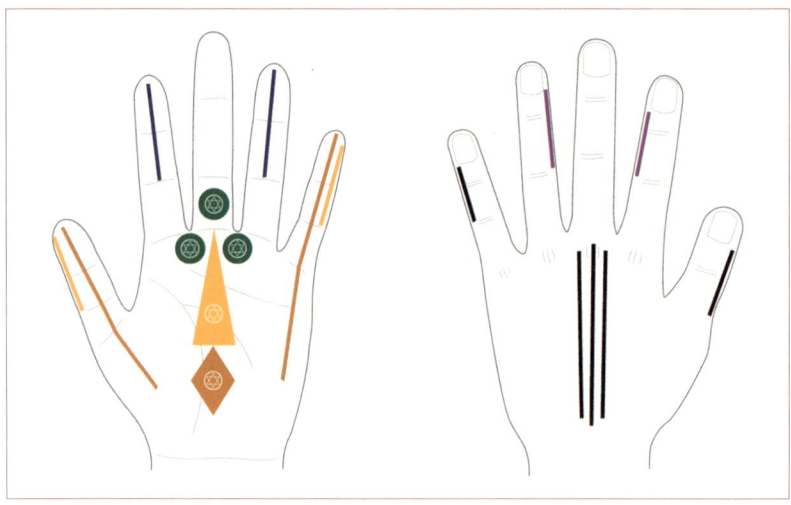

| 그림 7 | 뒷목, 어깨 통증

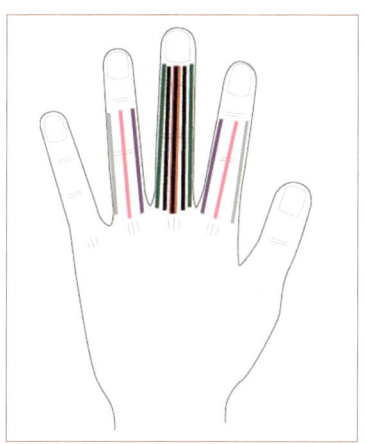

| 그림 8 | 다리 통증

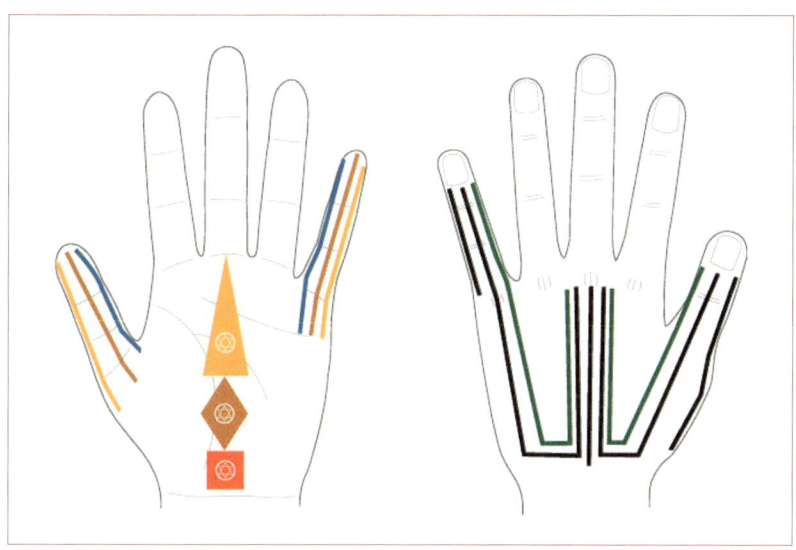

부록. 컬러 그림 자료 285

| 그림 9 | 허리 통증

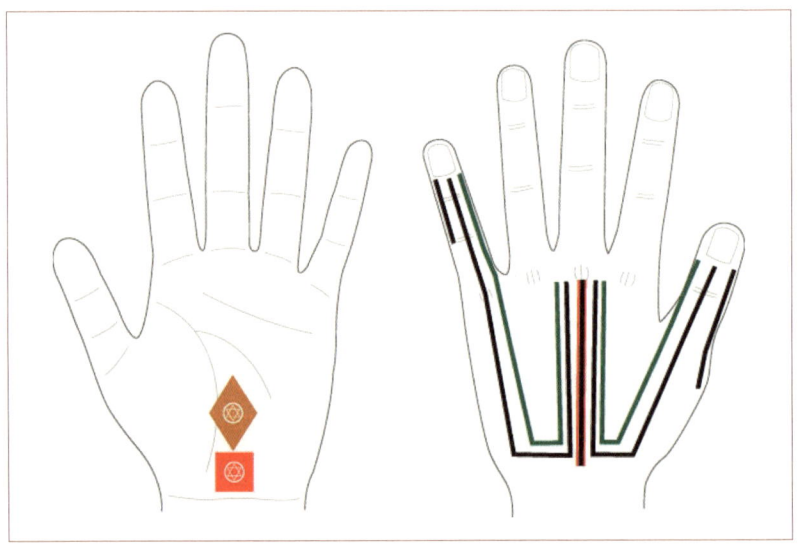

| 그림 11 | 박광수의 인체 경락 색채도

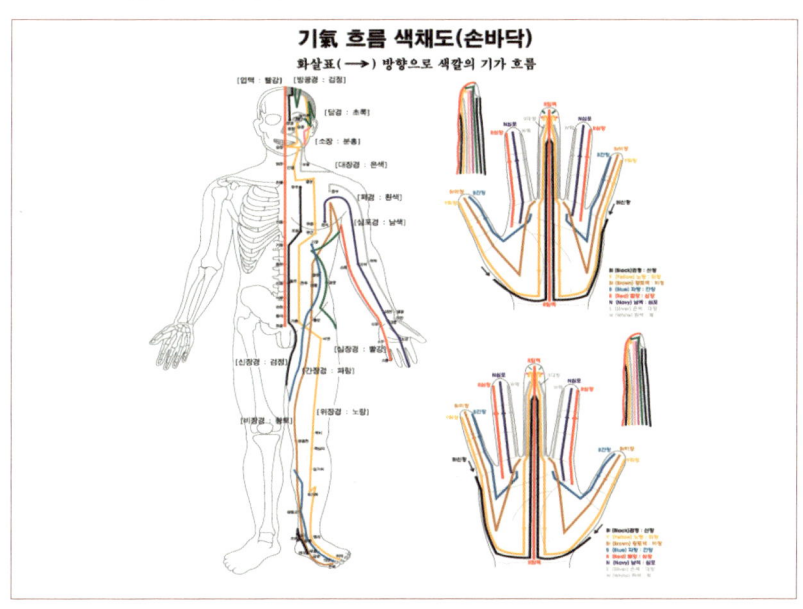

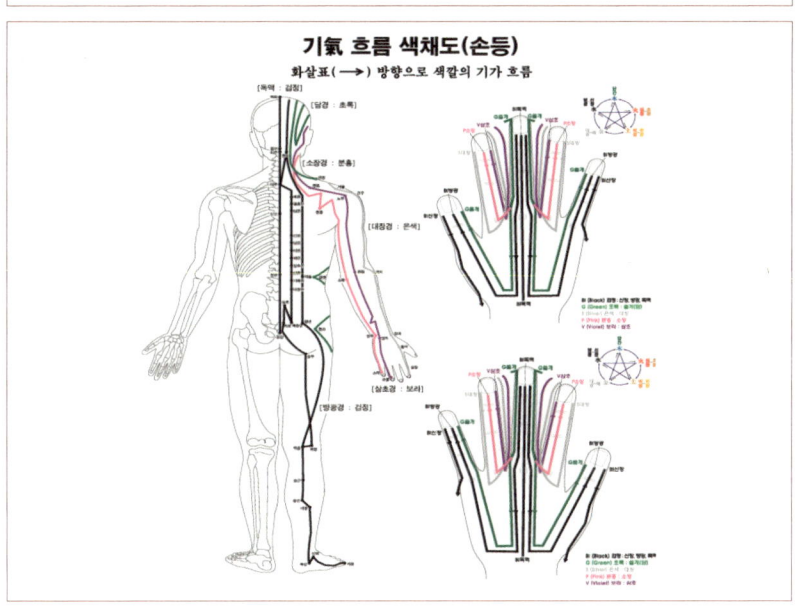

부록. 컬러 그림 자료 287

| 그림 12 | 박광수의 손, 발 차크라 색채도

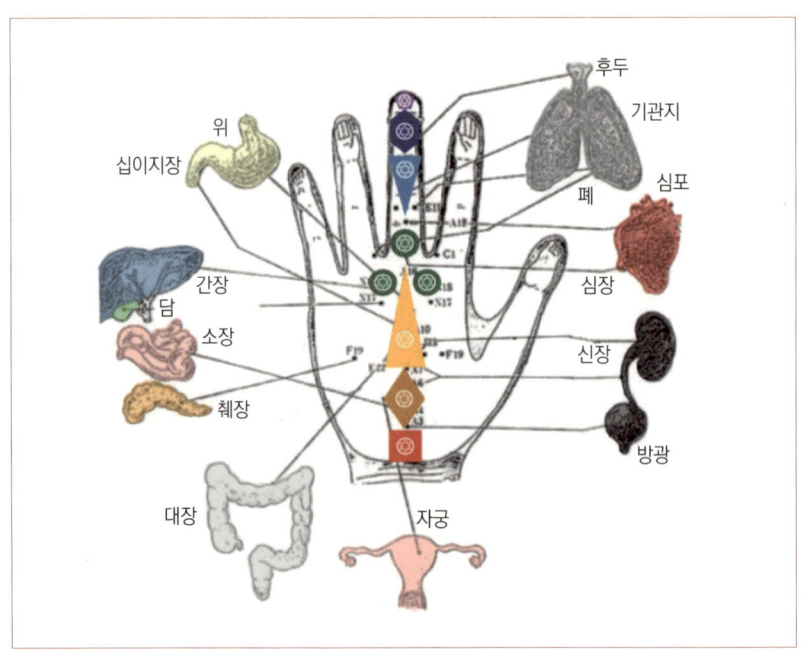

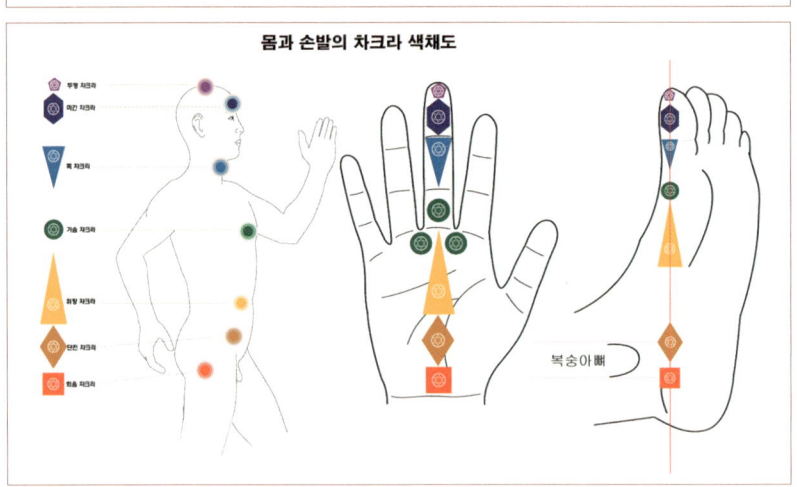

| 그림 13 | 박광수의 족부 차크라 색채도

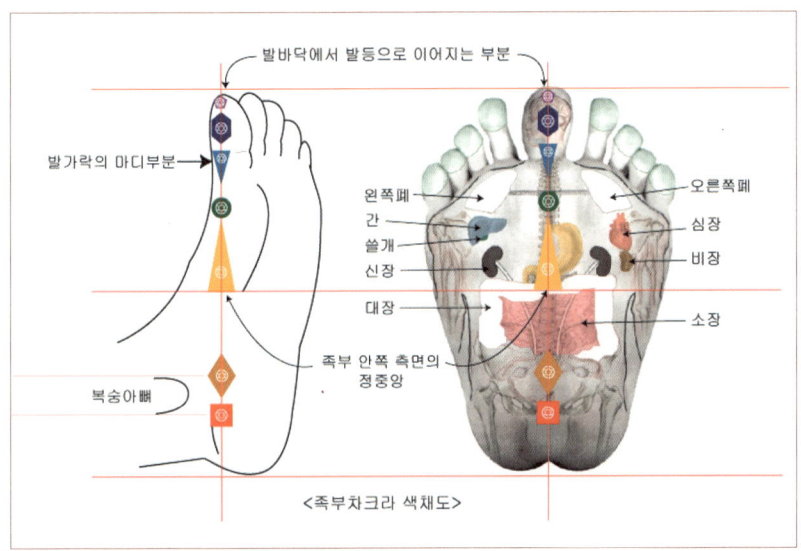

| 그림 14 | 박광수의 인체 경락 색채도(앞면)

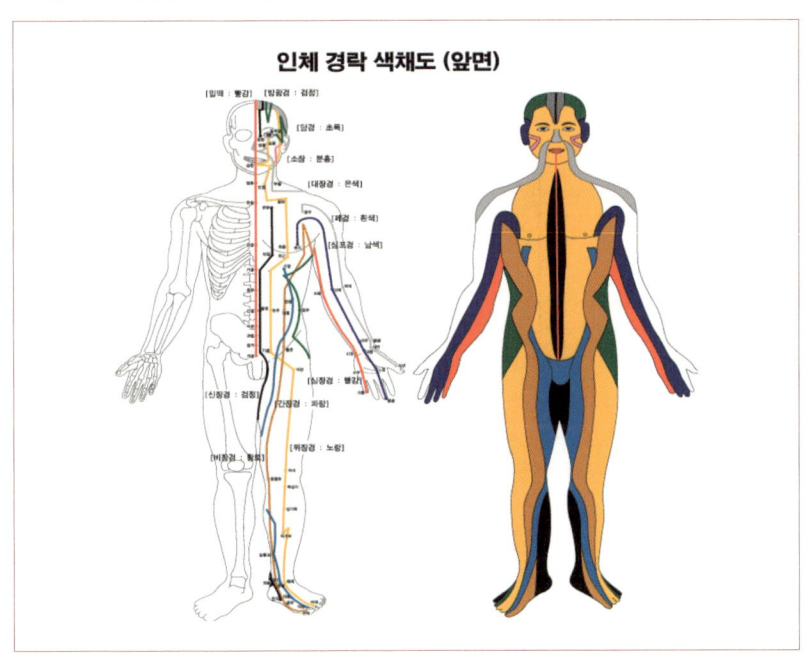

| 그림 15 | 박광수의 인체 경락 색채도(옆면)

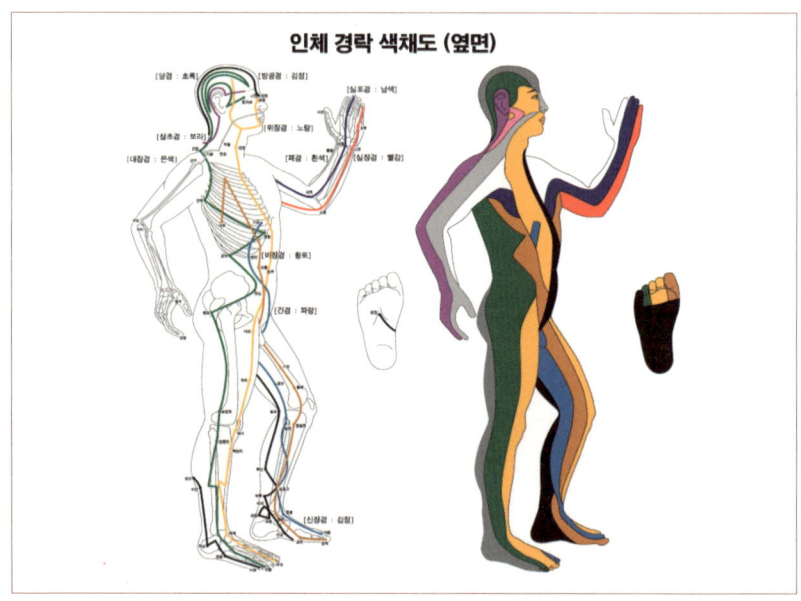

| 그림 16 | 박광수의 인체 경락 색채도(뒷면)

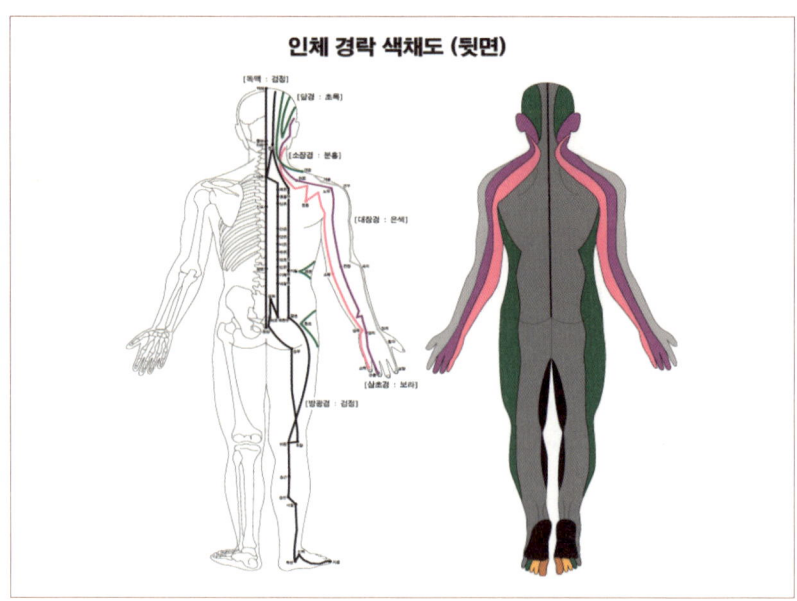

암 환자의 심신을 힐링시켜주는
한국형 통합종양마사지

제1판 1쇄 2024년 9월 30일

지은이 정인숙
펴낸이 한성주
펴낸곳 ㈜두드림미디어
책임편집 신슬기, 배성분
디자인 노경녀(nkn3383@naver.com)

㈜두드림미디어
등　록 2015년 3월 25일(제2022-000009호)
주　소 서울시 강서구 공항대로 219, 620호, 621호
전　화 02)333-3577
팩　스 02)6455-3477
이메일 dodreamedia@naver.com(원고 투고 및 출판 관련 문의)
카　페 https://cafe.naver.com/dodreamedia

ISBN 979-11-93210-93-2 (13510)

책 내용에 관한 궁금증은 표지 앞날개에 있는 저자의 이메일이나
저자의 각종 SNS 연락처로 문의해주시길 바랍니다.

책값은 뒤표지에 있습니다.
파본은 구입하신 서점에서 교환해드립니다.